\ 擺脫消炎藥

精油止痛聖經

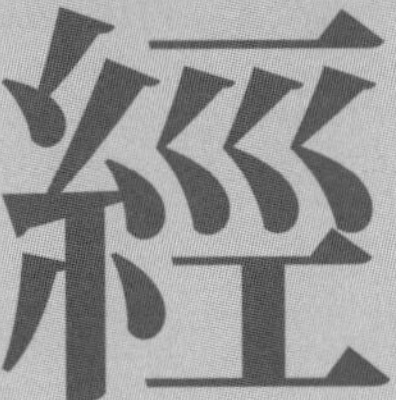

法國 40 年資深藥師，
用**醫療級精油處方**
療癒 60 種疾病的痠疼痛麻

MA BIBLE ANTI-DOULEURS
AVEC LES HUILES ESSENTIELLES

DANIÈLE FESTY
丹妮兒・費絲緹——著　　許雅雯——譯

國家圖書館出版品預行編目(CIP)資料

精油止痛聖經：擺脫消炎藥！法國40年資深藥師,用醫療級精油處方療癒60種疾病的痠疼痛麻 / 丹妮兒.費絲緹(Danièle Festy)著；許雅雯翻譯. -- 初版. -- 新北市：大樹林出版社, 2021.04
面； 公分. --（自然生活；46）
譯自：Ma bible anti-douleurs avec les huiles essentielles : arthrose, douleurs du sportif, douleurs chroniques
ISBN 978-986-06007-0-4（平裝）

1.芳香療法 2.香精油 3.疼痛

418.995 110000771

自然生活 46

精油止痛聖經：

擺脫消炎藥！法國40年資深藥師，用醫療級精油處方療癒60種疾病的痠疼痛麻

作　　者／丹妮兒・費絲緹（Danièle Festy）
翻　　譯／許雅雯
總 編 輯／彭文富
執行編輯／黃懿慧
內文排版／菩薩蠻
封面設計／林雅錚
出 版 者／大樹林出版社
營業地址／23357 新北市中和區中山路2段530號樓之1
通訊地址／23586 新北市中和區中正路872號6樓之2
電　　話／(02) 2222-7270　傳　真／(02) 2222-1270
E-mail／notime.chung@msa.hinet.net
官　　網／www.gwclass.com
Facebook／www.facebook.com/bigtreebook
發 行 人／彭文富
劃撥帳號／18746459　戶名／大樹林出版社
總 經 銷／知遠文化事業有限公司
地　　址／新北市深坑區北深路 3 段 155 巷 25 號 5 樓
電　　話／02-2664-8800　傳　真／02-2664-8801
初　　版／2021年04月
Ma bible anti-douleurs avec les huiles essentielles :
arthrose, douleurs du sportif, douleurs chroniques
by Danièle Festy

定價／560元 港幣／187元　ISBN / 978-986-06007-0-4　

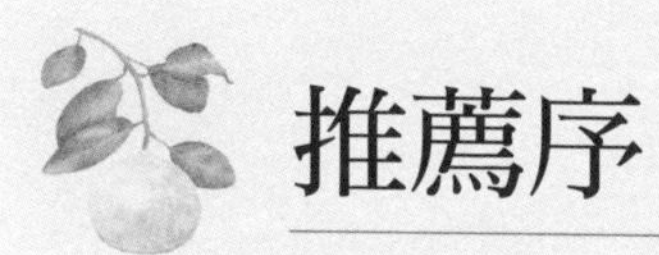

推薦序

芳香學苑SPAATM創辦人／法、英、美系國際芳香療法認證校長

靳千沛

有些人將芳香精油視為時尚，視為香氛，但這些都會隨著生活的需要程度而消逝，事實上現今芳香精油在法國唾手可得，甚至眾多醫學院與研究單位也越來越重視它帶給我們身、心、靈各個層面的護理與療癒價值。雖然芳香精油在法國已經廣為人知，但是他們是從科學的角度與嚴謹的態度來應用，精油是良藥也是毒藥的觀念一定要有。

法系芳療重視起因、機轉與分子靶向應用，身為藥師的丹妮兒・費絲緹在書中深入淺出地分析疼痛的起因和清楚說明緩解的方式。她的配套方式不似一般市售的配方書，為我們解析各種精油化學分子適用的疼痛類型，再將疼痛症狀加以分類，給予對症的精油方案。這是一本有法系思維的實用書，即使是初學者，只要循著作者的思路，就能了解芳香精油如何紓解各種疼痛。不但為使用者提升止痛效果，對身體也更安全，能夠輕鬆做日常保健與減少使用抗生素。

芳雅集療癒空間／美國NAHA認證學院校長

鄭竹祐

慢性疼痛帶來的影響超乎你我的想像。根據世界衛生組織（WHO）及國際疼痛學會統計，每五名成年人就有一人有慢性痛症（並不包括癌病所引起）。美國國家痛症基金會（The National Pain Foundation）的數據顯示，慢性疼痛造成的損失，包括醫療開支、工時損失等，每年估計高達一千億美元。當全世界的老齡化日益加劇，慢性痛症的問題只會越趨嚴重。然而不僅是肉體上的折磨令人難以忍受，美國研究指出，近10%的慢性疼痛患者自殺身亡。疼痛已成為現代社會裡，巨大的身心健康問題。

當人類壽命越來越長，最常見的疼痛問題便是退化性的疾病、骨骼、關節等相關原因，拜醫療與生藥進步之下，確實有許多治療方式與藥物能夠良好控制疼痛，但「是藥三分毒」，長期服用藥物會損害肝腎、破壞大腸菌叢生態，這些都不是我們想要的副作用。

芳香療法是我認為最適合處理各種疼痛的自然療法，它完美地平衡我們的身心靈。其化學分子帶來的生理療效減輕了疼痛；其芬芳的氣味，則帶來心理的療癒力。當腦內啡被激活，可減緩生理的痛，也安撫了心裡的苦。我非常喜歡書中的一句話：「我們治療的不是疾病，而是患者。」芳療的特色就在於，為每一個人量身打造屬於他的療癒計畫，適合什麼配方、該用什麼劑量、搭配什麼運動、需要補充的保健食品等，全方位支持及照護陷於苦痛的人。吃止痛藥只是一味抑制症狀，不僅讓疼痛繼續存在，當藥效過了還可能更劇烈。

還記得初學芳療時，市面上的中文芳療書不多，更不用說專談疼痛的芳療工具書。幾年下來，實務經驗多了，也因持續在醫院為癌症病人服務，深深感到疼痛管理的重要性，因為疼痛發作時，絕不僅是使用止痛藥、消炎藥那麼輕易能了事，患者本身的生命、他的生活品質，才是我們需要留心的長遠目標。

我很開心又能夠推薦丹妮兒・費絲緹的書，她總是諄諄教誨般，仔細地把每一個自然療法的照護方式講清楚，讓我們知道日常生活中可以怎麼執行，而你只要照著做就好！初學者也無須擔心是否要一次購入很多種精油，書中的配方有許多是「異病同治」，同一隻精油可以靈活應用在各種症狀。

有很多疾病是無法痊癒的，尤其是自體免疫疾病，例如類風濕性關節炎，再先進的醫療都幫不上忙，我們要學習的是怎麼與疾病共處。作者提到：「最重要的是療癒病症、緩解疼痛和保護身體，而不是用盡一切方法逃避其他醫療方式介入。」只要合理使用，便可以發揮藥物的長處，芳療亦是如此。看完此書，你會非常佩服作者對於全人醫療的宏觀，且漸漸培養起對於醫療與自然療法的正確態度，這是每一位芳療師都該具備的素養。

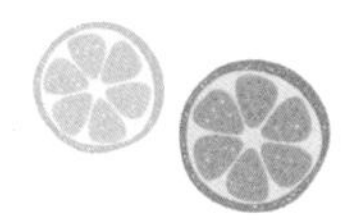

目錄

CONTENTS

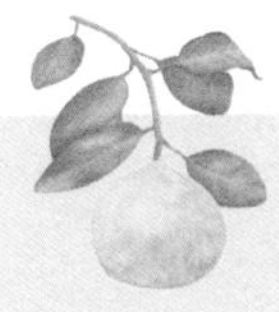

Chapter 1

急救、舒緩、鎮定：用精油與按摩立即緩解疼痛

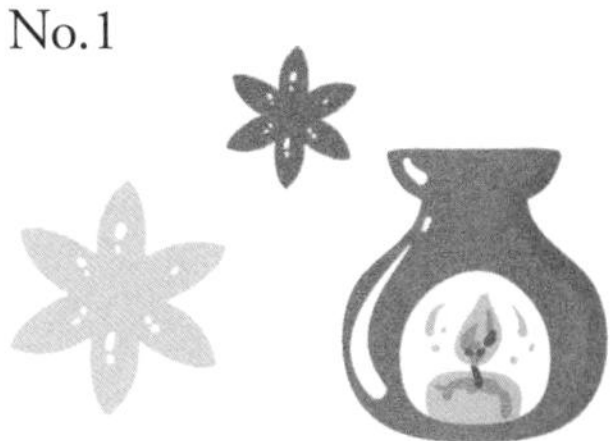

Chapter 2

33 種關節、肌腱與肌肉等各部位症狀，60 種毛病的精油處方籤

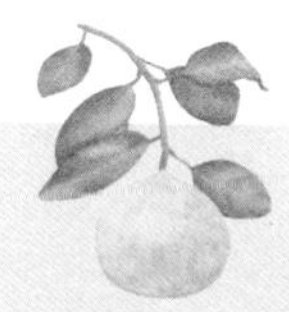

Chapter 3

對抗疼痛：完美的一日計畫

數字會說話
預防傷害與止痛！

在法國，
每兩人中就有一個
受關節疼痛之苦。

36%的關節疼痛患者
年齡低於三十六歲
（因此關節疼痛並非
老年疾病）

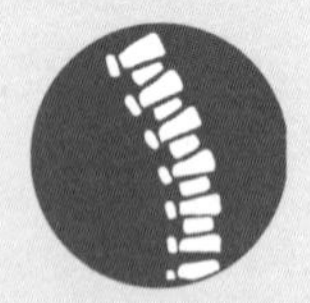

在 **1** 小匙的胡桃油中
滴入 **1** 滴薑黃精油，
每日照**三餐**吞下，
對抗發炎。

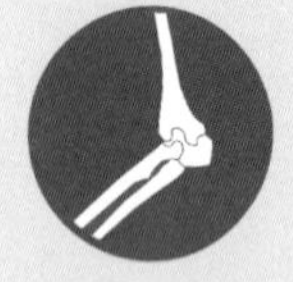

93%的人
一生當中至少都遇
過一次關節疼痛。

體重過重嗎？
減少 **10%**的體重
可以提升 **30%**的
關節功能。

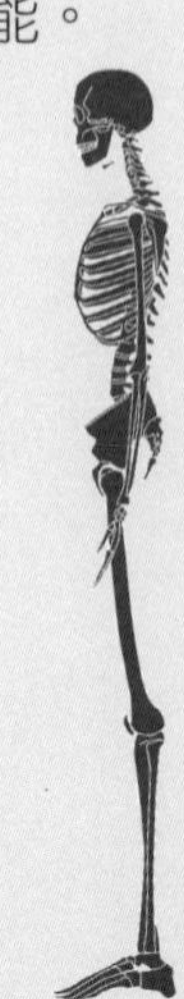

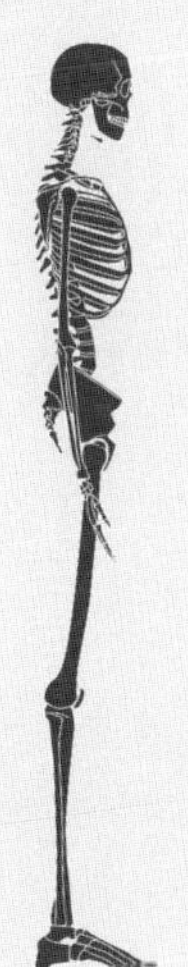

⅓：
青少年和青年
（18-24 歲）遭遇
關節疼痛的比例。

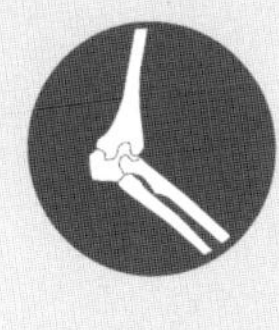

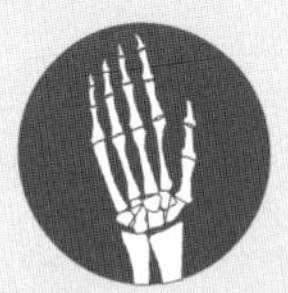

3 至 **4** 倍：
與體重正常的人相比，
體重過重的人罹患膝蓋
骨關節炎的機率。

繞地球 2.5 圈：
一個人一生平均行走的距
離。是不是該好好保養你的
雙腳、膝蓋和腳踝了！

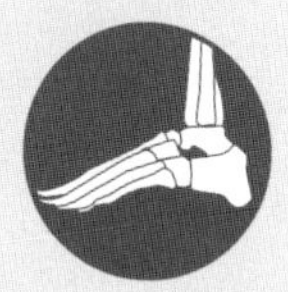

6000-8000：
法國人一天平均的步伐數。
但建議至少每天走 10000 步。

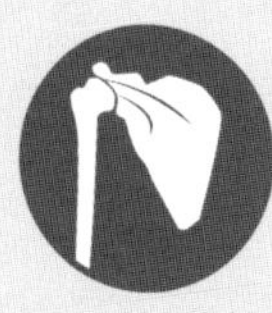

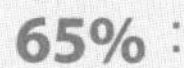

十人中有**八**人認為風溼
不會造成生命危險（事實上是錯的，
關節疼痛會降低一個人活動的意
願，死亡率也會因此升高 50%）。

65%：
睡眠品質受關節疼痛
影響的人口比例。

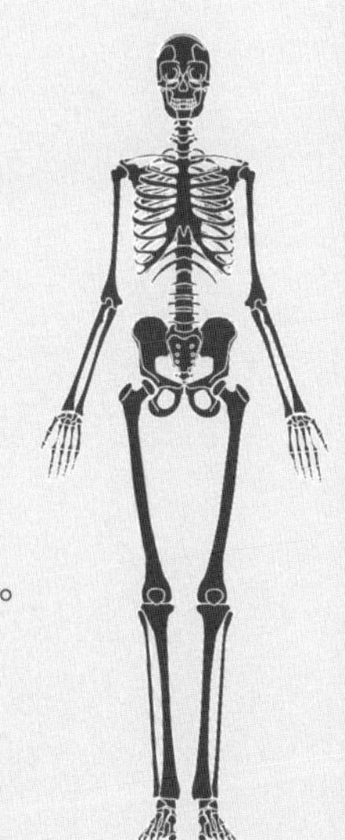

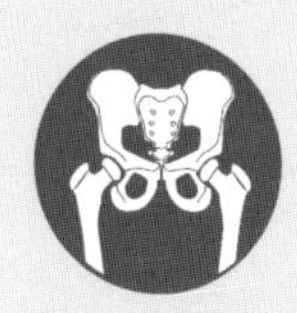

10 月 12 日：世界關節炎日。

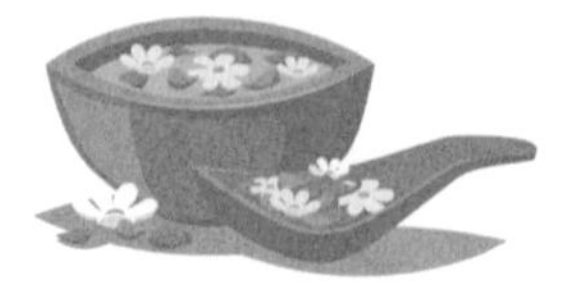

前言

INTRODUCTION

「安靜一點，不要慌張，噢，我的苦惱（疼痛）[1]」

和所有人一樣，大詩人波特萊爾也曾哀怨過疼痛。他直接面對疼痛，指責它的急躁與無所不在，更不滿它占據所有時間與空間的霸道。疼痛的第一項特點就是花時間、花力氣又占空間——就像一位嬌生慣養的公主[2]。它渴求注意力、獨斷各種情緒、頤指氣使。誘發疼痛的因素多到數不完，其中關節、肌肉、韌帶和肌腱的傷害無疑是最常見的。大多時候，疼痛是因為某個部位**發炎**（如關節炎、肌腱炎），但也有可能是來自**神經性**的疼痛（如坐骨神經痛⋯⋯）或是兩者**混合**（如腰痛混合坐骨神經痛⋯⋯）。

目前的醫學對很多情況（如纖維肌痛症）的了解仍是瞎子摸象，所以會視為功能障礙疼痛。另外還有單純機械性的問題，指的是外在某些因素可以影響心靈和身體。就拿壓力來說，負面情緒、疲憊都是誘發疼痛的因子，但一部精彩的電影、一本好書或和朋友的一頓飯也

1 這句話引自波特萊爾《瞑想》，原文中 douleur 這個字在法文裡可以是苦惱、苦痛或身體疼痛。
2 疼痛在法文裡是陰性名詞，所以用女性來指稱。

能讓我們「忘卻疼痛」。這不是「做白日夢」，兩者互相影響是正常的且客觀的事實。大腦中主管疼痛的區域與情緒調節的區域之間有著緊密的連結，因此才能互通有無。換句話說，疼痛也會影響情緒，令人感到不快，並降低感知與反應的能力，大家都有過這種經驗吧？

腸道菌群、運動與精油

本書的目標在於：提供各種抵抗發炎的配方，幫助你緩解各種運動性疼痛，視其必要，也針對神經和情緒等方面來調節。處理急性肌腱炎和慢性下背疼痛的方法絕對不同，因為兩者基本上就不是同一種疼痛，臨床反應和發病過程也都不一樣，與其一直服用同樣的消炎藥，針對不同症狀使用不同的精油配方才是更合理的方法。雖然一般

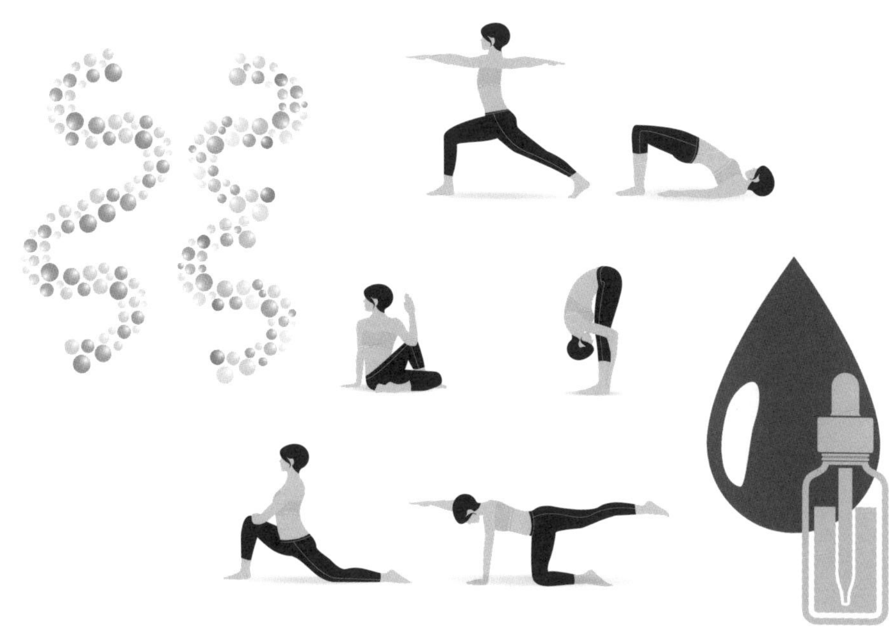

的消炎藥在某些特殊的案例中能達到很好的效果，但若太過頻繁，服用過多的話，最終可能為人體帶來嚴重的副作用。幸虧科學不斷進步，科學家們找到更多證據，增進我們對疾病的認知，並改善醫療方式。比如某些慢性自體免疫疾病可能都是病毒（如 EBV 人類皰疹病毒）感染引起的。另一個例子是，我們現在已經知道，腸道菌群（微生物菌群）的平衡能提升人體抵抗發炎的能力。壓力、抗生素或「飲食太差」等因素都會影響腸道菌群平衡，人體也會因此變得容易發炎。

總之，這件事沒有那麼容易。同樣的，也不是一味壓下症狀就可以解決關節疼痛，必須治療更深入，才能真正緩解疼痛並維持關節健康（消炎藥做不到這件事，甚至會造成相反的結果！），同時也在可行的範圍內為下一次「發作」做好準備。追根究柢，最重要的還是要動起來，自主管理，日復一日走路、運動、多吃蔬食，再搭配適當的療程，這些事才是珍貴的寶藏。某些效果驚人的精油能達到消炎、麻醉、抗神經疾病、舒緩等效果，很適合使用在這種情況。謹慎選擇並小心使用精油，觀察記錄最適合自己的精油和使用途徑（按摩、泡澡或口服等），當然也別忘了能快速抵達大腦產生效果的聞嗅法（呼吸）。還記得情緒和疼痛的連結嗎……？醒目薰衣草、真正薰衣草、樟腦迷迭香、松脂、冬青（白珠）、檸檬尤加利、杜松等，其中某些精油很快就會成為你無法離身的夥伴！

本書聲明

本書內容無法取代醫生的專業診療，醫生的診斷是必要的。然而，醫療院所大多會開立止痛藥和消炎藥緩解症狀，可是精油的效果其實一樣好，副作用卻比較小。因此，也可以採取雙管齊下的方式，同時進行傳統療法與芳香療法。無論如何，還是要有判斷的能力。如果你的症狀沒有馬上好轉，就不要固執地自我療癒了。如果沒有緩解疼痛，或沒有減輕炎症，就可能是你走錯路了。這時候趕緊就醫吧，別再猶豫了！

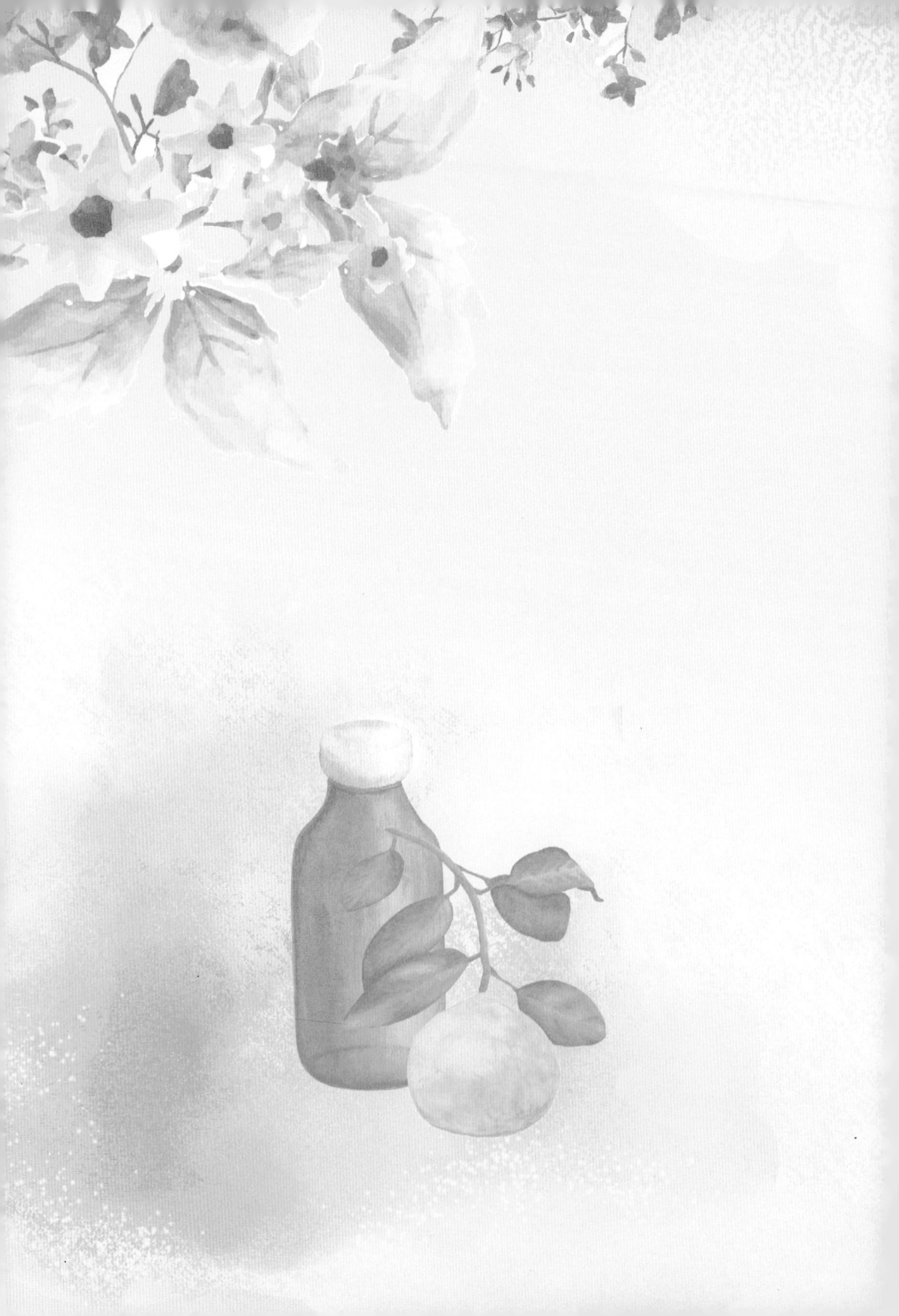

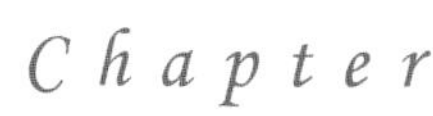

1

急救、舒緩、鎮定：用精油與按摩立即緩解疼痛

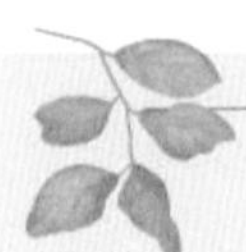

12 個使用精油舒緩疼痛、修復肌腱和肌肉、保護軟骨和關節的理由

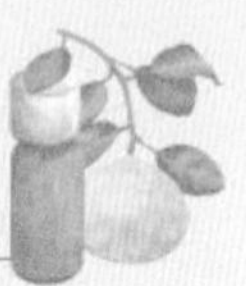

1. 有效消炎：萜烯醛類、苯甲醚、酯類、倍半萜類。
2. 抑止神經性疼痛。
3. 可以用來泡澡，根據需求調整水溫。
4. 按摩和自主按摩時都可以使用。
5. 可用於能量按摩：區域反射療法或香氛導引指壓。
6. 可以搭配熱石使用，鬆弛緊繃的肌肉。
7. 也可以搭配冷石，達到消炎的效果。
8. 容易使用，每天起床後，感覺身體「卡卡的」下不了床時，就可以用一點。
9. 便於攜帶，放進運動包裡就可以出門。
10. 滴在溼紗布上當作敷料也行。
11. 可以安定心神（慢性疼痛）。
12. 可以結合其他療法，如冷凍療法（Cryotherapy）或活水療法（Hydro massage）等。

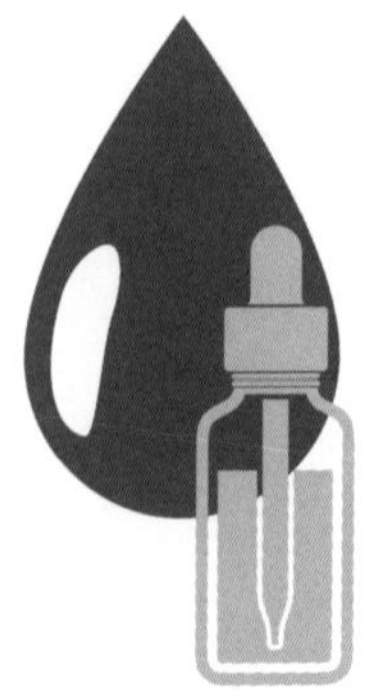

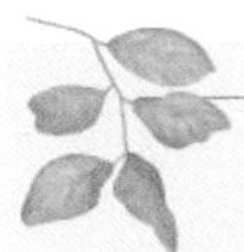

你從未真正了解的肌肉、關節和骨頭

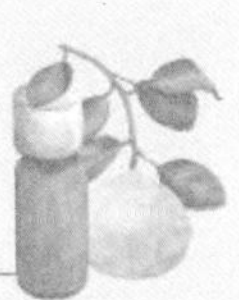

你真的了解自己的身體嗎？這本書中，我們會談到肌腱、關節、骨頭的疼痛，在正式進入主題之前，我們要先了解一下身體。

一般來說，如果一切都很正常，這個小世界也會處在完美和諧的狀態。但它們還是會有老化的時候，也會遇到一些突發狀況。

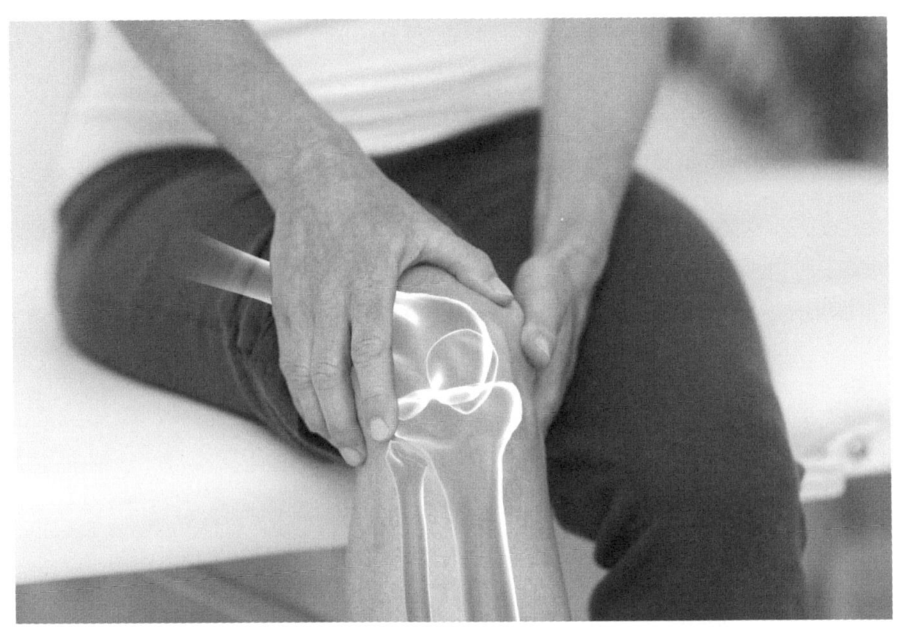

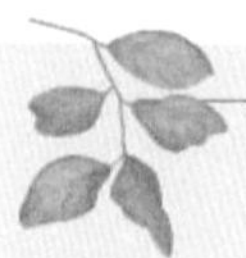

急性／慢性疼痛

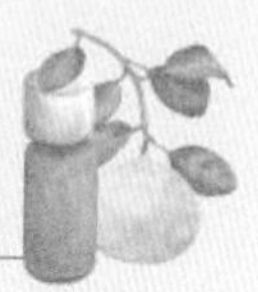

這本書要談什麼呢？當然是疼痛與緩解，但更重要的是患者、疾病和個人狀況——也就是「你」。首先，我們要分別認識急性和慢性疼痛，以下表格內分別列出了它們的特徵：

急性疼痛	慢性疼痛
・持續時間短。幾小時、幾個星期或是最糟的狀況在幾個月內都會結束，端看復原所需的時間而異。 ・有確切的誘因，有時可以診斷、有時無法。 ・通常在除去導因、止痛，或者服用藥物後就能緩解。 ・經常暗示身體某處正受到傷害，藉由疼痛表現保護該部位（會因為害怕更痛而停止使用該部位），就這一點來說是「有用的」。	・至少持續三個月（或六個月，有時候甚至會持續更久）。某些特殊情況會讓人失去復原的希望，或是不敢奢求。 ・儘管已經接受止痛治療，甚至是把導因除去後仍然持續疼痛。 ・狀況比較複雜，有時會誘發急性疼痛。 ・反覆出現，時好時壞，沒有特殊原因。 ・侵蝕患者的生命，對精神與心靈造成嚴重傷害。它會影響日常生活的每個面向：朋友、家庭、性關係、情侶、職場、自我價值、對各種活動都興趣缺缺（無論工作或休閒活動）。最後可能會導致自我封閉、失去自主能力，也因此愈來愈抑鬱。

・可以評估疼痛指數。

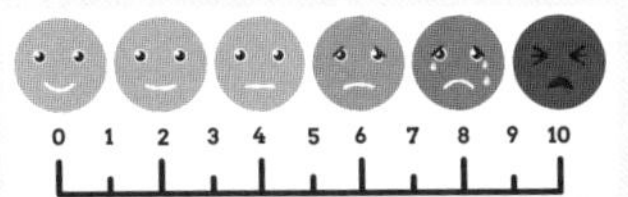

0 不痛
2 稍微疼痛
4 疼痛不舒服
6 中度疼痛
8 非常疼痛
10 極度疼痛

・因為看不見（和石膏、輪椅不同），旁人、同事很容易忘記，或者懷疑它的強度，甚至會質疑它的真實性，這些都會加重患者的不適。

・親朋好友會對患者的痛苦失去耐心，引發衝突或分離。面對患有慢性疼痛的家長，家中的幼童很容易被他們的生活方式影響，進而對人生產生排斥與恐懼。

・有時會改變一個人的人格：慢性疼痛可能讓一個本來活潑外向、善於社交的人變得內向且具攻擊性。

・這種情況與「新生活」一樣，有時很難適應。

・醫生對這種情況通常無能為力（一般的醫療效果很差，甚至沒有任何效果），可能會毫無同情心地送走患者，雪上加霜。

法國的醫療健康署制定了一份清單，條列出和「慢性疼痛症候群」相關的疾病。

然而，其實只要稍微想想，就會知道所有「經常／持續疼痛，且已經維持好一段時間」的病症都符合慢性疼痛的定義。舉例來說，多發性骨髓瘤（一種血液癌症）的患者經常會骨折或感到骨頭疼痛。經過專科醫生的同意後，患者可以接受香氛按摩緩解疼痛。但這種方式的目的當然是為患者減輕痛苦，而不是取代癌症治療。

所有慢性疼痛中，病患最常諮詢醫生「止痛」的狀況是下背痛。事實上，很可惜的是，疼痛科在法國並不是專科。如果你的住家附近正好有這種機構，不要猶豫，趕快預約看診吧！

各種疼痛的程度與持續時間對照表							
疼痛類別	3 個月內	3-6 個月	6 個月-1 年	1-2 年	2-3 年	3 年以上	總和（病患數量）
下背痛（占所有病患 19.8%）	3,0 %	6,5 %	15,6 %	16,6 %	10,9 %	47.4 %	566
神經性疼痛（占所有病患 16.6%）	8,0 %	14,0 %	18,0 %	17,2 %	12,6 %	30,2 %	477
頭痛（占所有病患 16.2%）	6,1 %	6,5 %	8,0 %	11,0 %	8,7 %	59,7 %	462
風溼痛（不算入下背痛和纖維肌痛）（占所有病患 9.8%）	5,4 %	11,3 %	14,2 %	17,8 %	21,4 %	29,8 %	275
纖維肌痛（占所有病患 9.7%）	0,4 %	2,1 %	7,9 %	13,2 %	15,7 %	60,7 %	280
多發性疼痛 1（占所有病患 9.4%）	4,4 %	2,1 %	7,9 %	13,2 %	15,7 %	60,7 %	280
複雜性局部疼痛症候群（占所有病患 6.1%）	14,3 %	28,0 %	28,6 %	9,1 %	8,6 %	11,4 %	175

其他類型疼痛（占所有病患 4.1%）	12,1 %	10,3 %	13,8 %	24,1 %	7,8 %	31,9 %	116
癌症疼痛（占所有病患 3.7%）	37,1 %	30,5 %	16,2 %	11,4 %	1,9 %	2,9 %	105
內臟疼痛（占所有病患 2.5%）	4,3 %	4,3 %	17,1 %	17,1 %	17,1 %	40,0 %	70
不明疼痛（占所有病患 2.1%）	3,6 %	18,2 %	12,7 %	9,1 %	12,7 %	43,6 %	55
所有疼痛總和（病患總數）	6,8 % (194)	10,3 % (295)	14,6 % (416)	15,2 % (434)	11,8 % (336)	41,2 % (1,176)	100,0 % (2,851)

資料來源：HAS ／ Service des bonnes pratiques professionnelles ／ Décembre 2008.

阻止疼痛復發、有效緩解壓力（不安、絕望）

好的，現在我們都明白慢性疼痛可能對日常生活造成巨大的影響了。這本書提供你的不是奇蹟，而是一個確實、有效的答案，幫助你拉長疼痛發作的間隔時間，而這正是所有罹患慢性疼痛的人共同的目標。然而，如前文所言，我們治療的，不單是疼痛、關節或是某處的肌腱，更重要的是幫助患者緩解痛苦，如果有餘力，也幫助身邊的人，改善整體環境，何樂而不為？

從生物心理社會模式的角度來看，疼痛不僅是生理問題，還受到心理和社會影響。最理想的狀況是護理人員參考這些因素，進一步了解慢性疼痛並提供更適當的照護。患者將主動參與整個療程，相較於被動且默默吞下那些「消炎藥片」，患者可以提供個人的生活習慣，以便護理人員調整療程，並給予更多建議。這種醫療方式 100% 從生物醫學的傳統承襲而來，用在今日雖顯得有點過時，卻仍經常出現在處方之中。我得再強調一次，我們治療的不是疾病，而是患者；我們面對的不是骨關節炎，而是患有骨關節炎的人……。比方說，可以把認知行為治療(Cognitive Behavioral Therapy, CBT)納入療程當中，加入放鬆身心的方法，例如：香氛泡澡或是利用擴香緩解壓力。這些「工具」都不只是「小細節」而已，而是確實的治療法！如果我們想好好對待患者，恩格爾（Engel）四十年前提出的生物心理社會模式無疑是現今最完善也最「合理」的照護方式。可惜的是，由於「缺乏時間」，這種作法的「效率和收益」不足，很少被運用在臨床診療上。畢竟服用藥物才是最快的方法。

恩格爾的生物心理社會模式

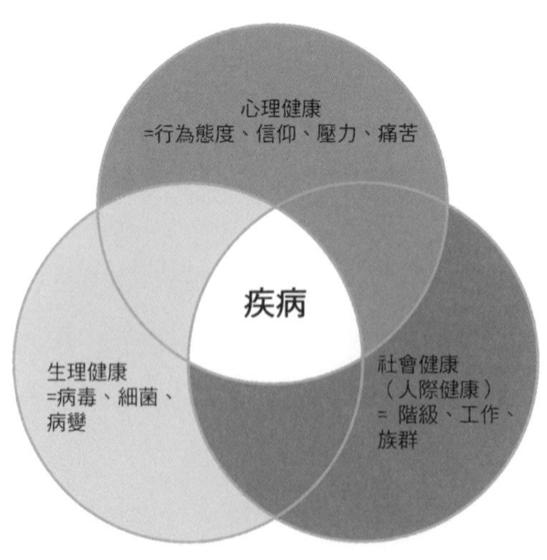

*Engel GL. The biopsychosocial model and medical education. N Engl J Med, 1982, 306 : 802-5

然而，芳香療法擁有另一層消炎或改善症狀的藥物做不到的效果，因為芳療是一種日常生活的儀式，有如例行公事，可以為患者帶來平靜、安定心靈。在灰暗的日子裡，也能指引前行的方向。患者有時會因為承受著疼痛而厭惡自己的身體，搭配按摩、自主按摩或泡澡等方式使用精油，能讓每個人擁有「屬於自己」的時間，重新嘗試和身體對話，抽離一心只想強壓下來的病痛，進入另一個思維當中。只要試著往好的方向去，藉由一些簡單的小動作安撫身體與心靈。幾秒鐘或幾分鐘總好過什麼也不做！在這一小段時間內，身體的疼痛會停止像個邪惡的節拍器支配你的人生，把它交還給你主宰。

再者，某些精油（如真正薰衣草、甜橙、香草等）中的分子可以直接進入大腦，幫助放鬆，患者因此可以暫時放下疼痛，專注於其他事情。可以打開一瓶精油直接聞嗅，也可以在手腕動脈處、太陽神經叢或枕頭上滴精油，或者使用擴香儀、面紙等方法，還有伴你入睡的香氛玩偶也是很有幫助的。傳統的診療方式幾乎是自動略過這個環節。然而，如今已有許多實驗證實疼痛會同時影響腦內好幾個區域（以下概括說明）：

- **視丘**：認知疼痛與疼痛程度的區域。書中提到的止痛姿勢或精油分子與此區相關。
- **體覺眼窩前額葉皮質**：主司冷、熱、觸覺。書中提到的泡澡、熱石等方法與此區相關。
- **前扣帶迴皮質**（ACC）：「我愈在意疼痛，就愈容易被疼痛感淹沒；相反地，進行某個需要專注力的創造性活動時（如彈奏樂器、唱歌、畫畫、寫作等），疼痛的程度就會降低」。書中提到對抗「慢性疼痛」的「創意時間」與此相關。

本書中的芳香療法會作用在這三個「點」上。

一般來說，面對疼痛時，如果保持消極的態度，就是讓疼痛隨心所欲地放肆，把你生吞活剝。最好的方法是主動出擊，一步步把它逼到絕境，藉此擴張你能掌握的領土。你需要長期抗戰，但這麼做絕對是值得的。

五大武器：

1. 精油：如前所述，SOS 止痛、SOS 緩解壓力。
2. 一件可以讓你全心投入的活動：繪畫、雕塑、著色、遊戲等所有這些活動，能讓我們轉移專注力，並繼續正常的生活。
3. 抱持實際且正向的態度：並不需要完全沉入自我暗示療法，很遺憾，這種方法對慢性疼痛不太有效。沒錯，疼痛的確存在，也確實令人困擾，但我們手中也是握有讓它退步的武器，即使只能逼退幾步，或只是暫時性的成果，也絕對不能放棄！
4. 放鬆身心、靜坐冥想的時刻：這裡說的不是癱在沙發上看美國影集，而是一場確實的療癒放鬆練習。有必要的話，可以跟著教練，或是聆聽冥想 CD。既然身心放鬆療法（Sophrology）可以做到，醫學催眠或其他方式也許也會有幫助。
5. 運動：根據個人狀況調整運動內容，如有需要，也可以由受過醫護訓練的教練指導，進行「健康運動」。

同時，也可以透過網路論壇和他人分享、交換心得，若能參與患者團體聚會就更好了。聽到別人跟自己有相同的困境，就不會那麼孤單，同時也能放寬心，不再把自己當成唯一的受害者。是的！你不是唯一，還有其他人跟你一樣承受著痛苦。此外，大部分的患者會分享他們的經驗，提供對的「管道」，比如醫生名單（願意傾聽並給予醫療技術外的支援）、安眠的小技巧等各種讓患者能好過一點的資訊等。三個臭皮匠勝過一個諸葛亮！網路通行無阻的今日，再也沒有必要關起門來單打獨鬥了。

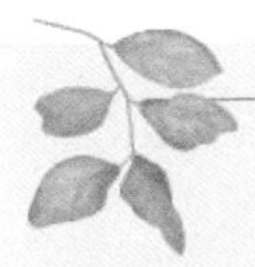

關節疼痛對日常生活的五大影響

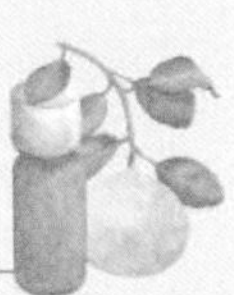

慢性疼痛帶來的「不只是」痛的感覺而已，我們在前面花了很大的篇幅討論。疼痛對生活各方面的影響二十四小時不打烊。以下是關節疼痛的例子：

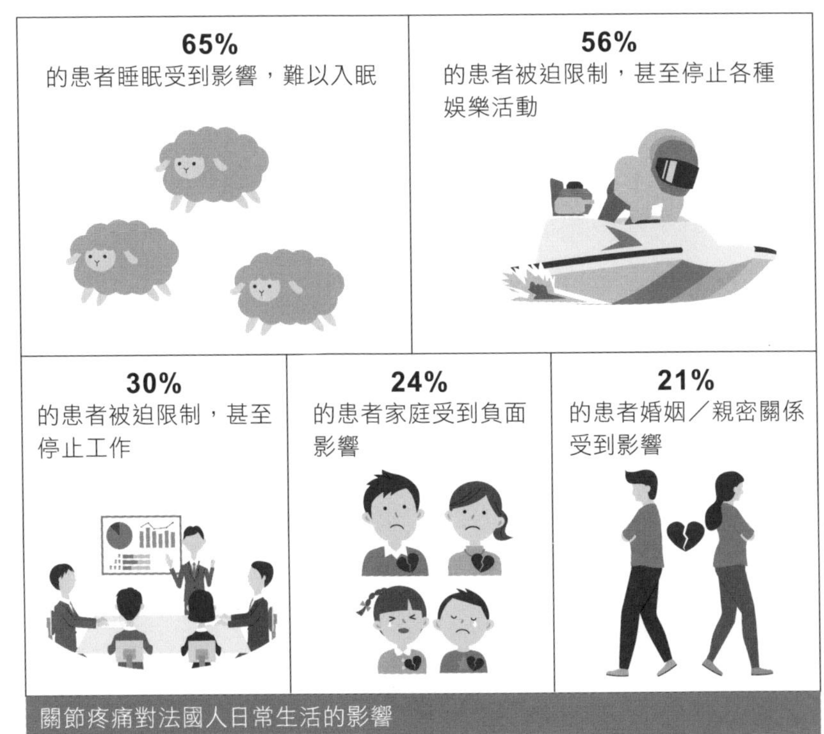

關節疼痛對法國人日常生活的影響

資料來源：法國國家健康與醫學研究院（Inserm）

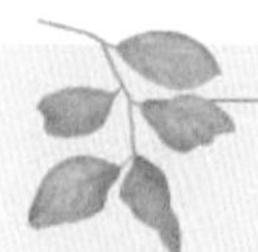

精油入門手冊：購買、保存、使用精油的十個要點與建議

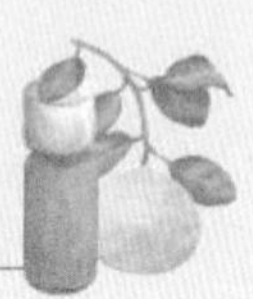

1. 精油簡介

精油是從植物上取得的帶有香氣的液體。這些植物都富含香氛精質，萃取的部位包含花、葉子、樹皮、根、籽等，一般會裝在 5 或 10 毫升的小瓶子裡。常見的精油約有 50 多種，如薰衣草、檸檬、尤加利……。我們稱使用精油療癒病症的方法為「芳香療法」，它是藥用植物療法（phytothérapie）的一支，可是絕不能跟花草茶和植物膠囊搞混，精油中的活性化合物含量比一杯花草茶高很多。而且，事實上，精油的有效成分也與其他兩者不同。這也是精油與藥草（花草）間可以彼此完美互補的原因。

油=

疏水性與些許流動性的物質。

精=

特殊性且具代表性（氣味和療效）。

只是光看名稱可能會被它的名稱誤導，但精油實際上不含任何油脂，也沒有任何水分或酒精成分，卻含有上百種不同的分子。

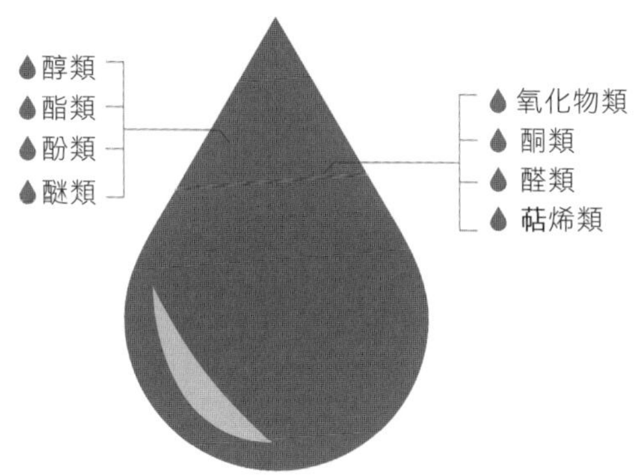

這是精油與藥物最大的差異，每個精油都有多重功效並適用於多個症狀，和通常只有單一分子且一種用途的成藥不同。

這也解釋了為什麼細菌和病毒無法對抗菌精油產生「抗藥性」的原因（和抗生素與抗病毒藥物不同）：精油的成分太複雜，微生物難以產生抗藥變異，因此也無法成為「主宰者」。

精油內含的分子分成幾個大類：醛類、酮類、酯類、醚類、氧化物類、酚類、醇類、萜烯等，有些精油富含醇類分子，有些則以萜烯類為主，每個精油不同，因此它們的療效各異，使用禁忌也有所區別。

為了管制精油的品質，法國標準協會（AFNOR）（註：又稱艾法諾集團）給出了具體的規範，明確指出精油需「以天然植物為原料，經過物理技術達到油水分離。分離方式包含蒸氣萃取[3]、對柑橘類果皮加工[4]或乾餾。」無論是哪一種方法，從頭到尾，每一個過程都應該是天然的，且保證最後的結果為 100%純天然，沒有任何添加物，也不殘留任何溶劑。

---

3 即為蒸餾
4 即為壓榨

2. 使用劑量（按照不同使用途徑調整最大滴數）

直接塗抹／按摩

幼童 4 滴

成人 6 滴

用 1 茶匙的植物油（約 5 毫升）調勻稀釋

沐浴泡澡

嬰兒 5 滴

幼童 10 滴

成人 15 滴

用 1 湯匙的沐浴基底油或 1 杯牛奶或沐浴鹽稀釋

泡腳／泡手

幼童 4 滴

成人 6 滴

用 1 茶匙的沐浴基底油或牛奶稀釋

口服

7 歲以上兒童 1 滴

成人 2 滴

將精油滴在 1 茶匙蜂蜜、橄欖油、半顆方糖或 1 個中性藥錠上，每日服用 3 次。

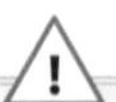

注意｜不要直接口服純精油（除非是以下幾個特殊精油：胡椒薄荷、真正薰衣草、羅文莎葉、龍蒿），也不要把精油加入水中！別為了「加速療效」或因為「早上沒時間，晚上再追加就好」而擅自把劑量加倍。不行，不行，絕對不行！絕對不能自作主張！

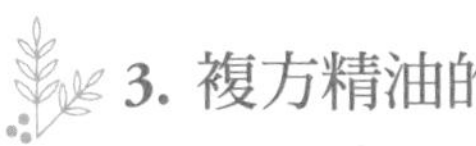

3. 複方精油的效果較單方精油顯著

單方精油的效果已可謂奇蹟。比方說，單一的醒目薰衣草精油就能為你緩解疼痛、四肢痠痛或僵硬的問題。若能和其他精油搭配，效果會更顯著。複方調配能增加精油有效分子的多樣性，同時降低中毒的風險。混合兩種、三種或四種性質相近的精油（以本書為例，就是擁有止痛效果的），以達到最好的止痛、緩和僵硬、消炎、排水效果。

4. 購買精油前需確認的八項標示

請購買品質好的產品。劣質的精油不只效果較差，風險也比較大（如發炎）。然而，近年來精油變得熱門，市面上什麼樣的產品都有。以下列出幾個基本的辨識方式供你參考。

一般而言，藥局或天然有機食品店的精油品質最佳，然而，這些地方並不一定有專門的芳療師提供建議。反倒是一些自營小農在實體門市、網路商店、養生沙龍或專賣店裡販賣的產品品質優異。除此之外，還有一些「休閒生活」用品店也推出了自家品牌的精油也是可圈可點。所以其實很難一概而論。要注意的是，在許多商店或紀念品店裡都有可能遇到假的精油。

那麼，你手上的精油是好是壞呢？其實只要瓶身上有以下列出的資訊，就不難確認精油的品質了。產品資訊不少，請仔細確認，畢竟它們同時也確保了產品效率和安全性（必須遵守使用規定）。

除了精油名稱、實驗室基本資料和產品批號外，還有以下資料：

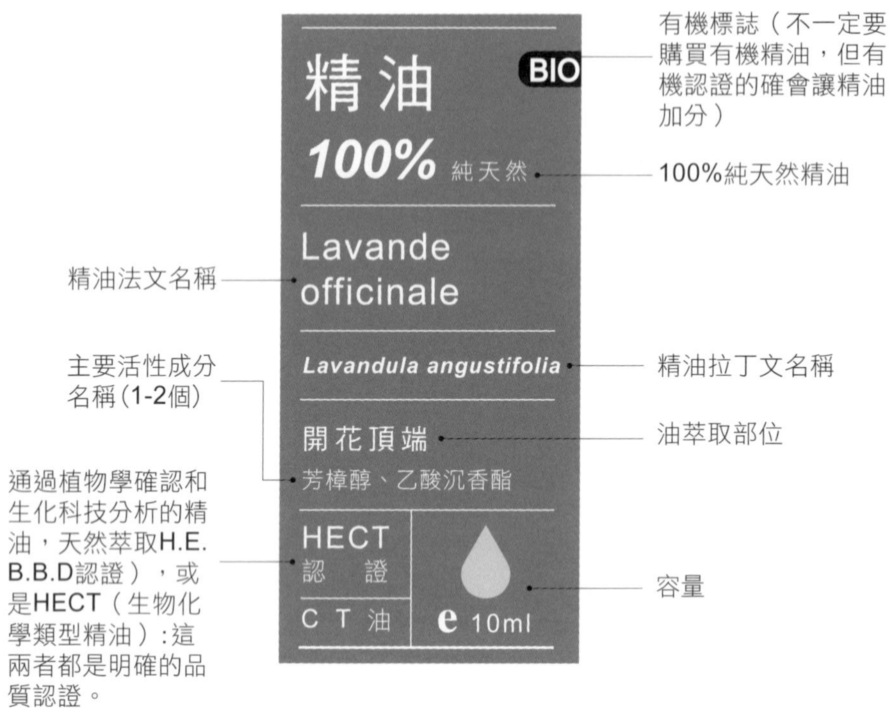

5. 用有蓋子的盒子裝精油並關好

精油的味道很好，而且感覺很「有趣」，但若沒有謹慎使用，威力強大的精油也有可能造成傷害。為了不讓兒童隨手取得，務必將精油放在專屬的精油櫃上，或者乾脆就用密封的盒子（如白鐵盒）把精油存好。存放的地點必須遠離光源、潮溼和氣溫不穩處，才能拉長保存期限。因此，平常存放藥物的櫃子不一定是最合適的，端看你如何安排放置地點。無論如何，精油都應該視為藥物。精油瓶應直立擺放，橫放過久，塑膠瓶蓋和橡膠滴塞都可能被精油「腐蝕」。也不要把精油瓶和順勢療法的糖球瓶放在一起。如果家裡只有「大人」，而且你習慣在每天早晨起床時使用精油，當然可以把香氛器材擺在床邊桌上，伸手可及之處。但要記得遠離光照。

6. 選對精油：書中的 GPS 引導你一目了然。

好幾個精油擁有止痛成分，也有好幾個可以消炎……但怎麼選才好呢？下方的精油 GPS 圖幫你一分鐘快速分類。

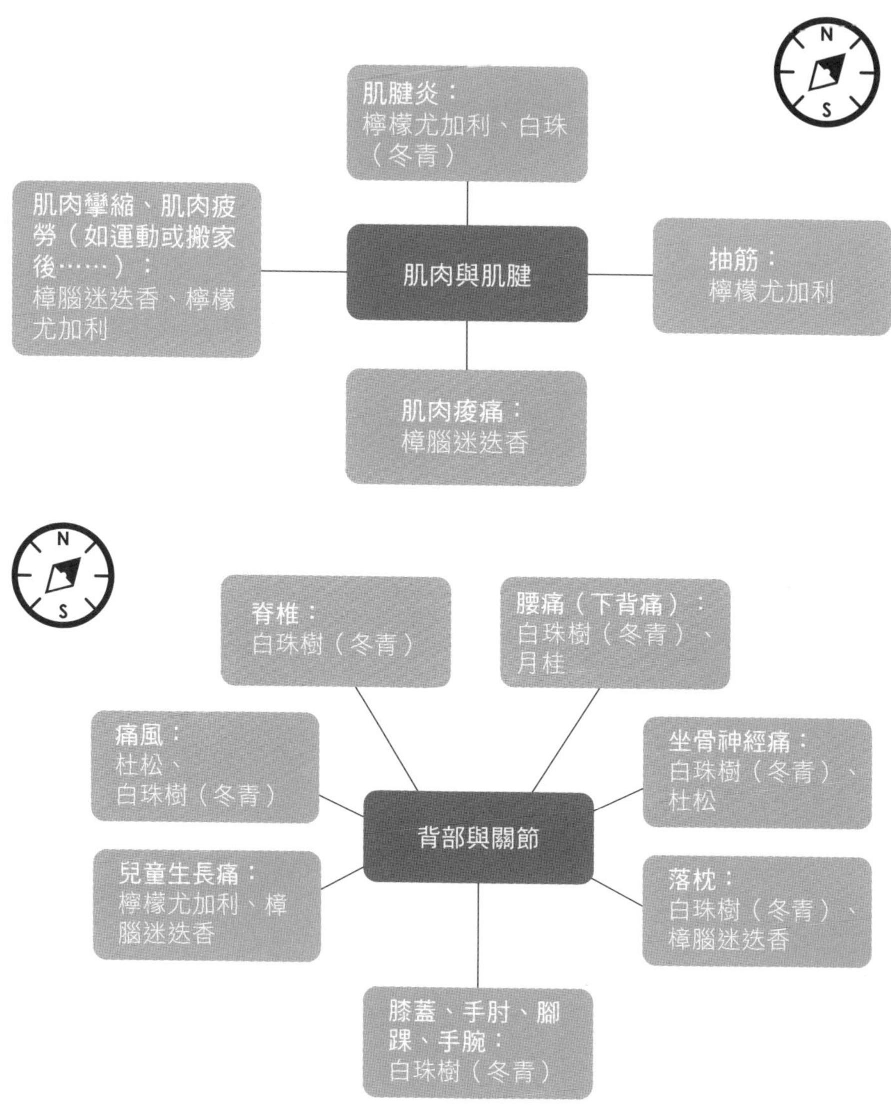

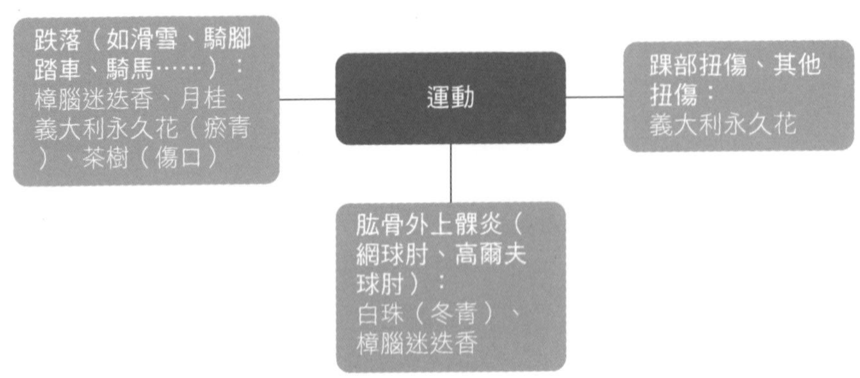

絕不能隨意替換精油，即使名稱「幾乎一樣」也不行。例如唇萼薄荷和胡椒薄荷、馬鞭草酮迷迭香和樟腦迷迭香都是毫不相關的精油。若使用錯誤，幸運一點的情況，只是無法改善症狀，而最差的情況可能會導致事故或意外。

7. 預測每瓶精油的滴數（每瓶可以用多久）

每瓶 10 毫升的精油約有 200 至 400 滴，滴數的差異來自各家廠商提供的瓶子（和滴塞），還有精油的濃稠度。10 毫升的精油大約可以用 100 次。計算滴數的方法再簡單不夠了，只要使用瓶身上的滴塞，一滴一滴算即可，達到所需的劑量時，你完全有時間可以把瓶身豎直，停止滴出。

市售的精油瓶有兩種滴口，一種是內塞中央開洞，1 毫升約 20 滴；另一種開口比較小，內部接了一根小管，1 毫升約 40 滴。購買精油時，可以直接詢問是哪一種開口。

8. 幼童使用精油時需做調整

以小兒手肘內轉為例（幼兒典型傷害，詳情請見 299 頁），幼童不只是大人的縮小版而已，有時不是減少同一個精油的劑量就可以的。有幾個精油是幼童專屬的：檸檬尤加利、醒目薰衣草、薑、義大利永久花、羅馬洋甘菊。

沐浴泡澡

香氛泡澡：20 分鐘

精油滴數：10（幼童）、5（嬰兒），與 1 茶匙沐浴精混合。

適用年齡：3 個月以上

按摩

- 精油（香氛）按摩時間：1 到 10 分鐘
- 精油滴數：4（幼童）、2（嬰兒），與 1 茶匙植物油混合（如甜杏油）。
- 適用年齡：3 個月以上

9. 服用藥物期間也可以使用精油

使用精油按摩，或是運用芳香療法緩解病症都不是要你信仰某個宗教。儘管在很多情況下，精油和傳統療法搭配都能達到很好的效果（可以在網路上搜尋骨關節炎和運動傷害的相關見證！），在使用上還是要謹慎為上。比方說，可以在接受外科手術前後，使用精油減少後遺症。總歸一句，最重要的是療癒病症、緩解疼痛和保護身體，而不是用盡一切方法逃避其他醫療方式介入。

精油與傳統醫療不能互相搭配的情況很罕見，特別是本書中討論的案例。所以，（如果有必要）服用消炎藥或是其他由醫師開立的處方時，也可以施行每日 3 次的精油（香氛）自主按摩。這兩者間不僅完全不互斥，反而是強烈推薦的作法。

10. 塗抹精油或進行香氛按摩後，務必仔細洗手（小心眼睛！）

使用完精油或調香產品後，一定要仔細洗淨雙手，避免稍後不小心放到眼睛或嘴巴裡，產生意想不到的效果。

精油絕對不能直接用在眼睛裡，如果不慎滴入，請立刻使用植物油沖洗（廚房裡的油也行），如果沒有任何油，最後的選擇是用水（至少比沒有好），並且找眼科醫生診療。

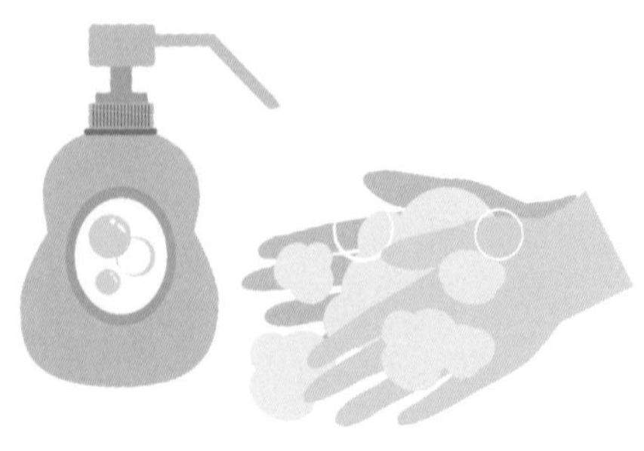

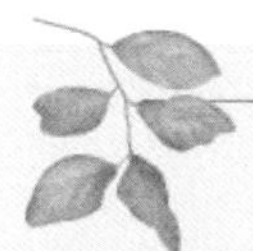

完美三部曲：精油、皮膚、按摩

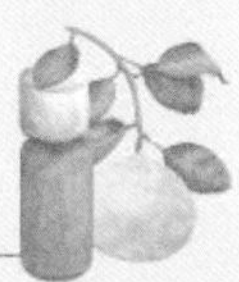

皮膚是運用精油的絕佳途徑，可能也是最具成效與耐受性的途徑。精油滲入皮膚後，很快就能進到血液循環中，緩解肌肉、關節、肌腱、韌帶的症狀，而且不會立即失效，但還是得找到正確的入口才行。肌肉上布滿了血管，精油很容易就能起到作用，而肌腱和關節幾乎沒有血液通過，如果要把救濟分子送到那裡，就得靠雙手「喬」一下了。有好幾種方式可以提高香氛療法的成效。

- 延長患處接觸精油的時間：溼敷、貼片、乾敷
- 溫熱皮膚：桑拿、土耳其浴、熱石、熱敷袋
- 長時確實按摩：摩擦、指壓、揉捏
- 拉長精油接觸的時間，同時加熱：香氛沐浴
- 先抑制發炎：冷石和冷療

按摩可以鬆弛肌肉並加速血液循環，因此提高精油擴散的效率。幼童和成人都喜歡這種溫柔的肢體交流。按摩者揉捏按壓時，人體 2 平方公尺大的皮膚上 500 萬個感覺神經元就會迅速把訊息傳到大腦。大腦接收訊息後，就會做出反應，命令身體分泌大量荷爾蒙與快樂激素，包括能夠舒壓的催產素（Oxytocin）和其他有舒緩或刺激效果的激素。也難怪按摩能「去除」這些常見的疼痛了，從偏頭痛到背痛都能處理。就連凱撒大帝每天都會命人替自己按摩，緩解擾人的頭痛！

舒壓按摩（三步驟）

按摩和自主按摩一樣，都是撫觸的藝術。透過按摩緩解疼痛、舒壓、解開「心結」並找回身心平衡。精油則能強化按摩的力量，達到十倍的功效。

透過針對身體各部位不同的按摩能改善病症。乍看之下，每一種手法似乎都相同，事實上按摩師在力道的拿捏上，時而深按，時而輕觸皮膚，有時只是按到淋巴系統之下（按太大力反而會找不到正確的位置！），有時又要更深層，按摩肌肉和肌腱。光是力道的差異就會得到不同的結果。

除了按摩的力道外，不同的手勢會有不同的效果！。按照肌肉或關節的疼痛部位按壓特定的穴點，可以緩解疼痛；如果「爬梳」的區域大一點，可以喚醒皮下循環，緩解大區域不適（如背部……）。這一章裡，我們談如何讓止痛按摩更有效率。接下來，唯有反覆練習才能增進技巧、提升效果，把自己當作練習對象……好好練習吧！

第一課：舒緩手勢

按摩的方式很多，事實上，幾乎是多到數不清，每一種技巧都有各自的優點，也承載了一個國家的文化。亞洲的按摩手法最重視的是能量（氣），藉由刺激身體的某些區域來調節「過剩」或「不足」的氣，進而舒緩或治療相對應器官的毛病；西方人則以解剖學為基礎[5]，習慣碰觸「痛處」。所以來自中國、泰國或日本的按摩跟西方國家的一定差別很大。

5 本書以西方傳統為主。對能量按摩有興趣的讀者，可以參考作者另一本著作《精油芳療：區域反射療法與穴位指壓》（Leduc.s Éditions）

經典按摩就是我們平常說的按摩，在事件發生的當下會說的「按一按」。比如不小心撞傷了手肘，旁邊有人提醒：「你應該要按一下，不然就會有塊美麗的烏青。」你下意識地捏一捏、搓一搓撞到的地方，臉上表情變得扭曲。經典按摩能刺激皮膚、血管、肌肉和肌腱，也是最常用來緩解疼痛的方法。

經典按摩的各種手法：

- **輕柔撫觸**：手掌平放在皮膚上，大範圍地撫摸，盡量不要按壓。通常在按摩前一定會先做這件事，特別是按摩大面積的部位（如背部）之前。這是與皮膚接觸的第一步，令人感到放鬆、安心，同時也開始緩緩刺激血液循環。

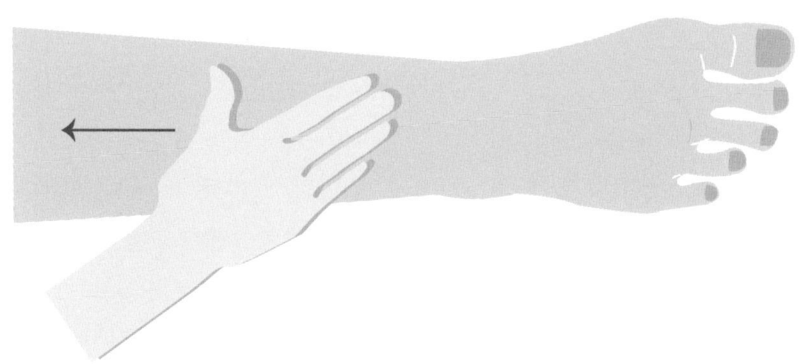

- **稍微用力撫觸**：就像用滾筒刷油漆，手掌一樣攤開貼在皮膚上，輕輕按壓，但要確實、均勻且持續，喚醒整區的皮膚。目標是按摩刺激感官（加州式舒壓按摩、雙人互相按摩等），進而安撫情緒（寶寶或幼童、慌張的長者或心緒紊亂的成年人）、安定身心，達到放鬆緊繃的肌肉、深層呼吸、鬆開蜷縮

的身軀等效果。用手掌緩慢、確實地按壓，專注於某個肌肉群，比如下背部，會讓你舒爽萬分。按摩完後一定要緩慢地放開。使用這個按摩手法對抗所有和壓力相關的疼痛，並解決失眠等問題。這種疼痛通常都是慢性的，很難不影響情緒，因此，即使只是用來緩解五十肩或膝蓋的骨關節炎，也絕對不能輕忽舒壓按摩的力量。

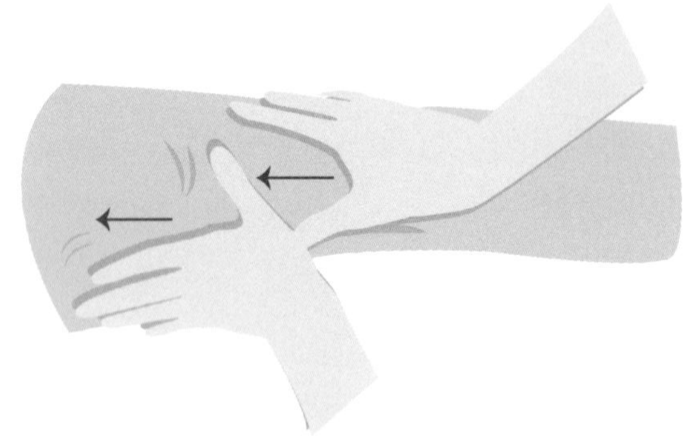

・**搓摩**：用手快速摩擦一個特定的區域「生熱」。每當我們沖完澡身體感覺寒冷時，就會下意識地搓摩身體。有的時候需要用力壓按時，我們會彎起手指使用指關節。同樣的，也可以用平攤的手指來搓摩一個區域，在按摩的區域上向外畫出同心圓，最後再回到中心點。這個手法可以用來處理比較確切的點，鬆開「鬱結之處」、緩解疼痛、促進排除體內淤積的物質。也可以在揉捏肌肉（見下方說明）後，除去最後一點緊繃之處。最後，這種手法也可以用來對付發炎的肌腱，當下雖然不太舒服，但成效極佳！

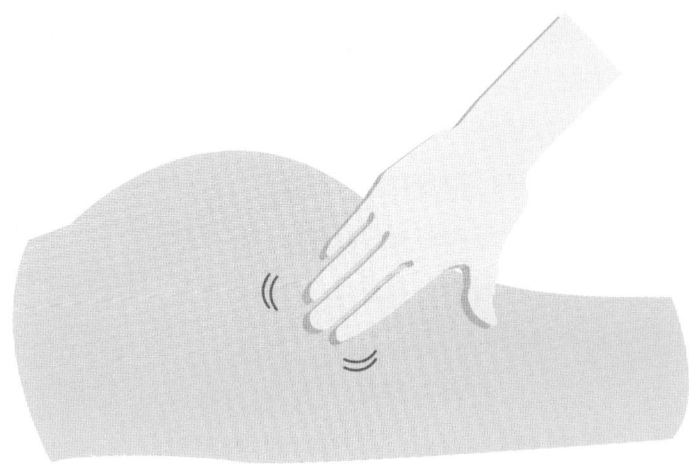

- **揉捏**：把皮膚當成麵團一樣揉捏捲按。比起撫觸和搓摩，這個手法可以處理較深的區域。揉捏是運動員的救星，也是肌肉受難者的貴人。進行運動訓練、挑戰或特別需要使力的場合前，它能幫助身體熱身、避免不必要的傷害；活動結束後，它也能幫助身體快速恢復，舒緩肌肉痠痛。長途開車或在螢幕前久坐後，背部會過於緊繃而感到疼痛，這種手法也能讓你置身天堂。

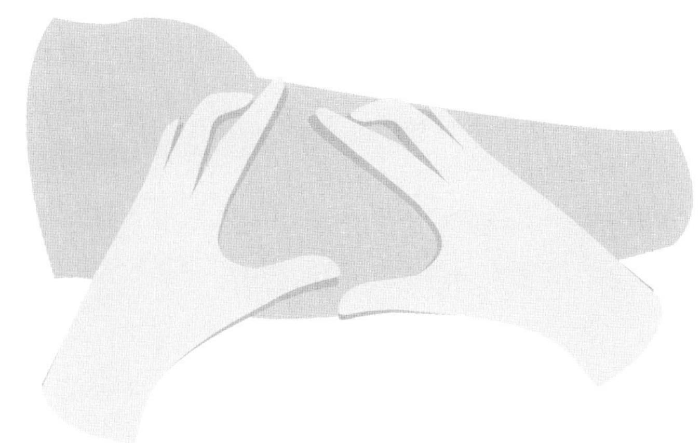

遇到以下這幾種狀況時，可以運用這些按摩手法：

- 日常小毛病：「背痛」、「膝蓋痛」、頸部僵硬、不太靈活、長時間行走造成肌肉痠痛或疲勞、久站碎步（如廚房人員、銷售員……）、搬家或平時不習慣的體力活等。
- 風溼、骨關節炎（不包括突發性的劇痛）。
- 各種創傷：腿部骨折／打石膏、手術過後、各種傷口、運動傷害或車禍受傷等。
- 壓力、使用電腦或開車姿勢不良等原因造成的頭痛。
- 高壓、遭受打擊、噩耗：心理的創傷身體同受，肌肉緊繃幾個小時後，將會感到疼痛……讓經典按摩消除它們吧！

第二課：每個人都可以替身旁的人按摩！

身為「按摩門外漢」，如何幫助另一個對按摩一竅不通的朋友緩解背痛或肩膀僵硬的問題呢？

親友按摩基本原則

1. 先調高室溫至舒適的溫度。這件事很重要，如前文所言，技術不是唯一的技巧。
   — 乾淨、整齊、通風、光線溫和，最重要的是寧靜。不要有電視、廣播、大聲喧譁的鄰居、咆哮的狗等，否則請改變地點。
   — 沙發、床……躺墊不要太軟也不要太硬，最好能有一條毯子，蓋住沒有按摩的部位維持體溫。
2. 洗手
   — 雙手要乾淨、溫熱、柔滑（乳液）、芳香（菸味、魚腥味、蒜味退散！）
— 指甲不要太長，不太舒服！
3. 翻開書中與需求相符的頁數
— 先撫觸皮膚，也可以塗上一些植物油，或是混合了精油的植物油。
— 開始按摩，也可以按書裡的指示塗上精油。
— 隨心所欲，不需要完美，只要能達到舒壓的效果即可，不太專業的按摩總比什麼都沒有好。

｜第三課：自主按摩，人人可行！｜

獨自在家，想要舒緩背部疼痛或痠痛，可是卻對按摩一竅不通，該怎麼做好呢？就來場自主按摩吧！自主按摩的用途廣泛、效果驚人，其實每當你感到頭痛，下意識地按摩太陽穴，或是撞到家具時摸摸雙臂和膝蓋，這些動作都是自主按摩。

自主按摩指南

1. 找個舒適且「合理」的姿勢。如果是要按摩雙腿，就要站直，或者找個能讓雙腿伸直的姿勢。如果是要按摩臀部，當然就別坐著！
2. 無論是按摩哪裡，都是先從外圍開始往心臟的方向按。比如按摩腿部，先從腳開始往腰部按，不要倒著做。按摩手臂的話，就從手腕開始往肩膀的方向按。
3. 可以用其他方法輔助。比如淋浴、泡澡時或在某些泳池裡（按摩池、水療池等）可以藉由水柱幫忙，讓水柱代替雙手鬆開緊繃的肌肉。效果極佳！接著就可以使用精油了。

三大黃金守則

絕不強迫他人接受按摩，無論是嬰兒、幼童或成人，都有身體自主權。

絕不弄痛自己或他人。如果感覺疼痛，或是疼痛感加劇（如腳踝扭傷），請立即停下動作。按摩絕對不應該疼痛，有時會有點不舒服（如肌腱炎），但不應該痛苦。

沒有醫生或治療師的同意，絕對不給身體虛弱或本來就生病的人按摩。不要以為按摩是萬能的，事實上，在某些特定情況下並不建議施行。

十二個接受按摩或替別人按摩的好理由

按摩這個字（massage）源自於「masah」，本義是「撫摸」，聽起來不錯，但這種療癒身體的方法帶來的不只是短暫的舒適而已！

按摩的好處：

1. 預防疼痛。
2. 緩解疼痛。
3. 舒緩壓力。
4. 幫助調整情緒，避免負面情緒「卡住」背部（或身體其他部位）——請見 50-51 頁威廉・賴希（Wilhelm Reich）的情緒盔甲圖。
5. 恢復身體的彈性與伸展幅度。
6. 釋放壓力，緩解肌肉攣縮與緊繃。
7. 促進循環。
8. 鬆開肌肉。
9. 鬆開關節。
10. 提高血液含氧量，進而供應細胞養分。

11. 排除體內廢物（如運動、飲食產生⋯⋯）。
12. 幫助平衡體內荷爾蒙，有效抵抗發炎。

每次按摩需要的精油用量
一般來說，4滴（幼童）至6滴（成人）精油混合2茶匙植物油就夠了。

為什麼按摩對人體有益？

因為按摩會對全身和體內的各種系統起作用。

循環系統：動脈、靜脈、血液⋯⋯

按摩可以促進血液循環，提升細胞交換物質的速度和血液的流動性。按摩可以刺激所有的循環系統，當中也包含淋巴系統，因此可以緩解疼痛。這個過程不像「消炎藥」是直接作用，而是刺激身體排除廢物，如果不這麼做，疼痛永遠不會消失。

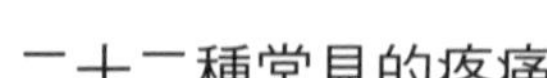

二十二種常見的疼痛

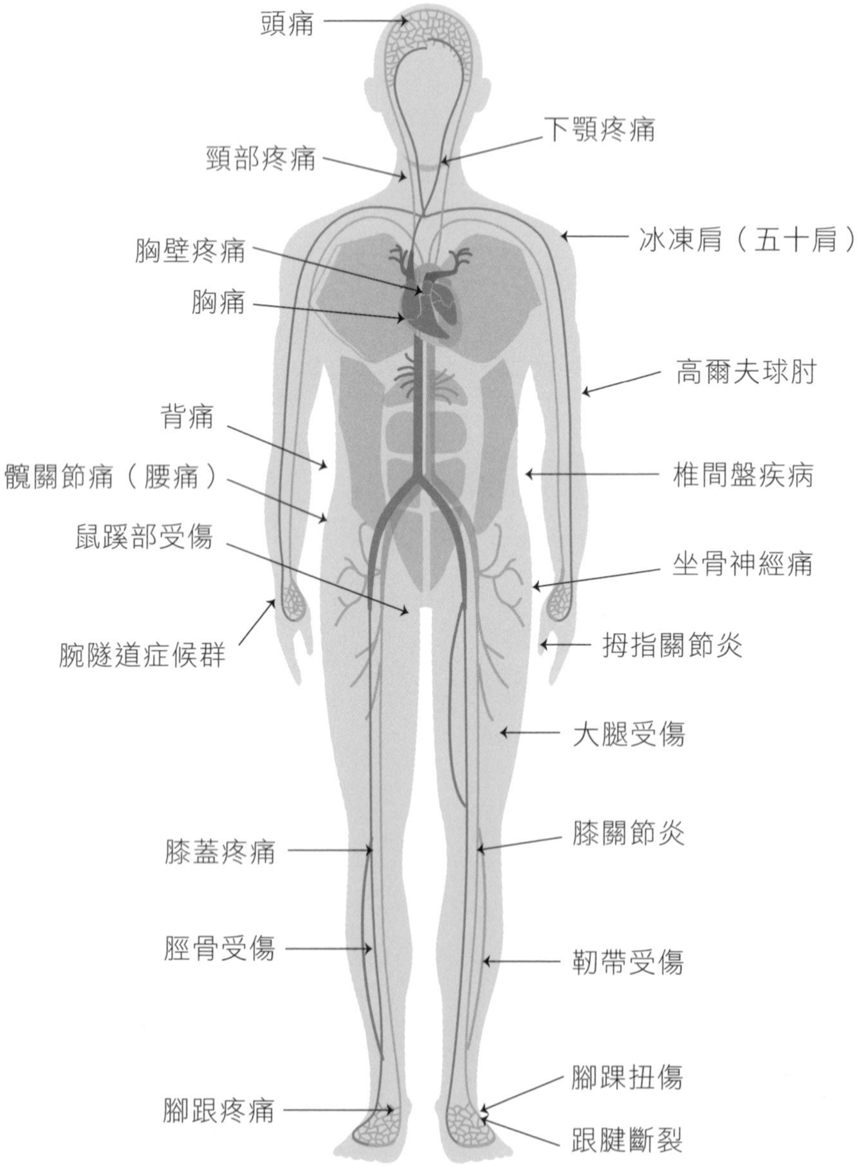

頭痛
頸部疼痛
胸壁疼痛
胸痛
背痛
髖關節痛（腰痛）
鼠蹊部受傷
腕隧道症候群
膝蓋疼痛
脛骨受傷
腳跟疼痛
下顎疼痛
冰凍肩（五十肩）
高爾夫球肘
椎間盤疾病
坐骨神經痛
拇指關節炎
大腿受傷
膝關節炎
韌帶受傷
腳踝扭傷
跟腱斷裂

牽動身體各部位的關鍵：肌肉、關節、骨頭、肌腱……

按摩可以解開肌肉「瘀結」之處，舒緩肌肉痠痛和肌腱炎帶來的疼痛，小毛病到劇痛都能緩解。

人體內在交流的系統：荷爾蒙、神經衝動、神經元……

按摩時各種手勢與力道，透過皮膚的感覺接受器傳送不同的訊息到神經系統與大腦。某個手勢按壓某個位置可以達到刺激的效果，另一個手勢在另一個位置上則是緩和、放鬆。手指是我們和身體溝通最直接的橋梁，也是幫助我們了解身體的可靠管道。

利用自主能量按摩調通情緒

因為輸了一局網球賽而有負面情緒是正常的，但把球拍丟到地上，雙腳跳踩直到球拍應聲斷裂，這可就有點過頭了。一整天「吞下」各種苦悶，有可能會造成背部不適，突如其來的壓力也有可能作用在手肘或膝蓋上，或者導致頸部僵硬。按摩可以透過身體發洩和控制情緒，日常生活才不會因此受到影響，別忘了「心裡的傷，身體會記住」。受夠了各種煩惱嗎？下背痛或是坐骨神經痛了呢？芳香情緒自主按摩將為你帶來新的生活。

威廉・賴希（Wilhelm Reich）博士認為，人體各處肌肉的鬆緊會因不同的情緒改變。每當某種情緒沒有正常發洩或「消化」的管道時，身體會無意識地把情緒轉移到某處的肌肉上，肌肉會因此變得僵硬。最常聽到的就是躺在按摩椅上時，按摩師會說「這裡有個點很硬。」、「你全身僵硬。」、「你很緊繃。」之類的話。總之這種肌肉緊縮的現象是很明顯的，任何一個按摩師，就算是新手，都能察覺。賴希表示，就像外界有暴力入侵時，我們會縮起身子降低傷害一樣，跌倒的那一刻，我們的肌肉就會無意識地變得緊繃，形成一面盔甲保護骨頭。情緒泛濫時也一樣，我們會繃緊下顎、骨頭、手指等，這時，就要先找到緊繃的部位，專心感受，然後藉由一些緩和的動作、伸展、水底運動或者精油按摩（當然不能忘記）來放鬆。

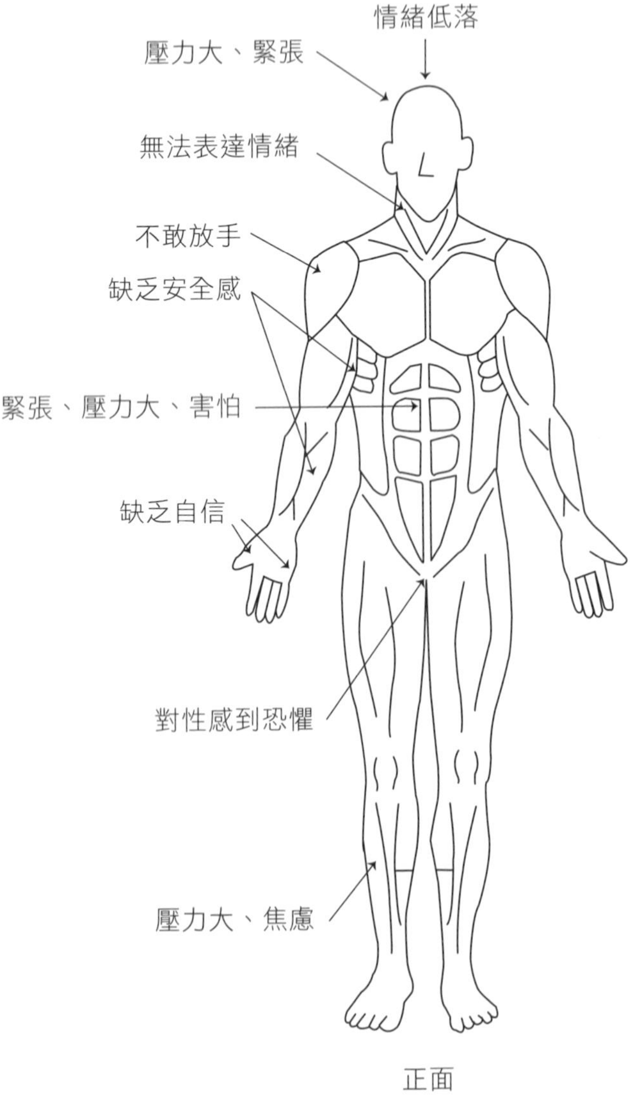

威廉・賴希人體圖／情緒與肌肉緊繃處對應圖（情緒盔甲）

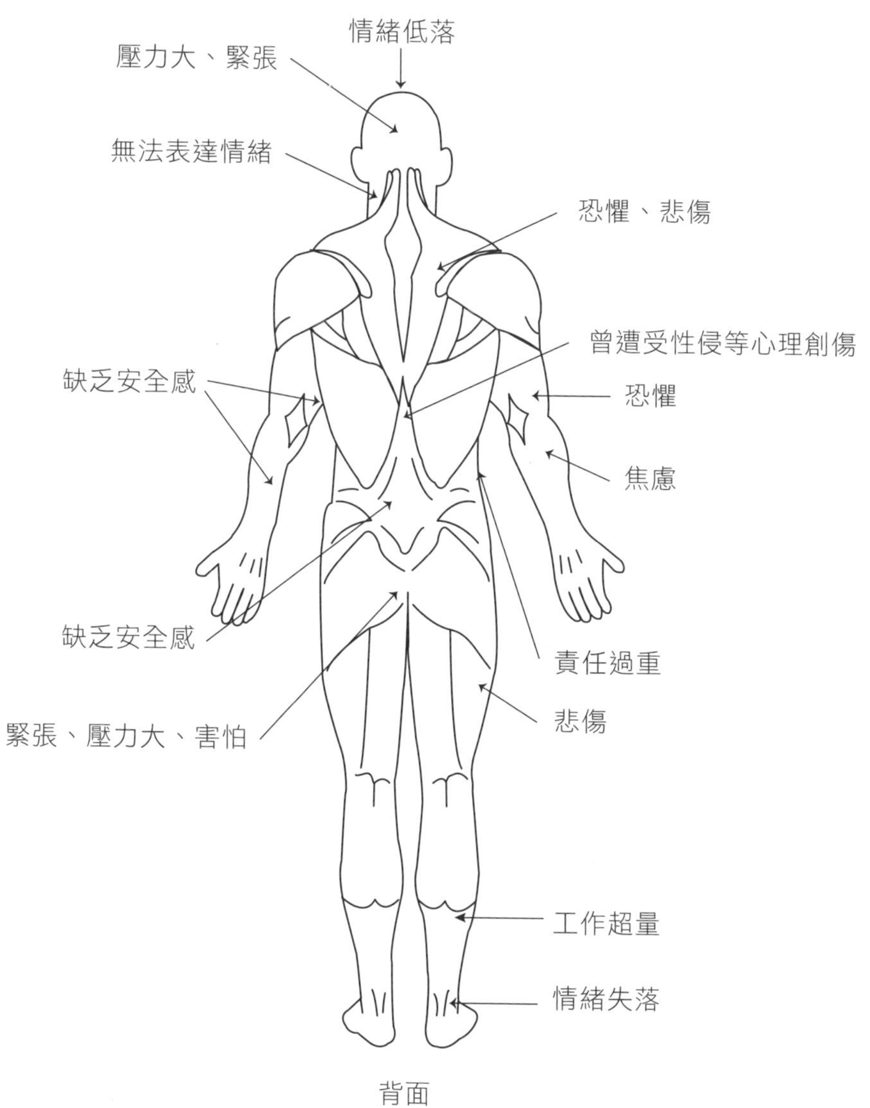
情緒低落
壓力大、緊張
無法表達情緒
恐懼、悲傷
曾遭受性侵等心理創傷
缺乏安全感
恐懼
焦慮
缺乏安全感
責任過重
悲傷
緊張、壓力大、害怕
工作超量
情緒失落

背面

精油（芳香）按摩與運動：理由眾多

若要提出一個最重視精油或最需要精油的領域，肯定非運動莫屬。所有職業運動員都會使用複方精油產品按摩，以求快速恢復狀態或緩解疼痛等效果。各位業餘的運動員們也應該要這麼做才對！想想只要簡單的手勢就能避免多少無意義的肌肉痠痛，還能舒緩多少肌肉、呵護多少關節？特別是眼前就擺著一套完美的保健與預防方法。要活就要動，大家都知道運動對生活品質的重要性。久坐是對心臟、身材、大腦和荷爾蒙最糟的禍害之一……運動卻是這一題的答案，對某些身體狀況來說，更是一種解決方案，甚至比任何一種療法都要有效。沒有任何方式比游泳更能解決背痛和失眠的問題，「太極」對抗纖維肌痛症，「跑步」對抗憂鬱或骨質疏鬆症等，都是一樣的道理。但在運動的過程中，任何人都有可能受傷。一個動作不對，就可能造成傷害，例如：走上人行道時踩空，或是穿了後跟過高的高跟鞋。因此，在合理的範圍內，選擇合適的運動，對身體是有益處的。從這個原則出發，剩下要做的就是一套優質的設備（會直接影響健康）並妥善照顧使用到的身體部位了。親愛的小腿、大腿和肩膀，請證明你對它們的愛吧！運動前暖身，還有運動後的伸展是最基本的。另外，學習正確的姿勢是保護肢體最好的方法，所以別關上門來自己做，跟著教練學習吧！最後一項提醒，每種運動都使用不同的部位，例如：劍術最常在雙方擊劍時傷害到手指，這時，塗抹精油就能達到很好的功效，也能讓你的裝備散發清香。請根據你的運動選擇不同的療癒方案（預防與治療）。

運動	可能的傷害
馬術	跌落、騎馬姿勢不良
慢跑	小外傷
舞蹈	肌肉或骨骼疼痛
體操	肌腱炎、小外傷
游泳	姿勢不良（如划水時沒有把頭潛入水裡）
高爾夫球	小外傷
足球（與其他球類運動）	腿部過度操練
美式足球	下肢與肩膀過度操練
跳傘	背部承受過大拉力
網球	球拍不合適、技巧不當=疼痛
滑雪	下肢用力過度
飛行／獨木舟	上肢用力過度
腳踏車	除非跌落，否則很少有外傷（腳踏車不合適）
擊劍	反覆的動作造成肌腱炎、腿部肌肉攣縮（特別是初學者）
賽車	外傷、高壓
水中律動	上半身動作過大

塗抹、按摩、香氛泡澡：100%有效

看過有如享受皇室待遇的按摩手法後，現在要看其他讓精油滲透皮膚進入體內循環的方法：簡易塗抹（比按摩快速，時間緊急時可以使用）和外敷。我們先來談談外敷，之後的章節裡也會不斷提及這個方法。

外敷

外敷是當我們希望延長精油與皮膚接觸的時間時會使用的方法，如腳踝扭傷。嚴格來說，外敷（法文 compresse 源自拉丁文 compressa，意指摺疊後緊貼固定）是一塊折疊多次的親水性紗布，通常呈正方型，一般會像個「小型醫療用品」一樣覆蓋在患處，精油滴在敷料上可以延長作用。

熱敷／冷敷

前文提過皮膚是容易接收、反應和吸收大量水分的器官。使用溼敷，根據需求選擇冷敷或熱敷，可以把血液引到皮膚外層（熱敷）或讓血液退回位於深處的器官（冷敷）。

家庭藥箱最好要準備一些這種親水性敷料，非常有用！敷料不會過期，可以一次購買一盒大約 10 平方公分大小的。

冷敷

- 把敷料放在水龍頭下沖溼（20℃），再把多餘的水擠掉，只要不滴水就可以了，然後再滴上精油，貼在患處。
- 什麼時候使用冷敷？發炎（或發炎引發疼痛）、腫脹、劇痛（冷麻醉）。
- 小提醒：有時候也可以使用冰敷，但冰敷會讓血管收縮後並降低精油滲透的效率，所以冰敷後要等患處回溫再使用精油。

熱敷

- 把敷料放在熱水下沖溼，擰乾後滴上特定的精油（或複方精油），敷在患處。用膠帶類的東西，如 ok 繃貼住，不要讓水流出來再加一條熱毛巾和一條被子保溫。最適合在床上使用。

- 什麼時候使用熱敷？緩解「肌肉攣縮」時，讓某個部位變得柔暖，也用來升溫（手指、腳趾）。對肌肉疼痛、神經痛等症狀很有效。
- 小提醒：所謂的「熱敷」也可以是和體溫差不多，最高到45℃。平常最好使用水龍頭的熱水，避免燙傷。

｜外敷的十個好處｜

外敷就像是另一層皮膚，和原本的皮膚結合後，能做一些調整，最基本的就是讓那個區域的皮膚適應驟變的溫度。這個過程會涉及到一連串的反應，影響到的不只是薄薄的皮膚而已！

外敷可以……

1. 讓身體做出反應。
2. 調整溫度（敷料愈溼，溫差愈大）。
3. 加速精油滲入皮膚。
4. 減少患處範圍較大時的精油用量。
5. 止痛。
6. 軟化、放鬆（熱敷）。
7. 激勵身心（冷敷）。
8. 消炎、消除腫脹。
9. 快速上手。
10. 同時做其他事情也不會有影響。

1 片敷料所需的精油

3 滴純精油，或者 100 毫升的水和 5-6 滴精油混合。

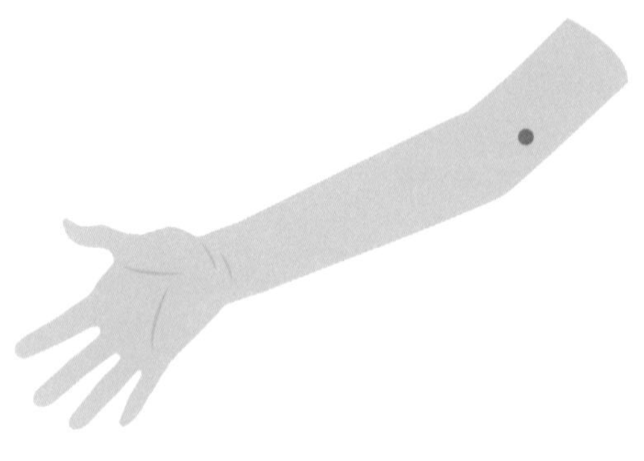

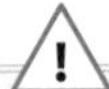

某些精油即使和植物油混合，還是有可能對皮膚造成傷害，或引發過敏，務必謹慎使用。特別是月桂、赤松、胡椒薄荷、羅勒、丁香等，使用前要先在小範圍的皮膚（手肘）上測試，而稀釋用的植物油也要足夠。

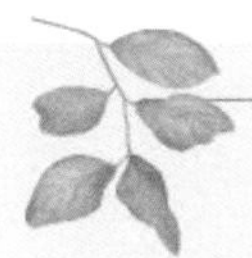

五種精油中最主要的強效止痛分子

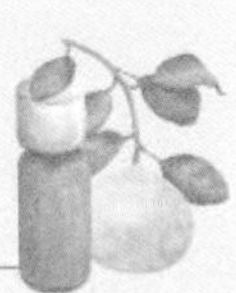

接下來我們要把鎂光燈放到幾個能緩解疼痛分子上。千萬不要認為只要從精油裡萃取出這些分子就能達到效果，因為每一種精油都包含了上百種分子，那些看似少數、不太重要的分子事實上扮演了重要的角色，強化了主要分子的效果與耐受性。它們的存在會提升效果。

有時，某些分子存在的目的並非直接作用，如萜烯（terpènes）。這種化學分子不能用來止痛，卻能刺激腎上腺皮質激素（皮質醇）分泌。當身體的某個部位發炎或是罹患慢性疲勞等疾病時，這種激素就會變得「懶惰」，患者會因此感到疼痛。

萜烯醛／檸檬醛、香茅醛

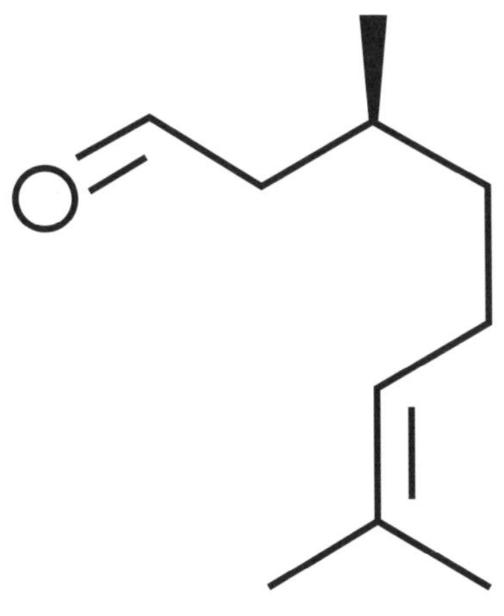

香茅醛（來自檸檬尤加利）

作用

- 抗發炎＋＋＋＋
- 止痛＋＋＋
- 抗病毒＋＋＋[6]
- 鎮定、緩和情緒＋＋＋[7]

精油：檸檬馬鞭草、香茅、檸檬尤加利。

書中運用實例：肌腱炎、斜頸、坐骨神經痛。

酯類／乙酸橙花酯、乙酸萜品酯、乙酸沉香酯、龍腦酯、水楊酸甲酯、苯甲酸苄酯

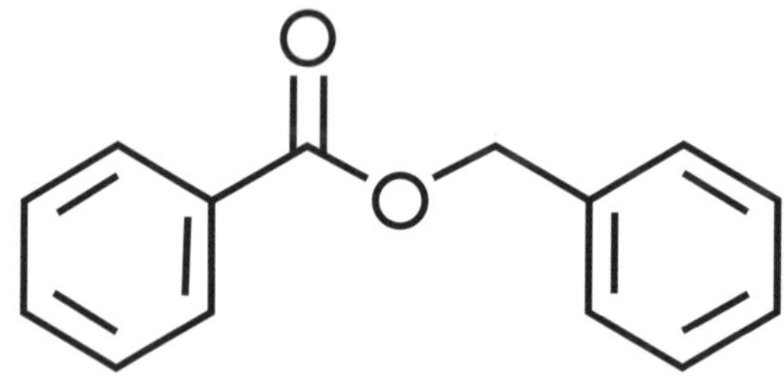

苯甲酸苄酯

6 小提醒：許多傷害關節的自體免疫系統疾病都是因為病毒入侵引起的。

7 壓力會加重疼痛的程度，在某些情況下，疼痛甚至是壓力引發的。反過來看，疼痛也會產生壓力、令人感到焦躁無法入睡，並影響行為……然後這些情況又會讓疼痛變嚴重。

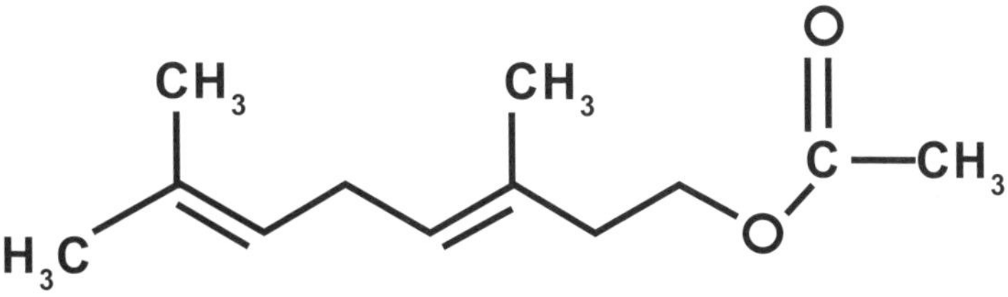

乙酸沉香酯

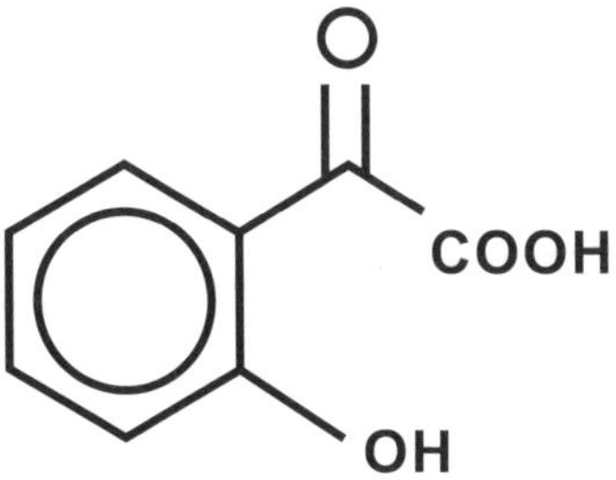

水楊酸甲酯

｜作用｜

- 抗發炎＋＋＋
- 止痛＋＋＋
- 抗痙攣＋＋＋
- 鎮定、緩和情緒＋＋＋

精油：義大利永久花、月桂、醒目薰衣草、胡椒薄荷、白珠樹（冬青）

書中運用實例：類風溼性關節炎、神經炎、肌肉風溼（所有年齡層的纖維肌痛症、50 歲以上的風溼性多發性肌痛症）

醚類（酚醚）／胡椒酚、丁香油酚

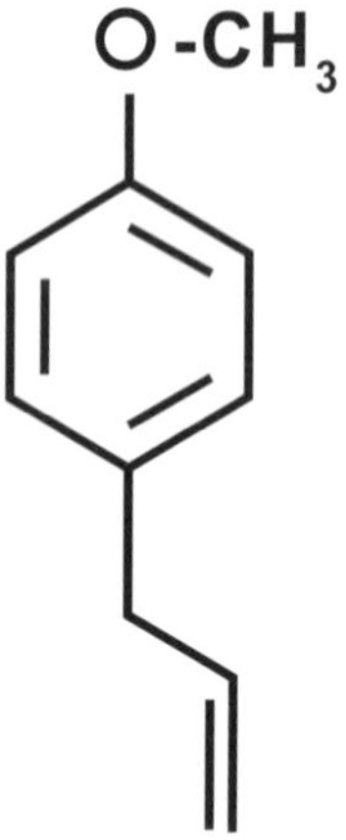

$O\text{-}CH_3$

胡椒酚

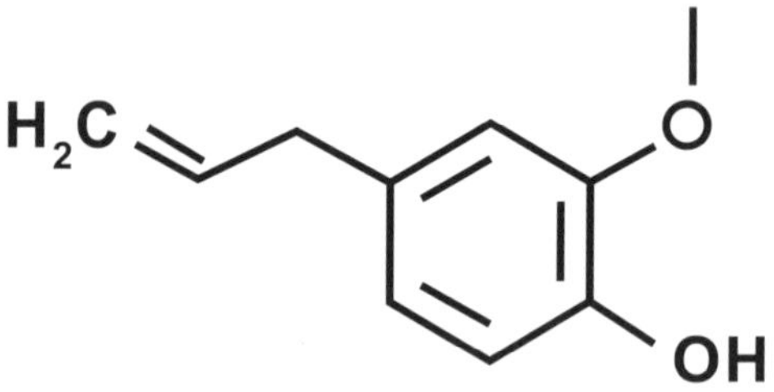

H_2C OH

丁香油酚

| 作用 |

- 抗痙攣＋＋＋＋
- 止痛＋＋＋

代表精油：羅勒、龍蒿、月桂。

書中運用實例：肌肉痙攣、發炎性多發神經病變。

萜烯／對繖花烴、*α*-蒎烯

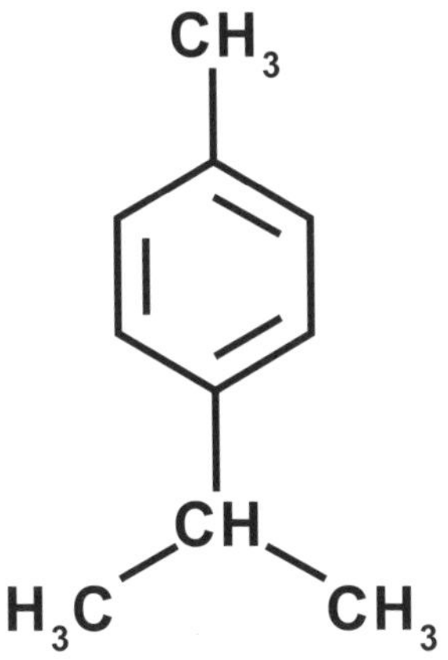

對繖花烴

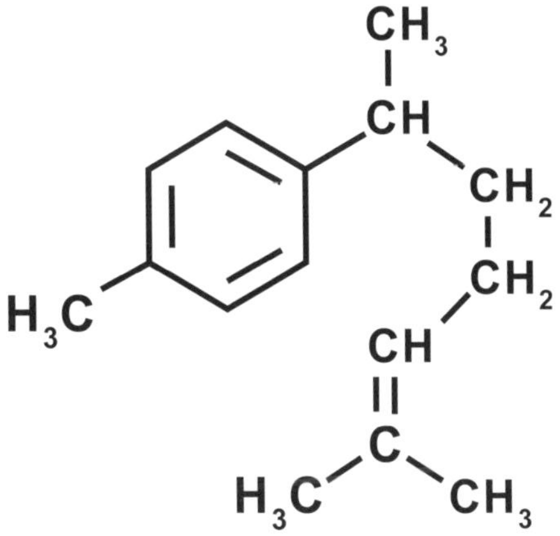

α-蒎烯

作用

- 刺激腎上腺皮質激素＋＋＋
- 經皮止痛（異丙基甲苯 paracymène）＋＋
- 抗病毒＋＋

精油：黑雲杉、歐洲赤松。

書中運用實例：肌肉疲勞、身體疲憊、疲勞性骨折。

倍半萜／薑烯、α-薑黃烯

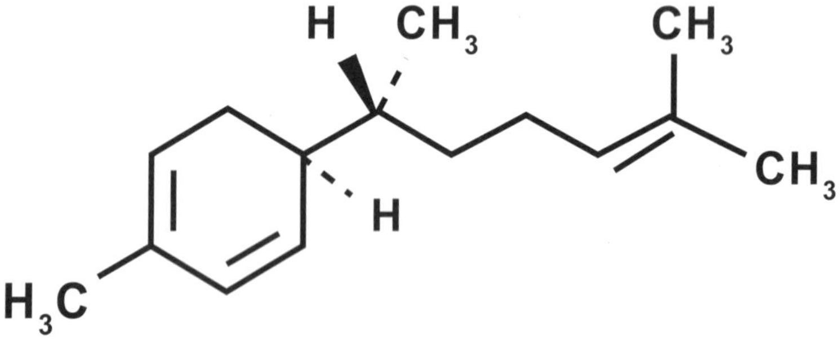

H CH_3 CH_3 CH_3 H H_3C

薑烯

作用

- 抗發炎＋＋＋＋
- 消腫＋＋＋
- 緩和情緒＋＋＋

精油：薑、薑黃、西洋蓍草。

書中運用實例：網球肘（又稱肱骨外上髁炎）。

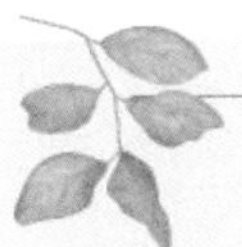

四款抗骨關節炎與
關節疾病的最佳精油

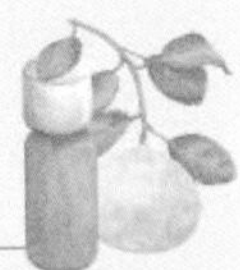

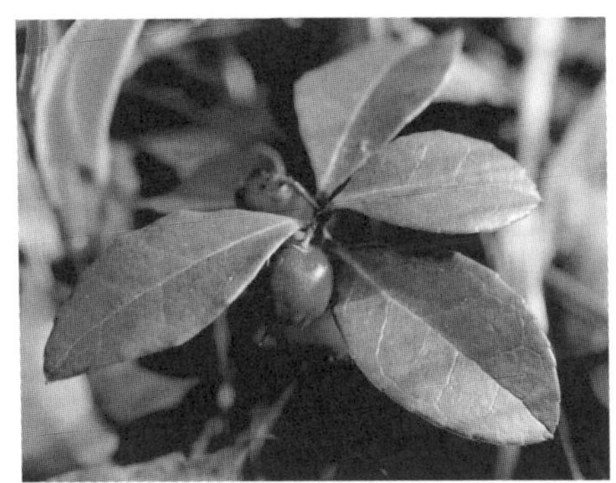

Gaultheria
白珠樹屬

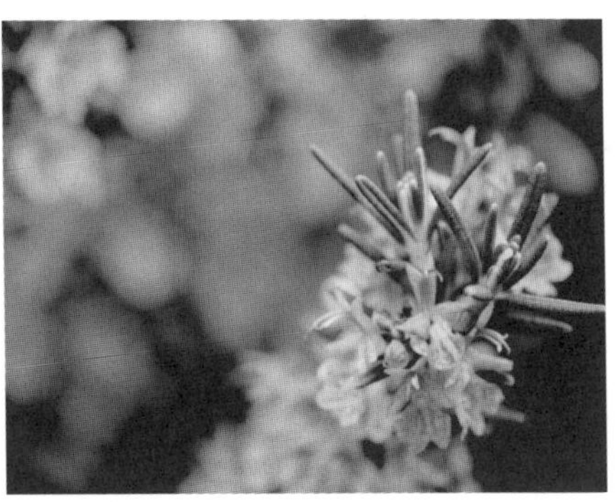

Rosmarinus officinalis ct. camphor
樟腦迷迭香

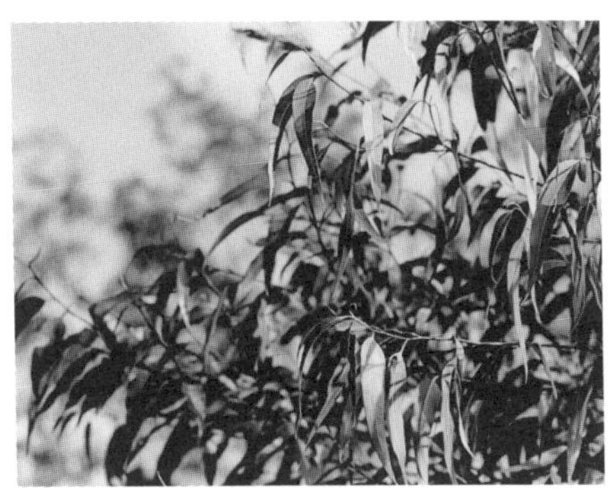

Eucalyptus citriodora
檸檬尤加利

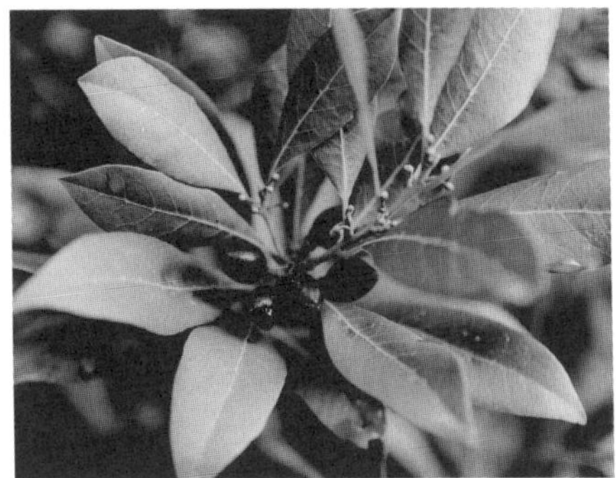

Laurus nobilis
月桂

▲編註：購買精油時，以拉丁學名為主。

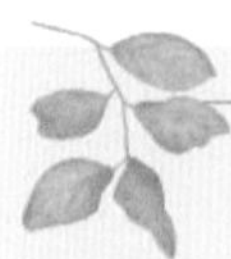

六款緩解肌肉痠痛的最佳精油

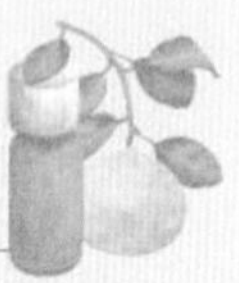

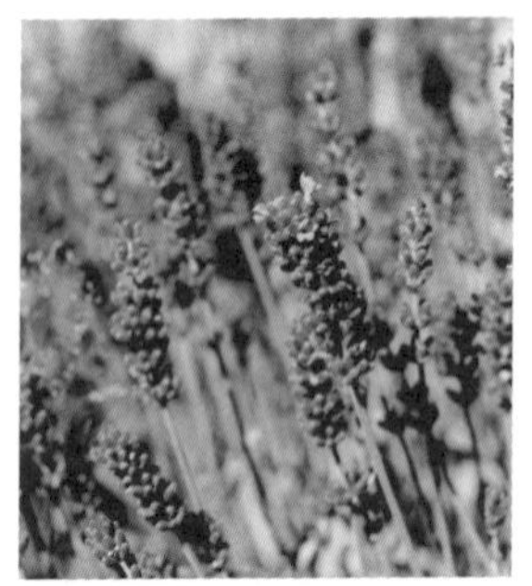

Lavandula x burnatii
超級醒目薰衣草

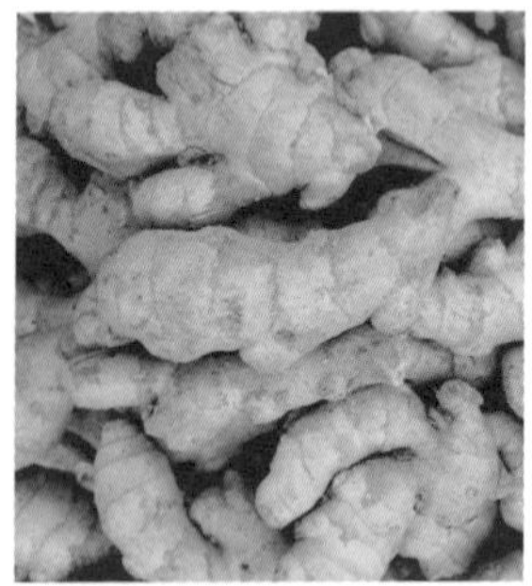

Zingiber officinale
薑

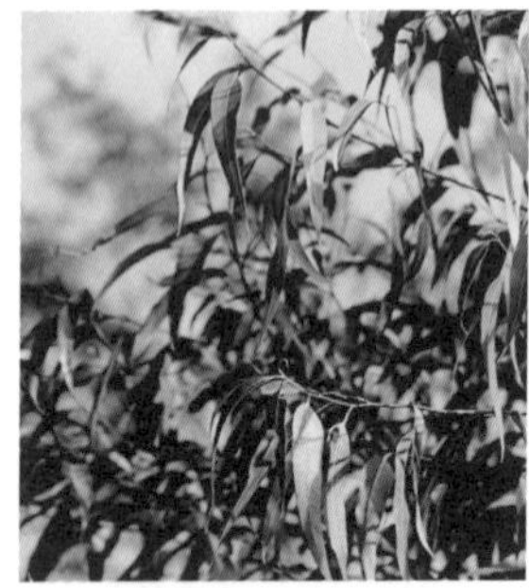

Eucalyptus citriodora
檸檬尤加利

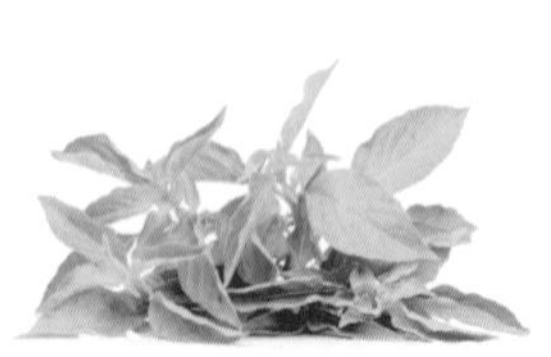

Ocimum basilicum
熱帶羅勒

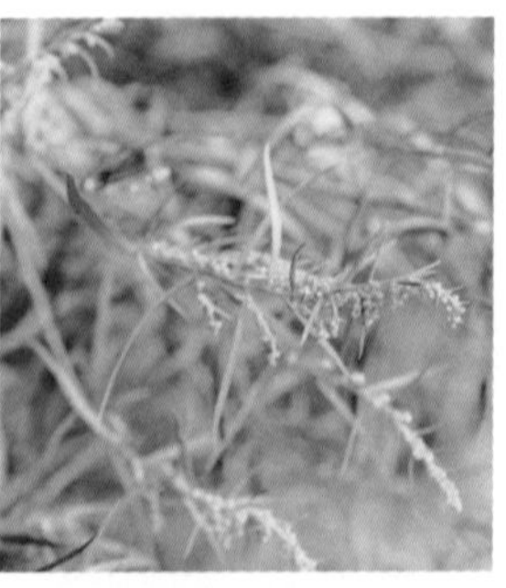

Artemisia dracunculus
龍蒿

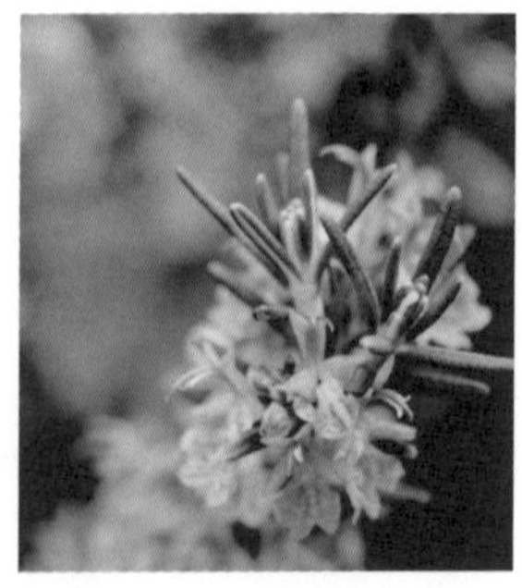

Rosmarinus officinalis ct. camphor 樟腦迷迭香

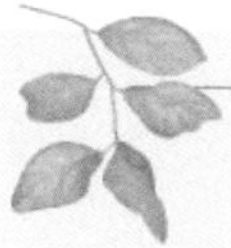

五款止痛的最佳精油

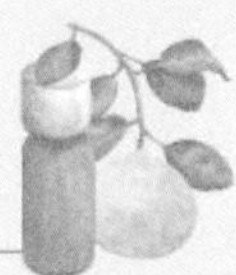

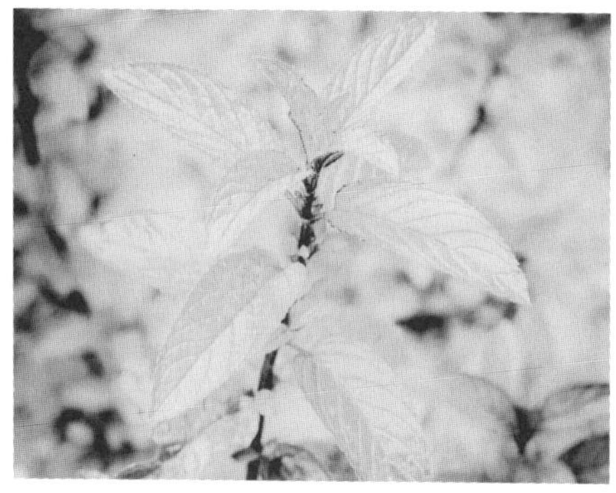

Mentha x piperita
胡椒薄荷

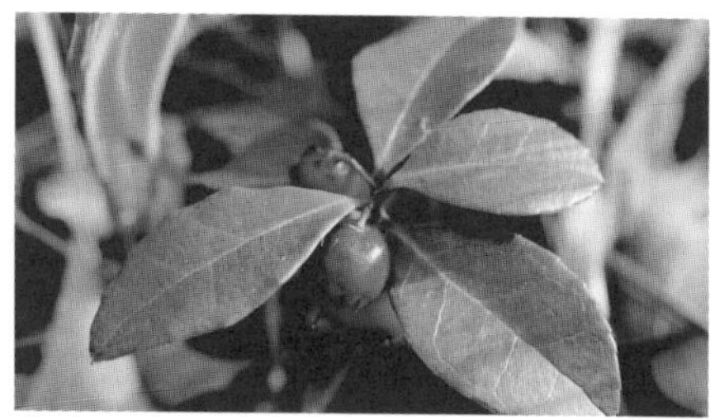

Gaultheria procumbens
白珠樹（冬青；冬綠樹；匍匐白珠；平鋪白珠）

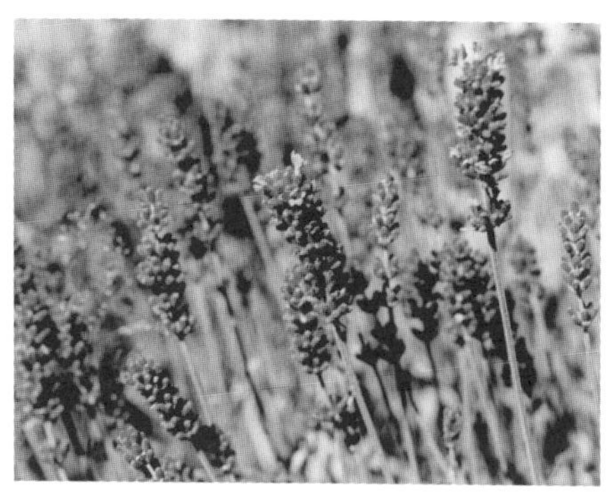

Lavandula x burnatii
超級醒目薰衣草

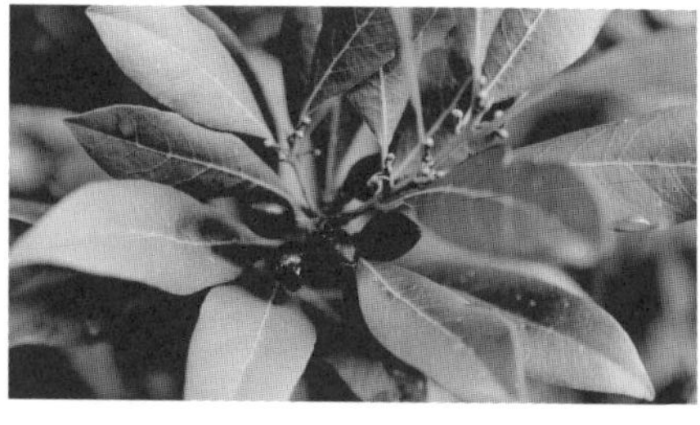

Laurus nobilis
月桂

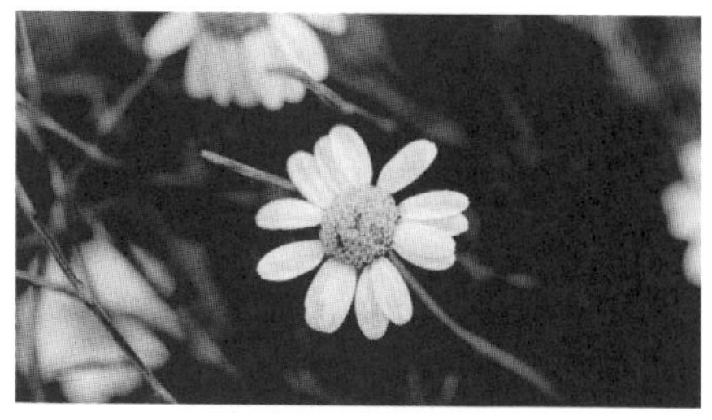

Chamaemelum nobile
羅馬洋甘菊

▲編註：本書配方皆使用白珠樹（冬青）精油，拉丁學名為 *Gaultheria procumbens*，非芳香白珠（*Gaultheria fragrantissima*）。後者相對溫和，可替代使用。

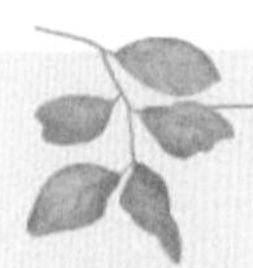

十六款緩解疼痛的最佳精油

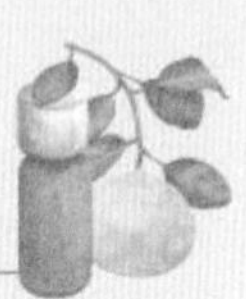

一般而言，緩解關節、肌肉和肌腱疼痛的精油會直接塗抹在患處，以求效率。但我們也可以用在泡澡或是局部的浸泡、反射區或穴位指壓上（患處過於疼痛，無法直接碰觸時）。

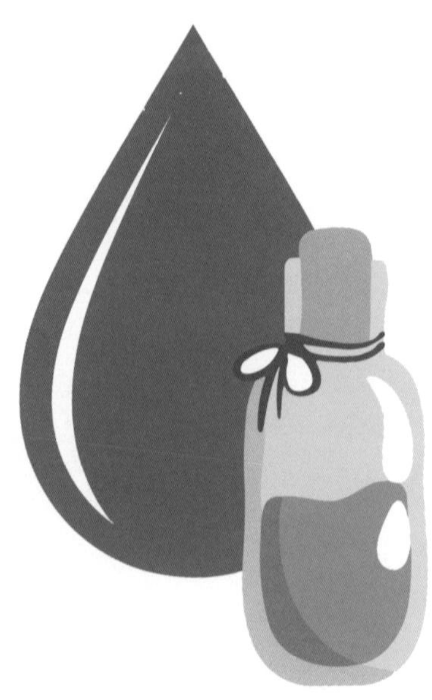

01 西洋蓍草

劇烈疼痛時的最佳選擇，少量即可。

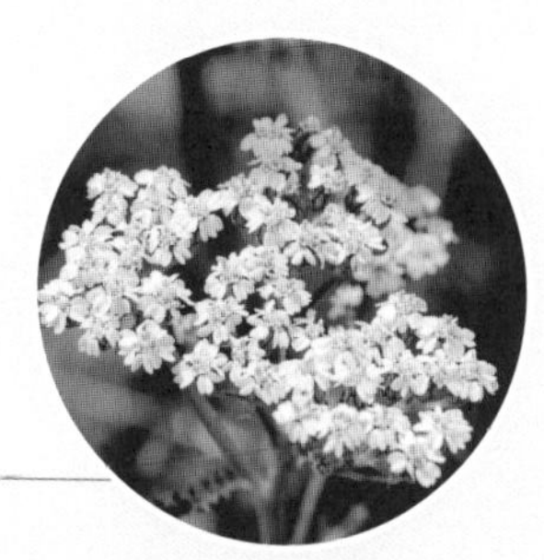

拉丁文學名 *Achillea millefolium*

主要作用與活性成分

樟腦、萜烯、天藍烴（倍半萜）：抗發炎

使用方法

按摩，調配成複方協同精油（譯註：協同是指當不同精油混合在一起，產生更強大的效果。）並充分稀釋。

適用的情況

神經痛＋＋＋＋、神經炎

腳踝扭傷、其他部位扭傷

風溼＋＋＋

坐骨神經痛

不適用的情況

可能引發流產、具有神經毒性，孕婦、嬰兒、幼童與哺乳期間絕對禁止使用。

不能直接服用。

不能大量使用。

02 羅馬洋甘菊
前驅麻醉

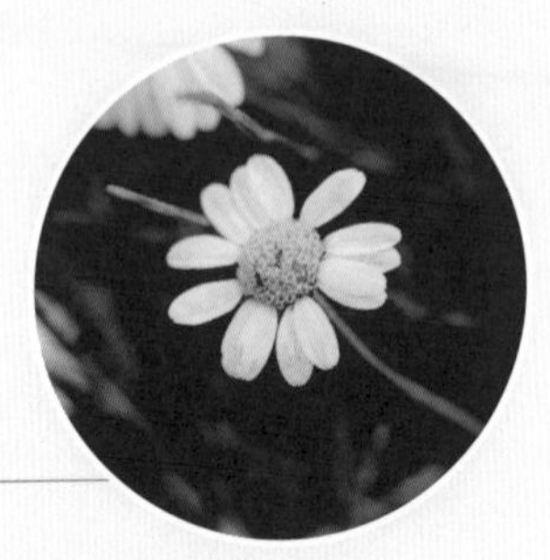

拉丁文學名 *Chamaemelum nobile*

主要作用與化學分子

酯：抗發炎、前驅麻醉＋＋＋、抗痙攣、鎮定中樞神經。

使用方法

冷敷

冷石

直接聞嗅

局部塗抹

按摩

最適用的情況：

神經痛、神經炎

手術

神經受創引發的身體症狀障礙症

不適用的情況：

沒有禁忌：任何人都可以使用。

03 岩玫瑰
自體免疫疾病專家

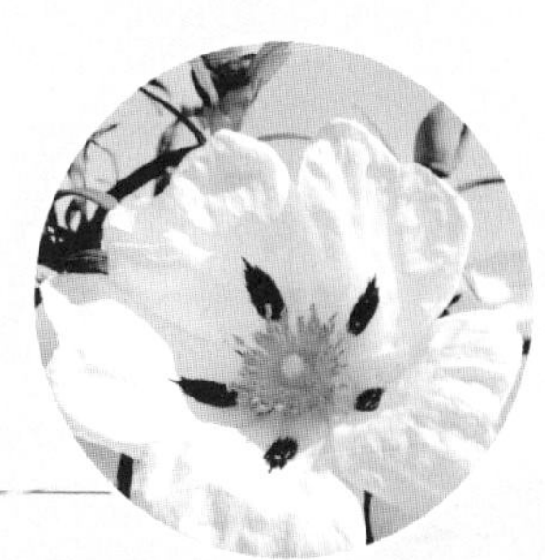

拉丁文學名 *Cistus ladaniferus*

主要作用與活性成分

單萜烯、酯：抗發炎、促進傷口癒合、降低自體免疫的發炎反應。

使用方法

外用，局部塗抹與按摩。

最適用的情況：

類風溼性關節炎

多發性硬化症

不適用的情況：

沒有禁忌：任何人都可以使用。

04 黑雲杉
腎上腺推進器

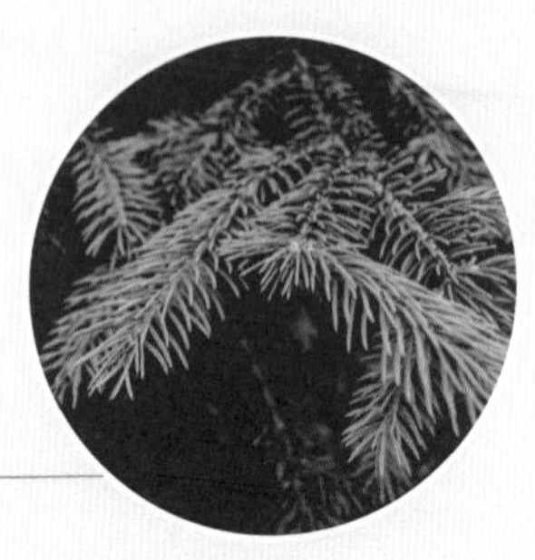

拉丁文學名 *Picea mariana*

主要作用與活性成分

乙酸龍腦酯（酯類）：類可體松（作用類似人體分泌的可體松）。

萜烯：抗發炎、抗痙攣、刺激免疫功能。

使用方法

稀釋後，塗抹在腎臟的位置，或是按摩。

適用的情況：

肌肉風溼（所有年齡層的纖維肌痛症、50 歲以上的風溼性多發性肌痛症）

身心疲憊或肌肉疲勞時的補給

不適用的情況：

腎臟發炎時（不得口服）。

7 歲以下不得使用。

避免晚間按摩。

05 龍蒿
抗肌肉痙攣良方

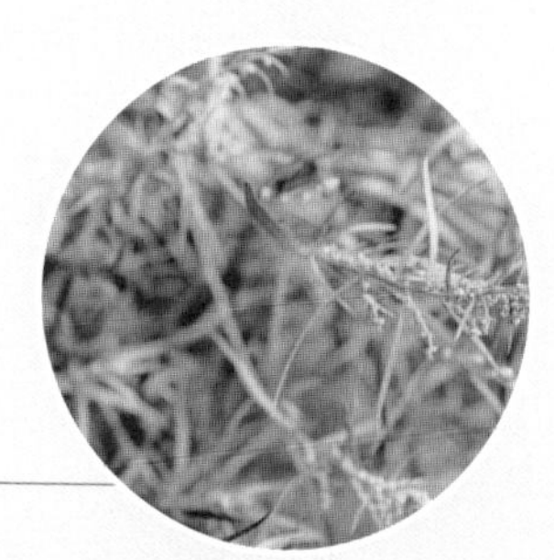

拉丁文學名 *Artemisia dracunculus*

主要作用與活性成分

苯甲醚：抗神經肌肉痙攣。

使用方法

與其他止痛或抗發炎精油調和後，局部塗抹在患處。

口服（滴入），需芳療師指導使用。

由於可能對荷爾蒙產生影響，應避免長期使用。

適用的情況：

神經肌肉痙攣

神經發炎

坐骨神經痛

神經炎

不適用的情況：

不應長期使用。

孕婦、幼童（除非一次只給一滴）。

06 檸檬尤加利
抗發炎、抗肌肉疼痛

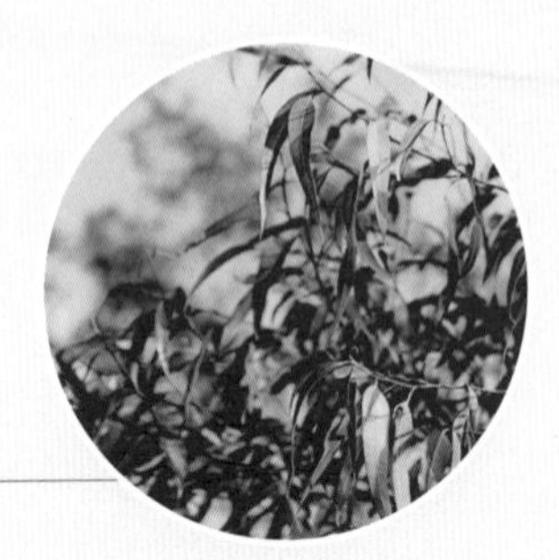

拉丁文學名 *Eucalyptus citriodora citronnellalifera*

主要作用與活性成分

萜烯醛（如：香茅醛）：抗發炎、止痛。

使用方法

塗抹或局部按摩。

泡澡。

只能外用。

適用的情況：

背頸關節發炎

肱骨外上髁關節發炎

指／趾關節發炎

肋間神經痛

類風溼性關節炎

關節創傷

坐骨神經痛

肌腱炎

斜頸症（落枕）

纖維肌痛症、風溼性多發性肌痛症

與其他風溼性肌痛症

不適用的情況：

低於四歲幼兒不適用。

07 白珠樹
抗骨關節炎的最佳精油

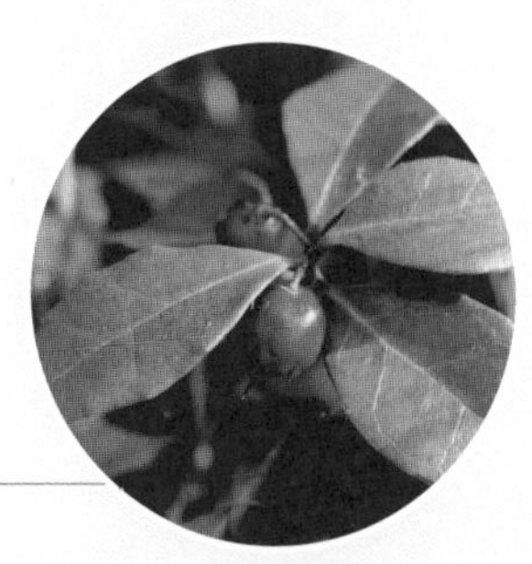

拉丁文學名 *Gaultheria procumbens*（冬青），
Gaultheria fragrantissima（芳香白珠）

主要作用與活性成分

酯類（如：水楊酸甲酯／阿斯匹靈的初期形式）：抗發炎、抗痙攣。

使用方法

以植物油稀釋後，用於局部塗抹和按摩。

熱敷，延長皮膚接觸的時間。

泡澡。

適用的情況：

各種類型疼痛

關節炎

肌肉疼痛

掌腱膜攣縮症

類風溼性關節炎

多發性硬化症

創傷

血腫（瘀青）

肌腱炎

膝蓋疼痛

不適用的情況：

服用抗凝血劑的患者不應口服。

七歲以下幼童不宜使用。

嬰兒不宜使用。

對阿斯匹靈過敏者不宜使用。

08 杜松
痛風發作時的救星

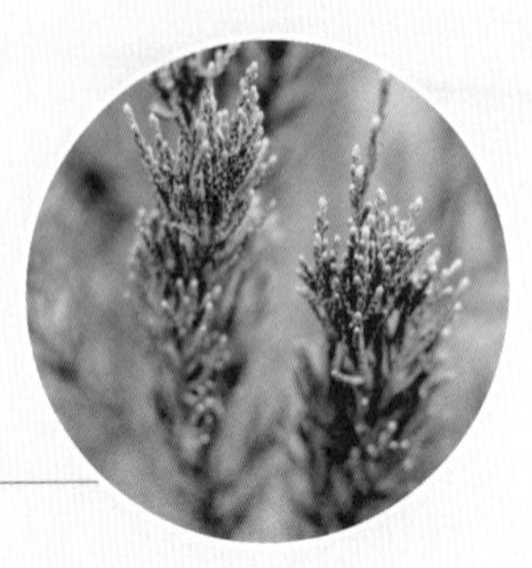

拉丁文學名 *Juniperus communis ssp communis*

主要作用與活性成分

單萜烯、倍半萜、酯：止痛、抗發炎、利尿、排毒。

使用方法

以口服為主，也可以用於塗抹或按摩。

取適量口服，可作為利尿劑（需嚴格控制），在芳療師指導下使用。

適用的情況：

關節炎

關節疼痛

多發性關節炎

風溼

痛風＋＋

不適用的情況：

腎臟發炎時（不得口服）。

孕婦不宜使用。

幼童不宜使用。

嬰兒不宜使用。

09 薑
抗發炎

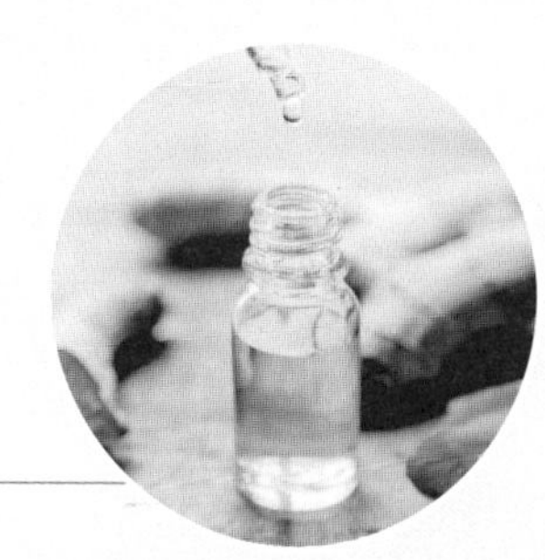

拉丁文學名 *Zingiber officinale*

主要作用與活性成分

萜烯、倍半萜、薑萜：止痛、抗發炎、振奮、溫熱。

使用方法

外用：局部塗抹、按摩、泡澡。

適用的情況：

風溼性疼痛

輕微膝蓋疼痛

幫助活動肢體，緩解僵硬。

不適用的情況：

沒有禁忌。

按摩前應充分稀釋。

10 義大利永久花
抗發炎、防硬化

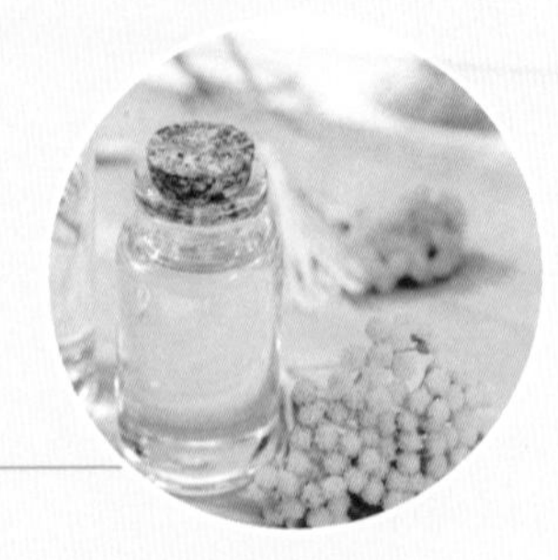

拉丁文學名 *Helichrysum italicum*

主要作用與活性成分

萜烯（薑黃烯 curcumène）：止痛。

酯類：抗發炎。

酮類（義大利酮）：抗痙攣。

使用方法

在精油乳化劑或基底油中滴入幾滴精油，用於按摩。

適用的情況：

關節炎、多發性關節炎

肌肉疼痛

創傷

硬化

血腫（瘀青）

不適用的情況：

孕婦、幼童、嬰兒不宜使用，除非極小量塗抹於局部患處，只能使用 1-2 天。

11 卡塔菲
緩解多種疼痛、抗發炎

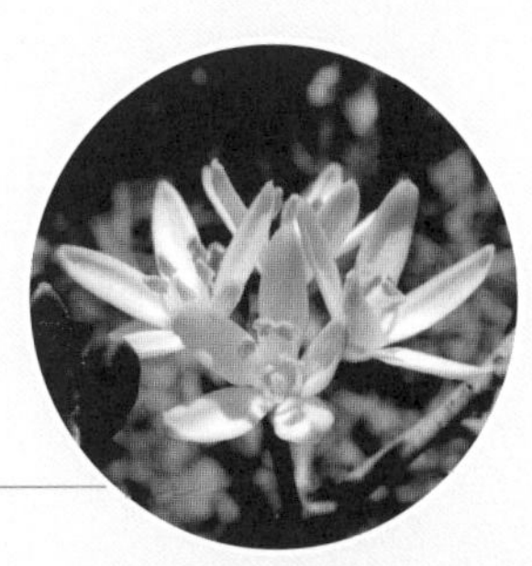
圖：攝影 CFidy Ratovoson[8]

拉丁文學名 *Cedrelopsis grevei*

主要作用與活性成分

倍半萜醇、倍半萜：止痛。

使用方法

外用：塗抹、按摩。

請注意：卡塔菲精油有輕微的腐蝕性，使用前務必稀釋。

最適用的情況：

關節炎

多發性關節炎

風溼

所有疲勞症狀

不適用的情況：

沒有禁忌：任何人都可以使用。

8 圖片出自：http://tropical.theferns.info/viewtropical.php?id=Cedrelopsis+grevei

12 月桂

全方位止痛、抗風溼

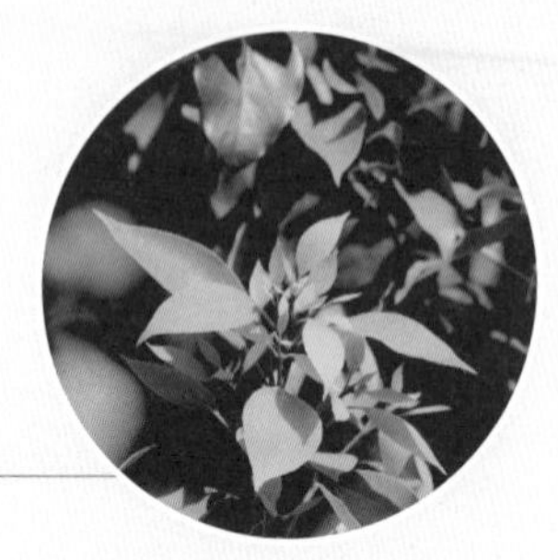

拉丁文學名 *Laurus nobilis*

主要作用與活性成分

丁香酚甲醚、甲醚、乙酸松香酯、倍半萜：強效止痛。

使用方法

稀釋過後局部塗抹（絕不能直接塗抹純精油）。

適用的情況：

退化性疾病＋＋

類風溼性關節炎

風溼造成的變形

纖維肌痛症、多發性或其他肌肉風溼

不適用的情況：

測試過後皮膚不適應者。

低於六歲的幼兒。

確認皮膚沒有過敏反應後才使用（先在手肘上測試，見56頁）。

13 超級醒目薰衣草
止痛、解肌肉抽筋

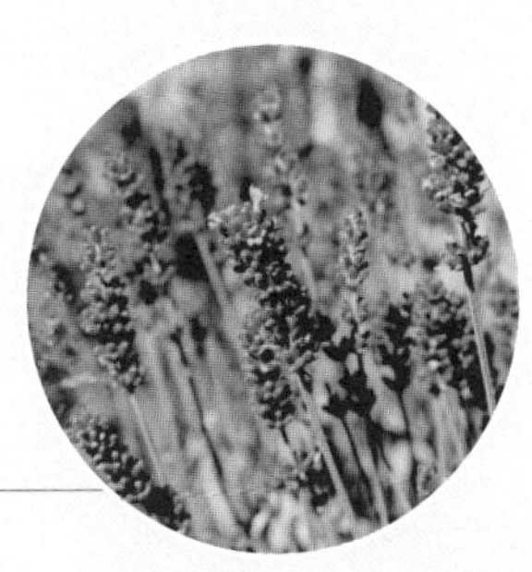

拉丁文學名 *Lavandula burnatii super*

主要作用與活性成分

酯類、萜烯：止痛、抗發炎、放鬆肌肉、抗痙攣。

使用方法

塗抹或局部按摩。

泡澡溼敷。

確認皮膚沒有過敏反應後才使用（在手肘上測試，見56頁）。

適用的情況：

抽筋

肌肉攣縮

不適用的情況：

癲癇症患者。

14 胡椒薄荷
局部麻醉

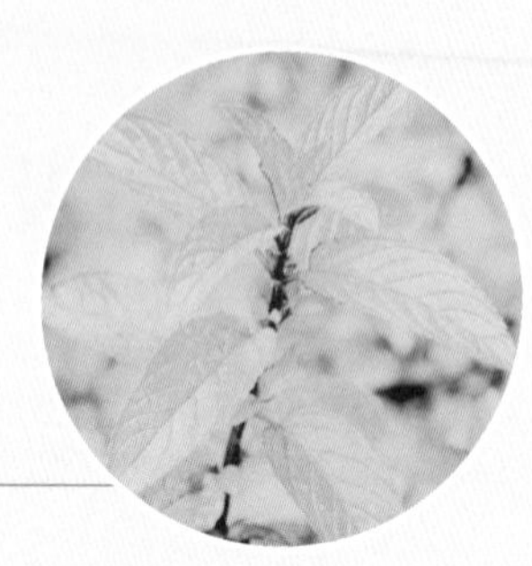

拉丁文學名 *Mentha×piperita*

主要作用與活性成分

乙醇：冷感作用。

酯類、萜烯類：麻醉止痛。

使用方法

少量使用，與其他止痛、抗發炎的精油調和並稀釋後塗抹於患處，或者用於局部按摩。

適用的情況：

神經痛

坐骨神經痛

劇痛

創傷

不適用的情況：

癲癇症患者。

低於三歲的幼兒。

低於六歲的幼兒不得口服。

擴香、泡澡。

15 樟腦迷迭香
緩解肌肉不適

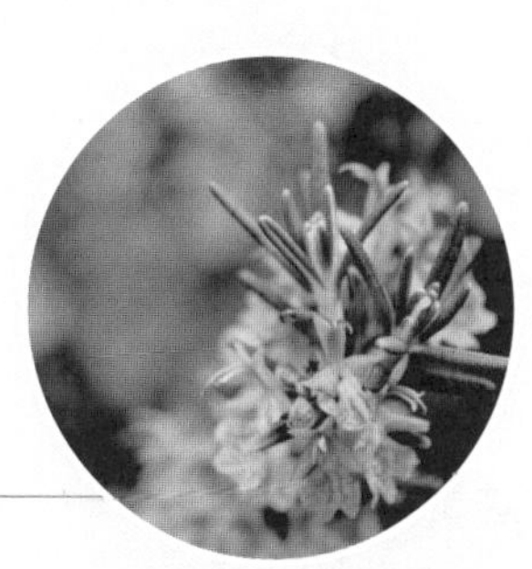

拉丁文學名 *Rosmarinus officinalis camphoriferum*

主要作用與活性成分

酮類（如：樟腦）、萜烯（如：對異丙基甲苯）、酯類：止痛。

使用方法

只能外用，塗抹、按摩或泡澡。

適用的情況：

溫度過低引起的抽筋、運動過度、年長者抽筋

拉傷

肌肉攣縮

肌肉痠痛

肌肉拉傷、扭傷

肌肉風溼（所有年齡層的纖維肌痛症、50 歲以上的風溼性多發性肌痛症）

肌肉脆弱

肌肉疼痛

不適用的情況：

孕婦、嬰兒、幼童。

癲癇症患者。

高血壓患者。

16 海岸松
止痛泡澡配方中不可缺少的成分

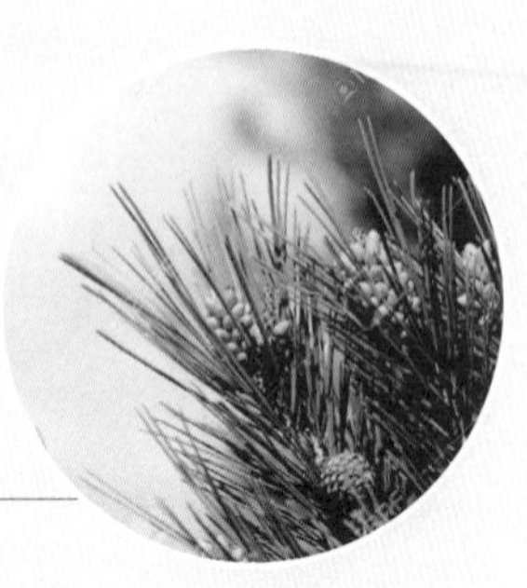

拉丁文學名 *Pinus pinaster*

主要作用與活性成分

單萜烯：緩解骨關節疼痛、打開毛細孔，讓其他協同精油的芳香分子得以滲入。

使用方法

泡澡（少量高濃度）。

按摩（少量高濃度）。

務必稀釋。

適用的情況：

風溼

不適用的情況：

用量一定要少。

確認皮膚沒有過敏反應後才使用（先在手肘上測試，見56 頁）。

怎麼選擇稀釋用的基底植物油？

原則上，任何一種植物油都可以用來稀釋精油。「緊急」時刻甚至可以使用廚房裡的橄欖油（千萬別拿到油醋！）。但最理想的選擇還是有抗發炎（聖約翰草油）或止痛（山金車）效果的植物油，或者瓊崖海棠油、榛果油等可以幫助按摩的植物油。

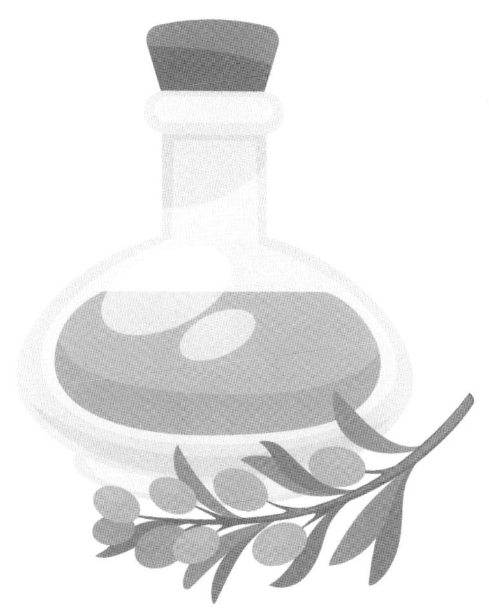

使用植物油來稀釋精油

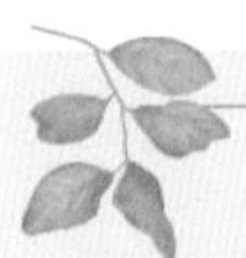

17 個對抗疼痛的祕訣

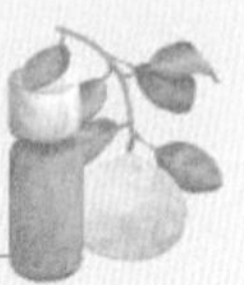

每當我們感到疼痛，第一個反應（或第二個）就要使用精油。可是還有其他有用的工具也可以成為你止痛的良方。比方說冰敷，是避免或減輕發炎時無可取代的好方法。

1. 冰敷：止痛、抗發炎。現在立刻馬上！

在進行任何芳香療法前，就要先冰敷。它能減緩血液循環與神經傳導，藉此「擋住」所有管道，疼痛與發炎分子就無法抵達目的地（或者會慢一些），身體也能立即感到舒服，減少腫脹的可能性。這就是運動員受傷時，教練或物理治療師第一時間就會帶著冰敷袋衝上前去，放在疼痛的部位的原因，這麼做能爭取時間。

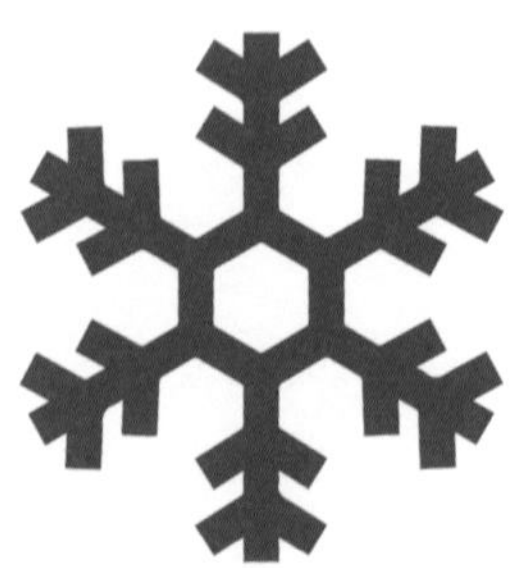

冰敷可以暫緩發炎反應，溫度驟降更能提高抗發炎的效果。只降下 2-3 度，不會有什麼效果，必須讓皮外的溫度（34℃）降到 15℃

（甚至更低）才行。只要把冰塊包在塑膠袋裡，再覆上一條布避免凍傷，就可以做到。也可以使用冰涼的水（加入冰塊）、敷料、從冷凍庫裡取出來的冰敷凝膠、一包冷凍豌豆、凍過的冷石等。冷療（cryotherapy）也是個選擇：這種機器可以把溫度降到非常低，因為是乾燥的狀態，不會凍傷身體。想當然爾，接受冷療的費用不低，而且還有許多需要注意的細節，需要和專業人員確認。另外，胡椒薄荷精油也是能帶來清涼感的產品（可以搭配幾滴使用）。

｜使用時機｜

- 意外發生後或有任何發炎反應（發紅、疼痛、發熱、腫脹）立即進行。肌腱炎（膝蓋、手肘、手腕、跟腱等）、滑囊炎、骨膜炎、關節炎、扭傷、拉傷（以及其他類型的撕裂傷、扭傷、挫傷等）……目的在於以低溫「滅火」，抑止發炎。
- 如果疼痛持續好一段時間，導致無法行走、跑步、踩踏自行車、跳躍等，這種狀況大多是較內部的發炎（肌腱，或是保護肌腱的滑液囊等）。對受「疼痛」折磨而無法動彈的運動員來說，冰敷是最佳盟友。每天冰敷 15 分鐘並搭配精油就能創造奇蹟，讓你快速返回正軌。

2. 熱敷：鬆弛肌肉、緩解痠痛、抗痙攣

和冰敷相反，熱敷能促進血液循環，排除肌肉用力而產生的廢棄物，處理僵硬、緊繃、痠痛的問題。這就是在比賽、密集訓練，甚至是搬家或平常沒有運動習慣的人在健行之後應該做個桑拿或是泡個熱水澡的原因。

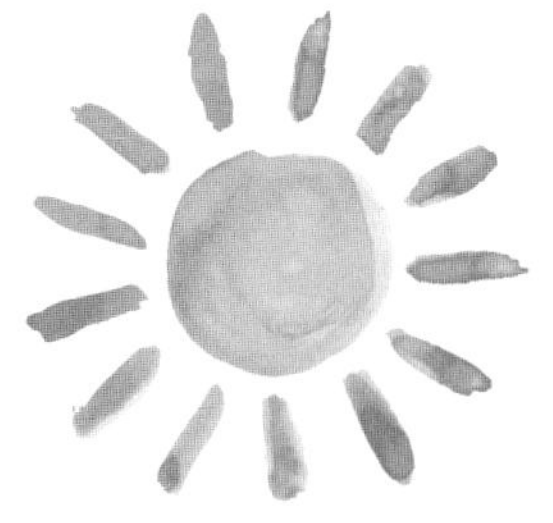

它能舒緩肌肉痙攣，面對肌肉用力過度或是非自願收縮的情況，例如：抽筋、過度換氣、經痛等狀況時，都可以藉由熱敷舒緩。

｜使用時機｜

等待一段時間，在發炎反應緩和後，一般大約是撞擊／意外發生一星期後（除非是特殊情況……事實上不少！）可以使用。

DIY*熱敷工具：暖敷包

夏天吃完櫻桃後，留下櫻桃核。洗淨後妥善保存，等到完全乾燥後，裝進鐵盒裡。身體某處疼痛時，抓 3 把櫻桃核，用 1 條布包好（耐磨的布，如抱枕套），整個放進：

・微波爐 2-3 分鐘，中等火力（加熱時放一杯水在爐裡）。請注意，布上不要有任何金屬線或標籤！使用前再檢查一遍，確認沒有防盜磁扣。或者也可以放進 50-70 度的烤箱裡 10 分鐘。

無論如何，都要謹慎使用。也可以先把一小部分的櫻桃核放進微波爐，再慢慢添加，就像融化巧克力一樣。待暖敷包開始變熱後（當然不能燙手），捏揉一下讓熱量均勻分布，再放到患處上，如脖子、下背、腰部等。溫和的熱度，既舒服又能鬆開緊繃的肌肉。而這種暖敷包也可以拿來冰敷，只要把包好的櫻桃核放進冷凍庫即可。

*DIY=Do It Yourself（自己動手作）。

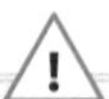

注意｜冰／熱敷的效果很好，近似於按摩的作用，有時甚至不需要碰觸過痛的肌肉或關節。其實這就是芬蘭桑拿的原則，從桑拿房出來後，直接到雪上滾幾圈，再做一次桑拿……反覆三次，利用溫差快速拯救疲憊的肌肉，緩解不適。當然了，也要忍受得了才行，不過習慣成自然，慢慢就會適應了。

3. 微量元素：微小卻占有重要的分量

小而強，這個形容詞最能代表存在我們體內極少量的礦物質。某些微量元素是生成骨頭和關節、控制發炎反應不可或缺的物質……例如：銅，它抗發炎的效果極佳，但一定要限制體內含量！

｜微量元素與元素作用｜

微量元素	作用
錳	軟骨、關節疼痛、骨關節炎、類風溼性關節炎
硫	關節軟骨
鋅	保護關節韌帶（抗發炎酵素）
鈣、鎂	健骨、增加骨頭耐力
銅	對抗發炎反應
矽	骨骼鈣化、保護韌帶和關節。過敏體質、疲勞、焦慮、免疫力低落、身體虛弱。

以上提到的微量元素，如果想要一網打盡，可以嘗試 Quinton 海洋精華水（Plasma de Quinton）[9]，這種海洋精華把海水中的礦物質濃縮成容易食用的形式。它是一種日常保健，主要功用是平衡體內元素，通常以玻璃安瓶包裝[10]（Granions 或 Oligosols 兩家），分成不同的微量元素組合。

→更多詳細資訊可以查看書中各種症狀的頁面，我們根據不同的狀況提供微量元素療法（Oligothérapie）建議。

9 Quinton 是法國生物學家，他從海洋浮游生物繁盛的區域提取了含有許多微量元素的海水，後來這個研究成果被收入法國藥典中，這種精華水也開始量產。

10 編註：台灣可以用膠囊取代玻璃安瓶形式的萃取液。

4. 植物：清除、緩解、不可或缺

根據不同的症狀選擇植物。

- 排毒植物：這一類植物可以排除容易引發身體發炎的體內代謝物。
- 利膽與促進膽汁分泌的植物：這一類植物可以促進肝臟排毒，是體內清潔的功臣……。也有助於舒緩關節、肌肉和肌腱不適。
- 利尿、促進尿酸排泄的植物：這一類植物能幫助腎臟排毒，最終目標也是緩解疼痛。
- 消炎植物：這一類植物能抵抗大大小小的發炎反應。
- 促進再礦化的植物：這一類植物能增進修護功能，骨折或有其他傷處時使用。
- 類可體松植物：類似人體分泌的可體松，能有效減輕疼痛。

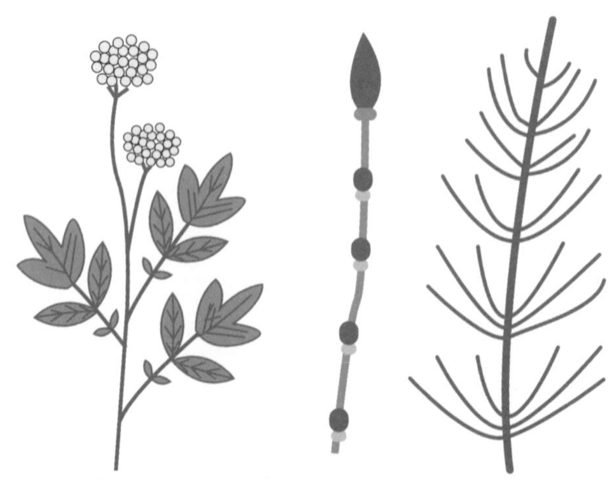

14 款效果出眾的植物

請注意：雖然可以在餐點裡加入一些「可食用」的植物（如朝鮮薊、黑醋栗、薑黃），但這些植物的活性分子含量太少，當關節、肌肉或肌腱發生問題時無法起到實際作用。這些食材的預防效果很好，但當關節發炎或骨關節炎發作時，都沒辦法有效抑止症狀。唯有製成保健食品（請見下圖）後，特別是天然植物萃取液，濃度會提升許多，可以在這裡討論的植物療法中使用。

植物名稱	作用
朝鮮薊	輕微利尿、利膽、促進膽汁分泌（淨化肝臟）
樺樹	淋巴排毒
黑醋栗	類可體松消炎效果
薑黃	抗骨關節發炎
白蠟樹	預防痛風
刺柏樹	利尿、排除尿素
魔鬼爪	消炎、止痛、抗痙攣
貓鬚草	利尿（排除尿素、尿酸、氯）
刺蕁麻	利尿、排除尿酸
三色堇	淨化皮膚與腎臟
問荊	再礦化、利尿
繡線菊花和白柳	利尿（排除尿素、尿酸、氯）、止痛（天然阿斯匹靈）
玄參	強效抗骨關節發炎
加拿大蓬	利尿、促進尿酸排泄

5. 營養保健品：需要大量特定營養元素時的好方法

這本書中也會建議補充一些保健品，在某些情況下，這種方法確實能發揮一定的作用，如骨關節炎。儘管精油的抗發炎、止痛、舒緩等分子可以緩解疼痛，但也必須為關節補充養分，延緩骨關節發炎的速度，並修復受損的部位。

使用芳香療法治療局部發炎（如骨關節炎），和治療像關節炎這種造成全身多處發炎的病症是完全不一樣的情況。前者是某處軟骨磨損造成的發炎，後者則是會影響到身體多處關節組織。

這兩種症狀完全不同，療癒的方式、需要的營養和攝取的分量當然就不同。

保健品不是藥物；反之，它除了改善軟骨、關節和肌肉的狀況外，沒有任何副作用（長期服用消炎藥、布洛芬、止痛藥、可體松等藥物時，一定要向醫生諮詢）。依舊拿骨關節炎來說，傳統的療法經常讓人感到失望，而且副作用還會帶來新的困擾，效果不佳。因此，與其冒著付出更多代價的風險試圖壓抑症狀，不如長期保養關節。這就是營養補充品的用途，以關節舒適為出發點：緩解疼痛（經常可以達到和藥物相同的效果）並且防止病症惡化和出現新的問題。

「精油」+「營養補充品」（質、量和比例都合適）雙管齊下，這種方法是目前緩解慢性疾病最好的方法，至少骨關節炎是如此。

突然發生的疼痛、運動傷害或是意外受傷不一樣。營養補給品對這些疼痛一般沒什麼幫助，不過還是得按個別情況而定。

要特別說明的是，這裡談的是補充品，絕對無法取代天然健康的飲食，少量的糖、大量的蔬果（至少要占每一餐的一半），還有對骨骼和關節、肌肉健康很重要的酸鹼平衡。每一餐都要吃夠好的脂肪、蛋白質、纖維、植物營養素、維他命（C、K 和 B6）、礦物質

（鈣、碘、硒）等，所有和骨骼、關節、肌肉健康密切相關的元素。

至於飲品，我們建議只喝水（天然無加味）。除了每天一杯葡萄酒外，其他酒精飲料當然要避免。還有其他有糖飲料應該完全禁止，就連標榜「無糖」的汽水也一樣。

以上這些都是基本觀念。簡單來說，就是採用地中海飲食、酸鹼平衡、麥得飲食（Mind）或得舒飲食（Dash），這四種飲食原則都是很好的選擇。

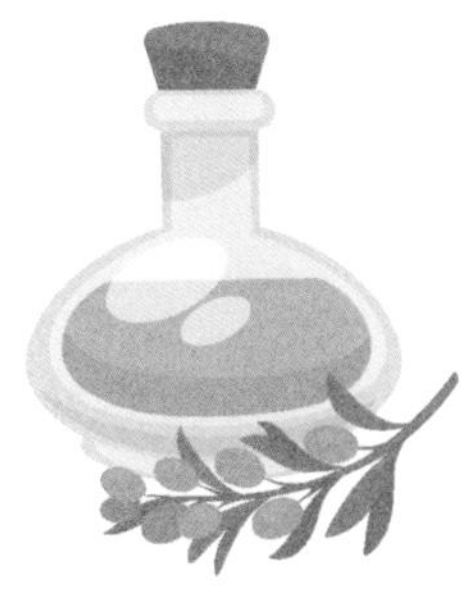

十三種絕佳營養補給品

補給品	作用
Omega 3 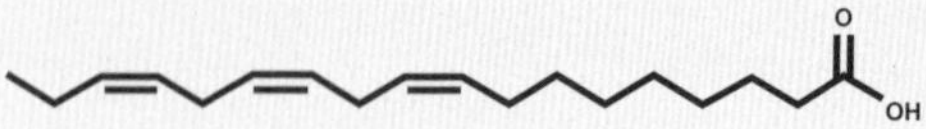	深海魚油膠囊是補充脂肪酸、抗發炎和軟化細胞膜的最佳選擇。
輔酶 Q10 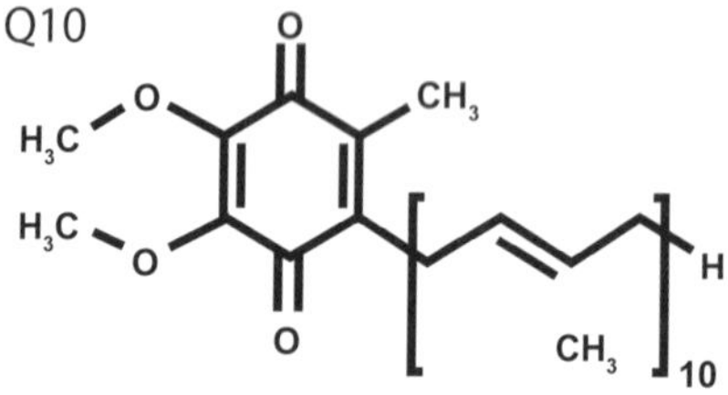	增強肌肉強韌度。
口服矽（可被生物體吸收的有機矽化合物）／monomethyl silanetriol (MMST) 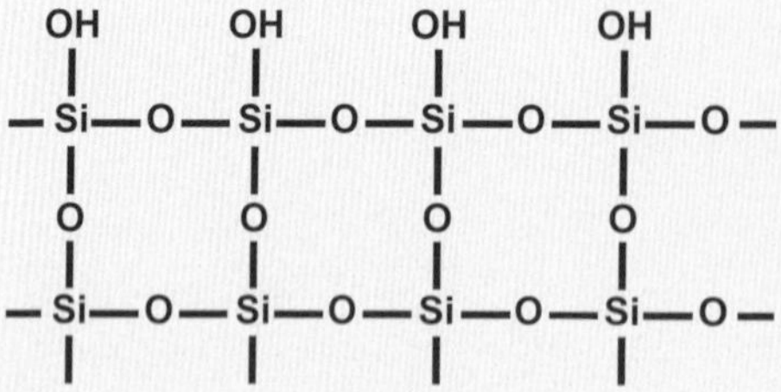	幫助肌肉再生、修復。人體內本來就含有矽，主要分布在骨頭、關節、肌肉和肌腱中。可以補充矽的食物包括內臟、海鮮、全麥麥片和少數幾種蔬果（可惜大部分植物內含的矽無法被人體吸收）。如果你吃素，或很少吃海鮮／肉食，那麼營養補充劑會很有幫助。
葡萄糖胺 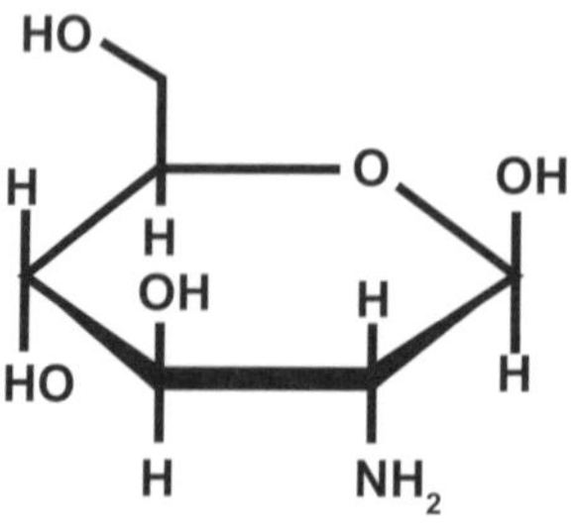	由麩醯胺酸（Glutamine，一種氨基酸）和葡萄糖（一種糖）組合而成的一種天然物質。葡萄糖胺是維持軟骨完整的重要元素。
葡萄糖胺＋軟骨素＝修復關節軟骨。	

補給品	作用
薑黃素（薑黃萃取物）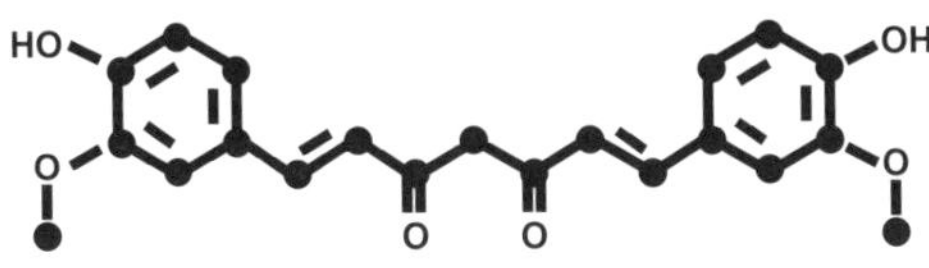	薑黃內主要的活性成分。薑黃當然是一種每天可以食用的食材，甚至強力推荐這麼做。但薑黃內的薑黃素含量不高，止痛效果僅限於腸道之內。如果要舒緩關節的不適，必須提高用量，並攝取合適的養分增加吸收力（脂肪＋胡椒），某些營養補給品就是這麼做的。
胡椒鹼（胡椒萃取物）	胡椒鹼可以讓身體吸收薑黃素的能力提升二十倍，因此也能增加止痛的效果。
蛋殼膜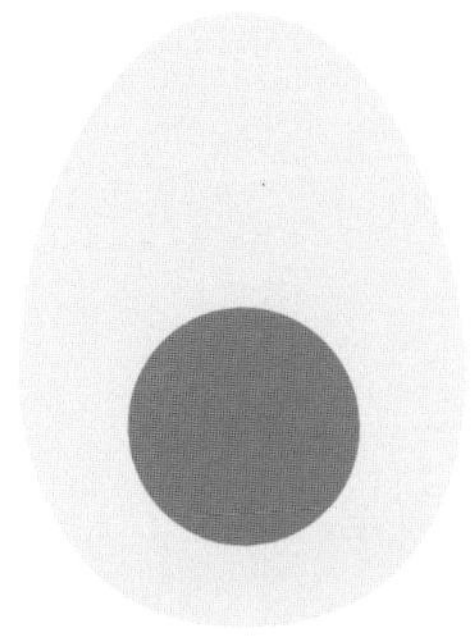	這一層「薄皮」我們很少會特別食用（除了吃法式水煮溏心蛋時用小湯匙「刮」起來），但卻富含多種對關節有益的珍貴養分，包括葡萄糖胺、軟骨素、膠原蛋白、玻尿酸和上百種不同的蛋白質！然而，實際上每天必須吞下一盒蛋才能達到緩解關節疼痛的效果。近來已經可以在一些專門店裡找到萃取製成的保健品。
複合抗氧化劑	抵抗與氧化壓力相關的損害（老化或加速老化），因「年齡」引發的疼痛。

補給品	作用
益生菌（乳酸桿菌） 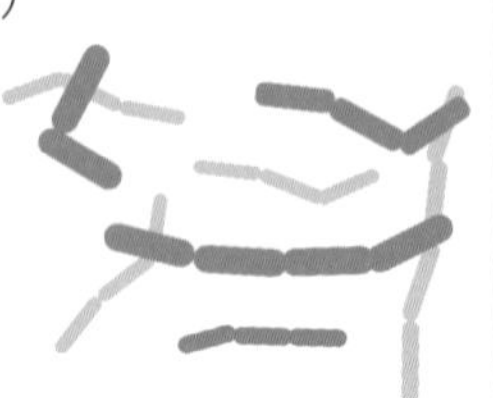	止痛，尤其是針對與慢性疲勞有關的疼痛（腸道激躁、通透性差和菌群失調）。
玻尿酸 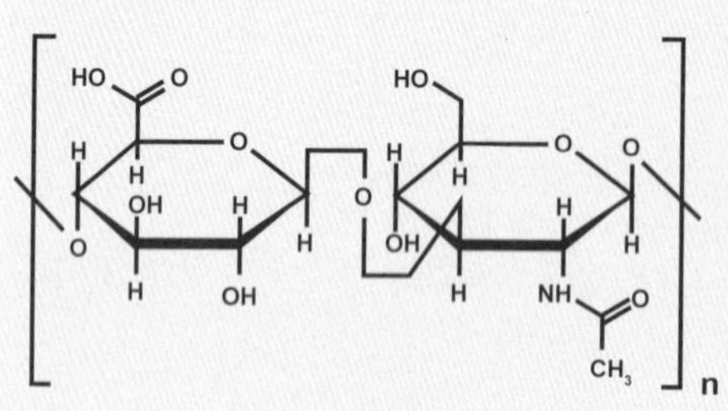	關節潤滑劑主要的成分（滑液），主要功能是維持軟骨的活動度，保護並給予養分。長久以來都用來對抗骨關節炎，除了治療外，也預防惡化。
錳 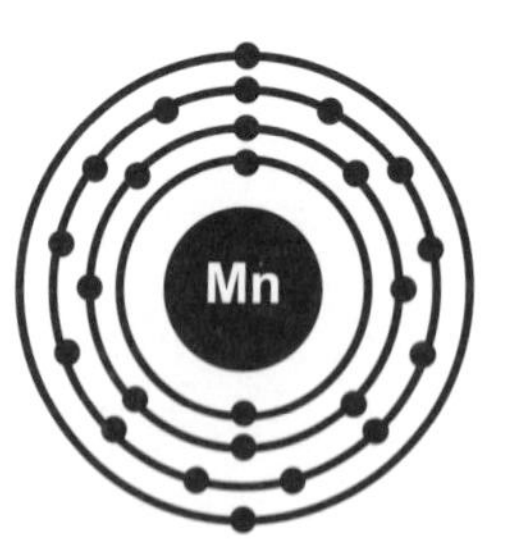	修造骨骼、韌帶和軟骨的重要元素。
白藜蘆醇 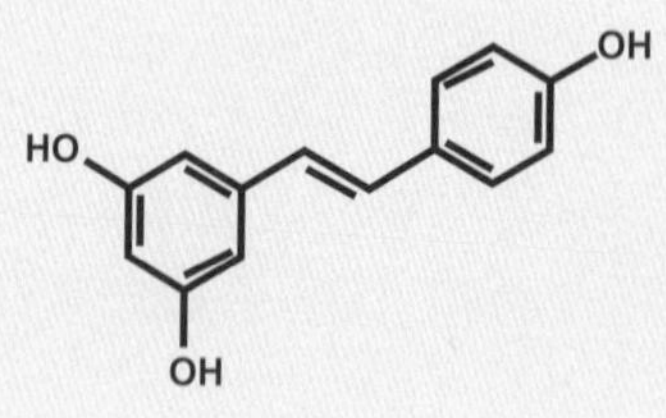	抗氧化能力卓越，同時也能止痛、消炎。

補給品	作用
維他命 D 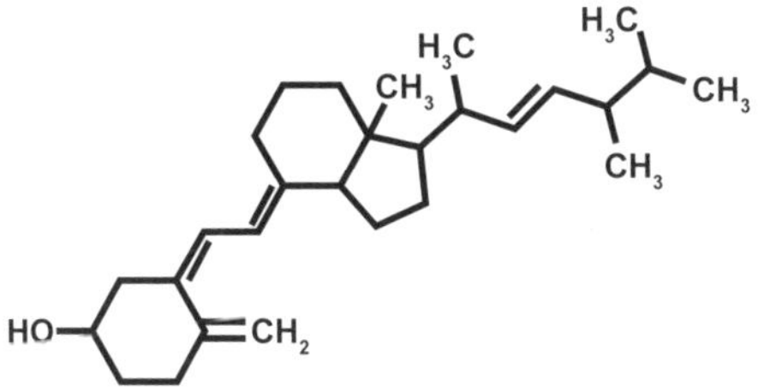	維持骨骼健壯、關節舒適的基本要素。每個人都或多或少缺乏。住在日照少的地區的人更是需要補充（可是即使是住在法國南部的人也很缺乏！），還有體重過重、皮膚顏色較深的人也一樣。

6. 休息：炎症發作時（或及早預防）

過去，無論疼痛程度如何，醫生都會建議盡量休息，現在則完全相反，無論多痛，除了例如骨關節炎和腰痛等狀況外，都不應該靜止不動。我們都不建議長時間休息，只要在可以接受的範圍內移動即可，絕不是要讓疼痛加劇。

基於這個原則，睡眠的確是預防疼痛的好方法。比方說在賽跑前或要接受特別訓練前好好睡一覺，能夠大幅減少受傷的機率。如果因為過於緊張，前一晚無法入眠，那也沒關係，最重要的是前五、六天睡好了。因此，在重要賽事前七天就應該嚴格控制生活作息，也要提早上床。入眠後的幾個小時是修復關節和肌肉的關鍵。

強制休息

- 難以忍受的疼痛：扭傷、坐骨神經痛發作……。
- 過於僵硬，不能做任何運動：僵直性脊椎炎發作。
- 四肢無法使力：打石膏。……
- 發炎反應高峰：關節紅腫、發熱、疼痛。
- 風溼發作。……

適當的休息對以上這些情形很有用。然而，休息的時間愈短，就愈能早日回歸正常生活，也能避免肌肉僵硬和失去肌肉的風險。

小補帖：

日常飲食應該少吃的食物（甚至完全不吃）

有些食物抗發炎，當然也有一些會「促發炎」。這些食物就是壞脂肪、糖和含糖食物（汽水、點心、品質惡劣的加熱即食品、奶油麵包、葵花油、玉米胚芽油等）。每個人的體質不同，也會對不一樣的食物不耐，有時不只會有消化不良的問題，還有可能導致關節、肌肉或肌腱疼痛（也可能只有疼痛症狀）。含有麩質的食物（主要是麥類：麵粉、麵包、pizza、餅乾、鹹派等）是最主要的導因。還有奶類食品（牛奶、鮮奶油、新鮮白乳酪、奶油點心、奶類冰淇淋、米布丁、粗麵粉布丁、法式布丁等）也是。

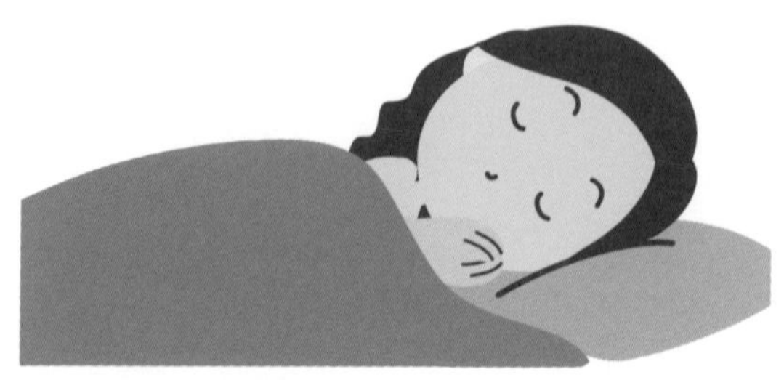

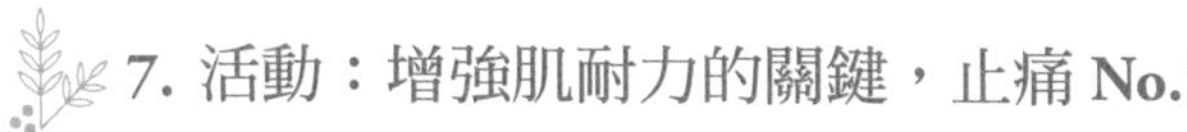

7. 活動：增強肌耐力的關鍵，止痛 No.1

一位專門研究骨質疏鬆症的醫師說：「關節和骨骼都是用進廢退。」換句話說：肌肉、關節和骨頭最害怕的是停止活動。進一步說明：如果不停地活動、使用、做練習、移動，人體的骨頭和肌肉就會保持良好狀態。反之，如果不動，它們就會認為自己無用（總括）。

｜活動｜

想讓身體持續活動的首要任務就是——活動。使用肌肉、肌腱、關節、骨頭、韌帶的機率愈高，它們的彈性、耐力、活動力和強度就會愈好，也就能達到預防的效果。

就治療的層面來看，也是一樣的，過去都會建議患者在疼痛或其他症狀緩解前「千萬不要隨意活動」，現在卻是完全相反的，我們已經了解動得愈少，動起來就會愈痛。而且疼痛不該是停止運動的藉口，可以視作改變的時機。如果因為經常打網球而肩膀痛或手肘痛，可以換成腳踏車或跑步！

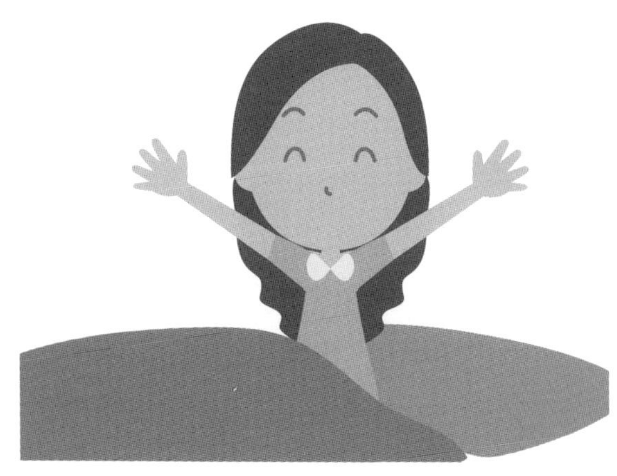

增強肌肉耐力

此外，肌肉存在的目的就是為了肌肉運動，這件事不證自明。再說，如果沒有肌肉，還有誰能做這些事呢？關節、肌腱、韌帶，這些部位就會首當其衝，疼痛即隨之而來。它們的功能本來就和肌肉不同，當然就會受傷、磨損。背痛就是特別顯著的例子，只要鍛鍊脊椎附近的肌肉和深層的腹肌（腹橫肌），就能減少 80%的疼痛。

8. 水：體內、體外

體內：水能「潤滑」關節、排泄肌肉代謝物、阻擋激烈的肌肉運動產生的乳酸堆積，是預防疼痛的好方法。人體內含有大量的水，就連骨頭內也有！所以，每當身體開始缺水時，疼痛就會找上門，所以一定要喝大量的水。特別是運動，或進行其他體能活動時，儘管不渴也要喝。如果是強度很高的訓練，可以補充富含碳酸氫鈉的水，如 Vichy St -Yorre，幫助身體快速代謝乳酸和其他會引發疼痛的物質。

體外：水能幫助我們活動身體。泡入水中本來就能達到舒緩的效果，更不用說在水中能輕易活動關節與肌肉了。有些平常無法做的動作在水中就做得到。被熱水包覆，撫慰身心，放鬆每一吋肌膚。冷熱交替的沐浴更能加速血液循環、調理身體。這就是 spa、海洋療法（Thalassotherapy）或在家泡澡能緩解疼痛症狀的原因。

9. 七種天然止痛食物

某些天然的食材中含有止痛分子，祕訣不在於這些分子的含量（當然跟止痛藥完全不同），而是規律地攝取。這種方法就是所謂的化學預防(chemoprevention，利用天然存在的化合物預防）。薑黃就是其中一種，但除此之外，你的櫥櫃／冰箱／冷凍庫裡一定還有其他香料或食材也能達到效果。

香檸檬（香櫞）

香櫞可以排毒、清理體內廢物並阻絕消化系統（特別是蛋白質）和體能運動產生的酸性物質，透過鹼化血液、肌肉和關節達到止痛的效果。但要注意，對嘴和胃來說，香櫞仍是「酸」[11]的，最好要用常溫水稀釋後再食用。最好的時機是早晨空腹時。

這也是我們在書中建議飲用檸檬（香櫞）氣泡水。

建議食用量：每日半顆檸檬汁。

魚油含量高的魚（鮭魚、鯖魚……）：補充 Omega-3，抗發炎的最佳方式。

Omega-3 內的 EPA 專門對抗發炎反應。還能為身體帶來維他命 D，對骨頭和肌肉都非常有用。

建議食用量：每星期 2-3 次。素食者、不喜歡吃魚或是擔心水汙染者，可以的話，應該補充魚油膠囊，藉此攝取 EPA。亞麻仁油、奇亞籽或核桃也都富含 Omega-3，但是為 ALA 形式，只有一小部分能被人體轉換成 EPA。

櫻桃：守護關節的小精靈

櫻桃的 PRAL（食物生酸指標）很低，和其他蔬果一樣，能夠平衡身體的酸鹼值。因為能降低血液尿酸值，櫻桃一直以來都被當作「對抗痛風」的食物。無論是新鮮的、果汁或是冷凍的……都是對付關節疼痛的好幫手。如果體內酸鹼質失衡表現在關節上，櫻桃會是有用的食補。

---

11 不要把「酸性」（ph 值）和「酸化」（緩衝劑）搞混了！檸檬就是典型的例子，吃起來是酸的，但卻能鹼化血液。

建議食用量：盛產期時每日 1 把，有風溼或痛風風險的人要再加上一點無糖櫻桃汁。

| 奇異果：維他命 C 含量驚人 |

膠原蛋白是軟骨最重要的蛋白質，而製造膠原蛋白不可或缺的營養素就是維他命 C。不喜歡奇異果嗎？可以用草莓、柳丁或其他柑橘類水果取代。至於蔬菜，所有十字花科的青菜都能帶來滿滿的維他命 C。生菜鮮果的含量通常很高，但煮過的果泥和蔬菜價值就沒那麼高了。

建議食用量：每日至少要有 4 種生菜或水果，比如早餐 1 個奇異果＋午餐紅蘿蔔絲＋晚餐甘藍（高麗菜）絲和 1 把櫻桃。

| 綠茶：抗發炎的兒茶素（EGCG）|

綠茶中含有兒茶素，能阻斷發炎，也有抗氧化效果強大的多酚，能夠抑制自由基的有害（和疼痛）反應。最後，它也含有少量的鋅，這種礦物質對體內的抗發炎效素有很大的作用。零脂肪、零糖、零卡路里！

建議食用量：每日 1-2 杯優質煎茶，品質不好的茶內含較少的有益分子。對咖啡因敏感的人，下午兩點後不要喝，否則就要小心今晚難以入眠了！

| 薑黃：止痛效果卓越的薑黃素 |

家家戶戶都應該要有的魔法香料，特別是消化問題引發的疼痛，大量食用也能緩解關節疼痛。研究顯示，每日食用分量足夠的薑黃能達到和布洛芬相同的效果（較少副作用）。

建議食用量：每日 1-2 茶匙，加入餐點中（沒錯，可以這麼做！），再加入一點油脂（如橄欖油）和胡椒，其中的胡椒鹼能和薑黃共同發揮作用。

香草：巴西里、蝦夷蔥等，超級香料食材

貨真價實的止痛營養補給品！滿滿的維他命 C，和先前討論的「奇異果」一樣，是製造膠原蛋白的重要元素。除此之外，這些香草也含有許多精質（萃取後就是精油），擁有強大的抗發炎、止痛、抗痙攣作用。最好是使用新鮮香草，真的沒有辦法時才取用冷凍的。至於乾燥的香草，就別想了，沒有任何價值。今天起，記得在沙拉內加入剪碎的巴西里；在蕃茄莫扎瑞拉起司（Mozzarella cheese）沙拉內加入蝦夷蔥或羅勒；雞肉也別忘了加點龍蒿……。

建議食用量：每日 1 湯匙。

10. 微生物菌群（腸道菌群）對炎症的影響

腸道菌群失調／失衡會引發炎症，也對症狀較輕的慢性發炎有所影響，這件事已無庸置疑。因此，無論患者的年齡和狀況差異，治療關節疼痛時，都不能忽略這個環節。

目前也有許多研究關注環境與風溼性炎症的關係。由馬辛・布列班（Maxime Bréban）教授主持的 MIRIAD（MIcrobiome Research Initiative on spondyloArthritis and Dysbiosis）計畫就是其一。布列班教授是法國國家健康與醫學研究院（INSERM, unité 1173）的研究員，同時也在巴黎安布魯瓦茲帕雷醫院（Ambroise Paré）任職，他與法國國家農業研究院（INRA）和根特法蘭德斯生科中心（比利時）合作進行這項計畫。該計畫的兩個主旨是：確立診斷標記，並且以平衡僵直性脊椎炎患者的腸道菌群為目標，尋找新的療法。

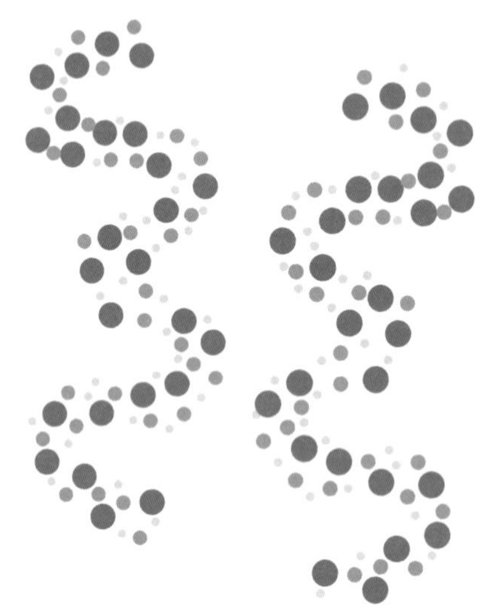

在有相關研究成果之前，我們還是可以確定健康的腸道菌群是抵抗發炎最好的方式，而要做到這件事，只要注意每日攝取大量的蔬果，同時減少蛋白質、避免「壞脂肪」和糖分，與這本書中我們建議讀者酸鹼平衡的飲食原則完全相同。

11. 酸鹼平衡飲食對發炎疼痛的影響

根據每個人身體的弱點、病史、體質不同，體內酸鹼失調可能引發的狀況也各有差異。有的人會表現在關節疼痛，另一些人可能是皮膚或消化系統的問題，甚至可能是復發性膀胱炎⋯⋯。幸虧這些與酸性體質相關的疾病不會集中在同一人身上！

體質過酸可能會導致關節風溼，有時會痛得難以忍受。所有器質性的疼痛，包括能讓人夜不成眠、無法呼吸的肌腱炎，患者體內絕對需要排除過多的酸性成分。突發的意外疼痛，如不經意的動作，造成的創傷只是過客。但慢性關節疼痛就不一樣了，它會長期定居，或是來來去去，這時就要想想是不是體內的酸鹼質失衡了。無論是不是確診為骨關節炎，這個事實都不會改變。過酸的血液會讓身體各部位持續發炎，如關節、齒齦、血管各處等。同樣的，齒齦疼痛也是因為某處發炎感染而來。口腔健康是造成這種問題的始因，但體內酸鹼失衡卻能加重問題，並讓炎症持續。過酸會讓體內各處發炎機率高。

｜運動與酸鹼平衡｜

鍛練肌肉

至今仍有許多運動員相信要吞下大量的蛋白質（肉、蛋、穀物和豆類蔬菜……）才能「長肌肉」。事實上，如果攝取過量，就會導致完全相反的結果：破壞肌肉結構。如果持續這麼做，就會產生所謂「輕度的」慢性酸中毒。可是日子一久呢？這種潛在的代謝性酸中毒就會讓身體開始減少蛋白質合成（建構身體和肌肉的蛋白質解體），並且促成更多蛋白分解（體內蛋白質分解和肌肉溶解）。因此，攝取蛋白質不是問題，但必須以飲食均衡為前提。能製造肌肉的不是漢堡肉排，而是體能運動。

肌肉痠痛

激烈運動過後，體內會產生乳酸，因而造成肌肉僵硬與疼痛（痠痛）。這時，會需要效果卓越的酸鹼中和作用。與其讓這些乳酸在身體逐漸「降溫」時堆積在肌肉纖維內，不如做一些伸展運動，再加上桑拿、土耳其浴或長時間的熱水淋浴。這些恢復體力的方法都可以排除肌肉內的乳酸。在運動後喝富含碳酸的水（如 Vichy St-Yorre）可以讓身體更快速復原，如果胃狀況夠好的話，也可以用大量的水稀釋果汁。一個簡單的小動作，就能幫助排除大部分的乳酸。

12. 十六個日常習慣幫你打造酸鹼中和體質

8 個飲食建議

1. 多攝取鉀。也就是多一些綠色蔬菜和根莖類蔬菜（如紅蘿蔔、歐防風等）。喝點南瓜湯或來點沙拉吧！
2. 多攝取植物內的有機鹽，特別是柑橘類水果。柑橘類水果雖然被稱為「有機酸」，但事實上，人體吸收後並不會產生任何酸類物質。
3. 吃肉、蛋、魚或穀物時，也要記得搭配綠色的豆類蔬菜。
4. 多攝取植物性蛋白質（如全麥穀物、豆類或黃豆等）。每個星期至少吃素一次（然後慢慢增加次數）。因為蔬菜內的大量纖維可以止飢，這麼吃並不會餓肚子。
5. 購買麵條、麵包、麵粉或米的時候，盡量選擇全麥製品或糙米。這些東西在精製（變白）後，內含的鉀、碳酸、蘋果酸和其他能綜合酸性的養分就會全部消失。結果就是，人體會吸收沒有「緩衝效果」的植物性蛋白質，其酸化效果和肉類、蛋還有其他動物性蛋白質幾乎相同。
6. 優先攝取鹼性食物。綠色蔬果比全麥穀物和豆類好，而這些選擇又比精製過的穀物好。

   ・請參考 Leduc.s Editions 的酸鹼平衡大百科。
7. 不要拒絕酸味或微酸的食物。帶有酸味的食物和上面談到的酸性食物毫無關聯。檸檬吃起來是酸的，但人體吸收後，不會產生任何酸性物質。反之，這些柑橘（檸檬、葡萄柚等）都富含檸檬酸，鹼化效果很好。
8. 大量攝取彩色蔬果：顏色愈深，抗氧化色素的含量愈多。

8個日常好習慣

1. 深呼吸：深層地、緩慢地呼吸。
2. 動起來：鍛練肌肉會促進血液流通，心跳和呼吸都會因此加快。呼吸能排除體內絕大多數過量的酸性物質。
3. 流汗：流汗也是人體排除酸性物質的最佳方式之一。跑步、游泳、土耳其浴、桑拿等，這些都是逼出汗的好方法。
4. 如果沒辦法按照前述建議做到酸鹼平衡的話，可以服用身體鹼化排毒保健品（檸檬酸鎂、鉀、鈣）加速身體排酸。市面上可以找到許多不同品牌。這種方式可以快速見效。
5. 改善腸道菌群健康：它們對消化系統、特定物質酸化（如丁酸……）的影響很大，因此也是細胞營養供給的關鍵。還能把器官無法吸收的抗氧化多酚（例如：綠茶或紅酒裡的單寧，這種無法被血液吸收的大分子）轉化成小分子，達到抗氧化的作用。補充益生元或益生菌都是必要的方法。最簡單的作法是：在你的菜單裡加入富含益生元／益生菌的食物，確保你能吸收抗氧化物質。
6. 飲用有酸鹼中和效果的花草茶，例如：歐石楠或覆盆莓。
7. 某些精油富含醛類分子，可以幫助身體恢復正常的酸鹼值。柑橘類的精質通常具有這種作用，像是佛手柑、檸檬尤加利、檸檬草、香蜂草和肉桂等。
8. 體重過重的人應該盡力減重，減一點算一點。太多脂肪會讓體內系統失去平衡，包括負責酸鹼平衡的系統。

13. 時間生物學對疼痛的影響

我們的生理活動受到生物規律和體內最深層的每一個分子影響：這就是時間生物學。最顯而易見的例子就是睡眠／甦醒、飢餓／飽足的感受等。但我們體內還有許多細微的「小事」會對生理規律產生細小的影響，如褪黑激素（會讓人想睡）、胰島素（控制糖分）、細胞更新（我們的身體每十五年就會煥然一新，每個器官也以自己的節奏更新，如一個細胞可以存活四個星期；紅血球一百二十天；視網膜細胞則是十天……）。

換句話說，關節、肌肉，整個人體都有各自的規律。夜裡，我們的器官在溫暖、舒適的床上會開始修復、補貼、更新、排泄等工作。一個健康的身體，褪黑激素（睡眠荷爾蒙）分泌的時間會正好與腎上腺皮質醇（人體活動的荷爾蒙，也是抗發炎的荷爾蒙）分泌的時間相反，由射入眼睛的光線決定。也就是說，當我們處在黑暗中，褪黑激素就會認為是晚間而分泌，一般而言，凌晨 2-3 點間是分泌的高峰期（深層睡眠）。白天，當視網膜接收到光線，皮質醇就會取代褪黑激素（抗發炎、激勵身心）。

對患有骨關節炎的人而言，這種自然規律會被打亂，皮質醇會延遲約兩個小時分泌。因為無法接上褪黑激素停止分泌的時間（激素的分泌量也比一般人高），皮質醇就無法發揮消炎的效果，這就是早晨會感到疼痛，需要「活動筋骨」後才能下床的原因。

說了這麼多，就是要解釋骨關節炎不只是關節老化而已，而是一系列發生在關節上的問題所導致的結果。這是個完全不同、更廣也更複雜的問題。

在臨床診療上，專家們認為在最佳時刻運用最好的療法是最聰明的選擇，這就是時間生物學。給身體提供一些營養，但卻因為「現在還不是時候」而無法發揮效果，這麼做實在沒有意義。另外，對關節而言，能在白天止痛消炎，晚上幫助人體修復是最好的，身體就是安排了這樣的規律。

接下來，就來看看如何運用生理規律。後面的章節裡，談到生活計畫時，當然也會把這個要素考慮進去。

愛護關節生理時鐘

早晨

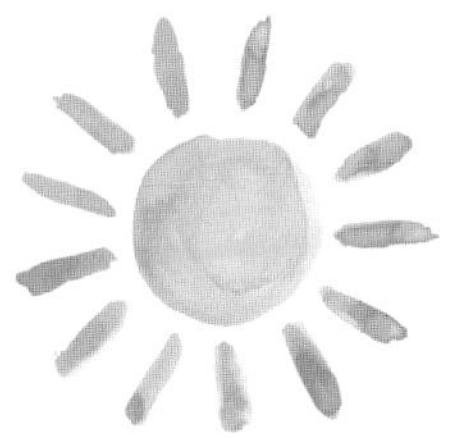

活動筋骨的最佳時刻，做些運動吧（這個時間能有最好的表現，最少的疼痛），也吃一點益生菌。

時間	生活計畫
7:00	起床並開始活動的最佳時刻，特別是對「晨型人」而言。這個時間可以在空腹的狀態下出門走走。
7:30	香氛淋浴。擠出沐浴膠，加入 3 滴胡椒薄荷精油，激勵身心，並使用 2 滴黑雲杉精油混入 1 茶匙的植物油按摩，有類皮質醇的效果。
8:00	皮質醇分泌最高峰。天然強效止痛／消炎良藥（人體內的可體松），能阻絕所有引發炎症的因素。在對的時間運動，更重要的是持久。
9:00-11:00	腦力、體力最佳時刻。血糖濃度非常完美，鍛練身、心就趁現在。
12:30	皮質醇分泌（小高峰）。最適合吃午餐的時間。
14:00	皮質醇低峰期，警覺心、力量和專注力因此降低。睡午覺的最佳時刻，非常不適合進行需要高度專注力的活動。

15:00-17:00	血糖濃度再次上升，又有活動、工作、思考、發揮創造力的能量了。
16:00	皮質醇分泌（小高峰）。
18:00	運動的好時機，特別是鍛練肌肉的運動。
20:00	皮質醇分泌（小高峰）。

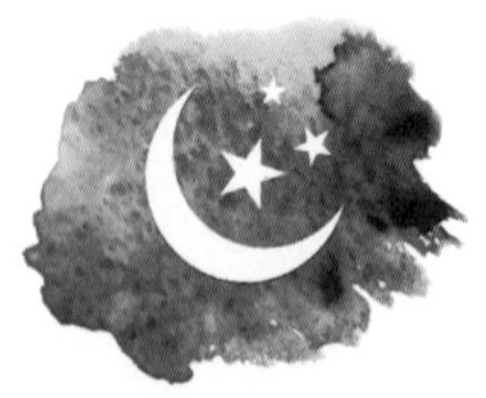

夜間

補充消炎良品 Omega 3 的最佳時刻（EPA：魚油等）。

時間	生活計畫
22:00	香氛沐浴。在 1 茶匙的基底油內滴入 10 滴白珠樹（冬青）精油（鎮靜、消炎），倒入泡澡水中。
23:00	理論上，最好在這個時間前上床睡覺（23 點後就太晚了，荷爾蒙和體溫等條件都不在最好入眠的狀態）。
午夜	很晚了，你應該早就睡得不醒人事。夜晚的前半段，當你沉睡時，人體會開始調整許多機能（也包括修護）。如果你不睡覺，這個機制就不能正常啟動。

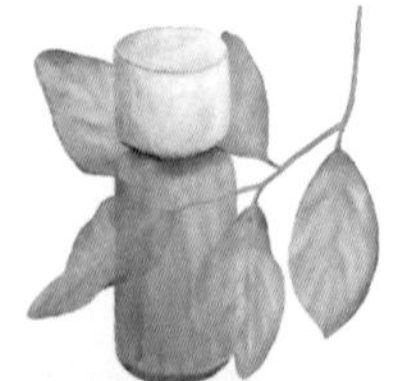

凌晨

人體重建與修護的時間（關節、肌肉、骨頭）。

時間	生活計畫
凌晨 2 點	褪黑激素和乙醯膽鹼分泌高峰期，放鬆與舒壓的最佳時刻。

小提醒：骨關節炎患者的皮質醇分泌量較少，促使身體發炎的荷爾蒙會相對地逐漸提高，如泌乳激素。至於褪黑激素，則會在夜間分泌好幾次。

14. 5 個消除背痛的好姿勢

擺脫背痛要先從正確的姿勢做起。站姿、坐姿、平躺，怎麼調整姿勢才能達到最好的效果，澈底放鬆關節和肌肉呢？正確的姿勢意味著提醒身體習慣某種「模式」。如果因為過去的壞習慣，讓你沒辦法持續挺直身體，那就逼迫一下自己，拉直身體，在手機上設個鬧鈴提醒，或是在電腦的一角貼一張便條紙。這種新的模式就會慢慢成為習慣，也會逐漸遠離疼痛。

｜站姿｜

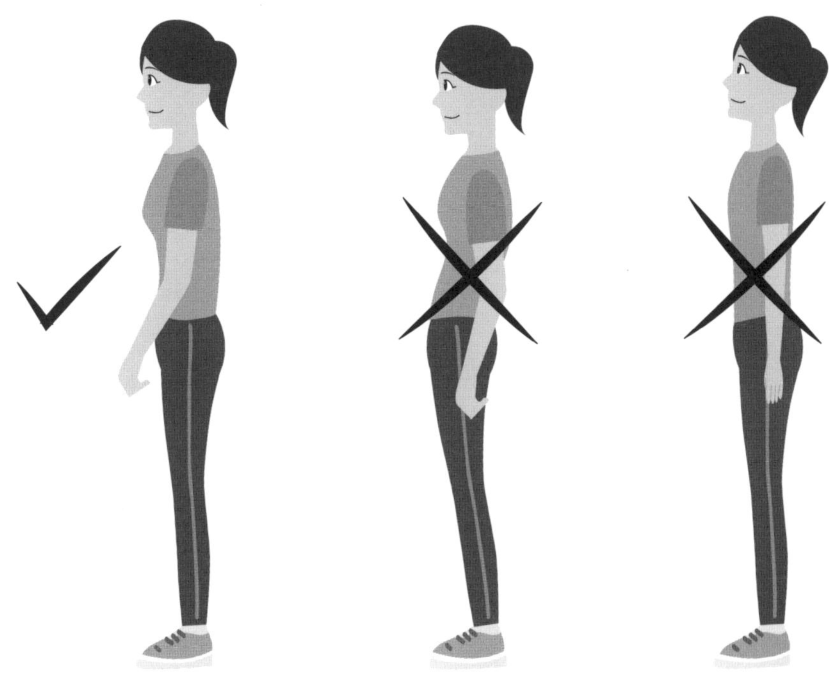

臥姿

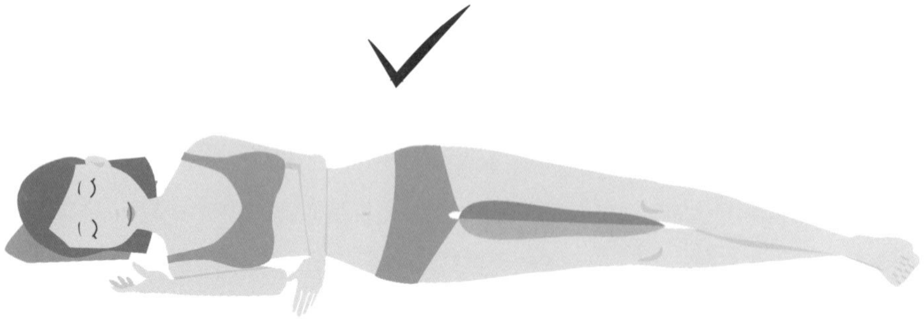

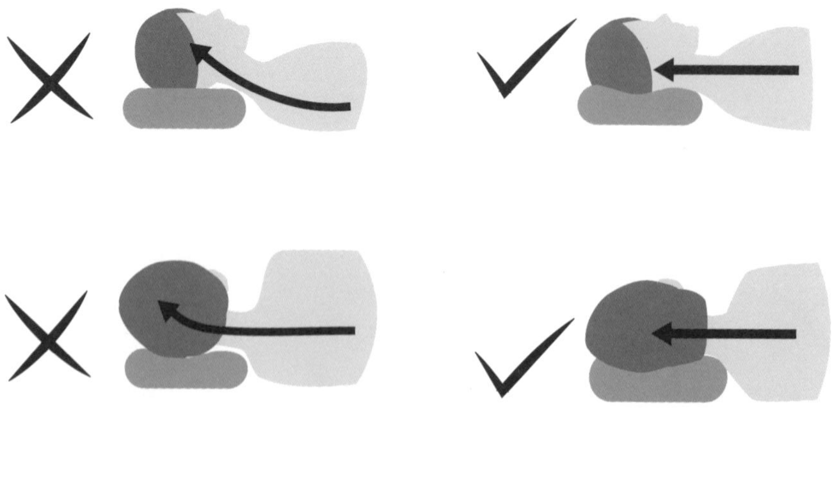

坐在電腦前

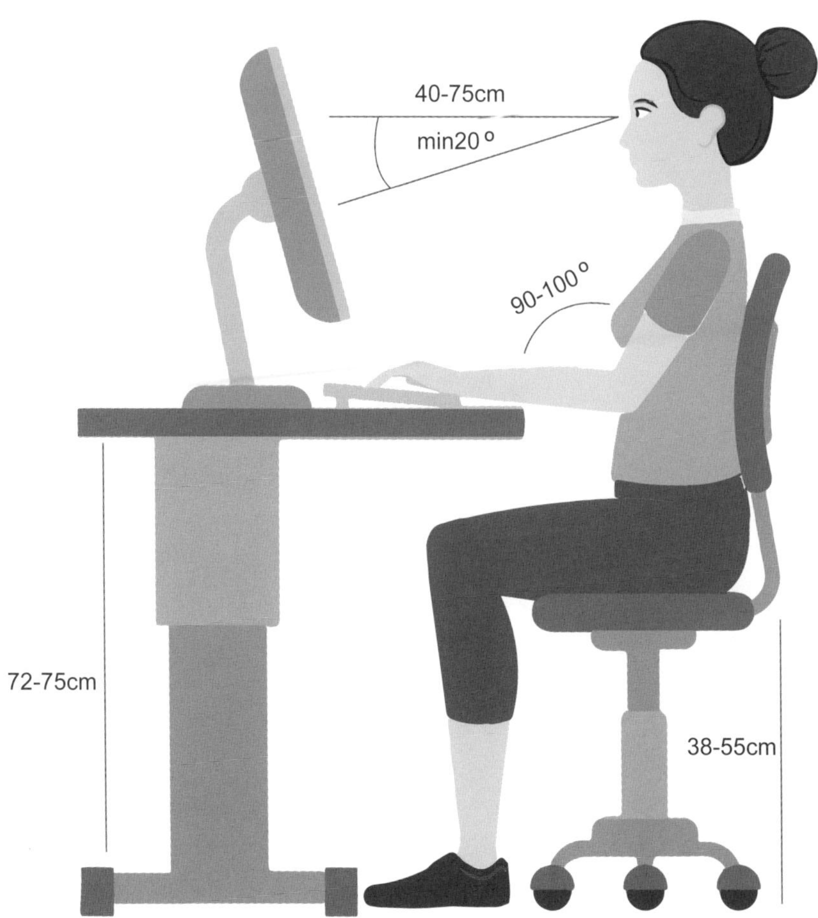

坐在車內

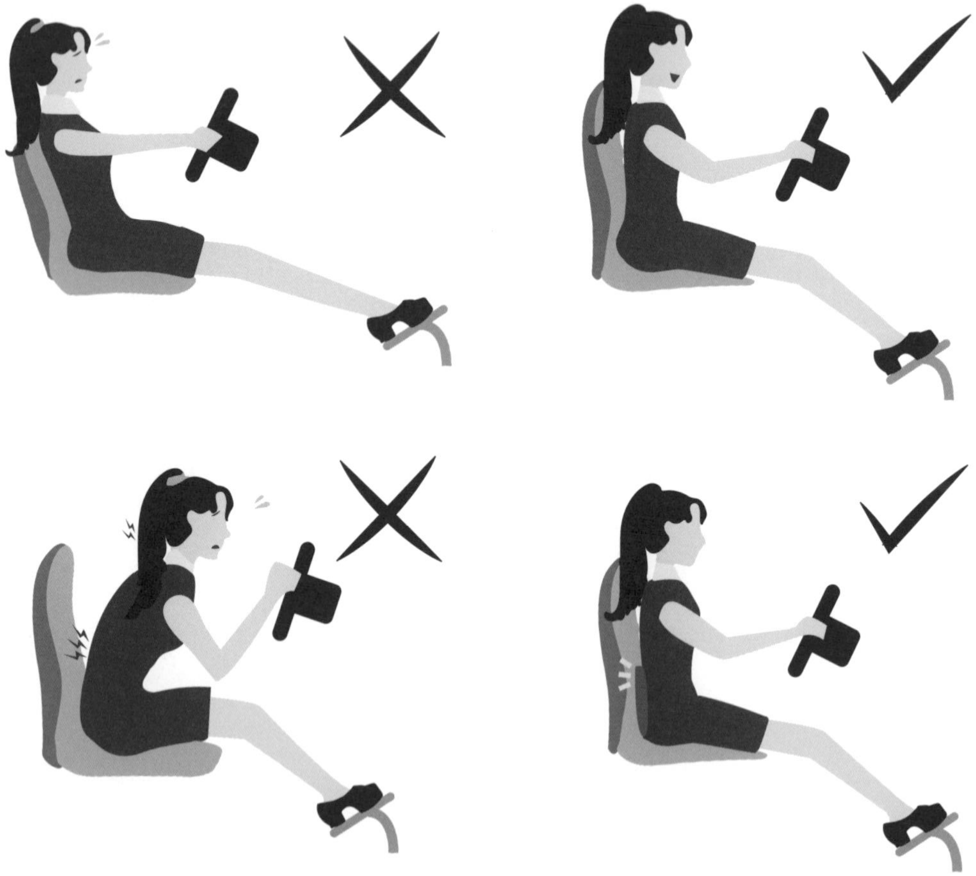

走路

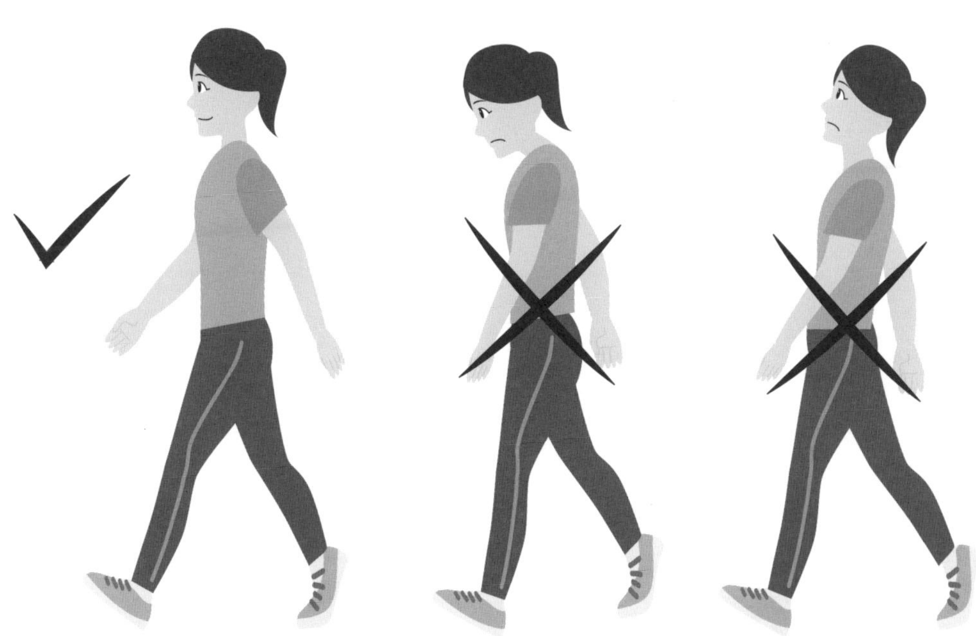

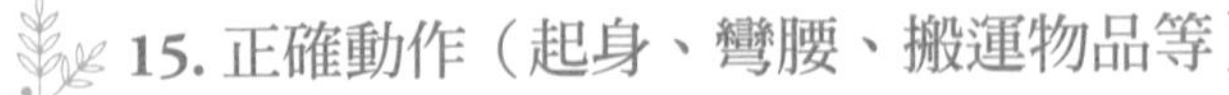

15. 正確動作（起身、彎腰、搬運物品等）

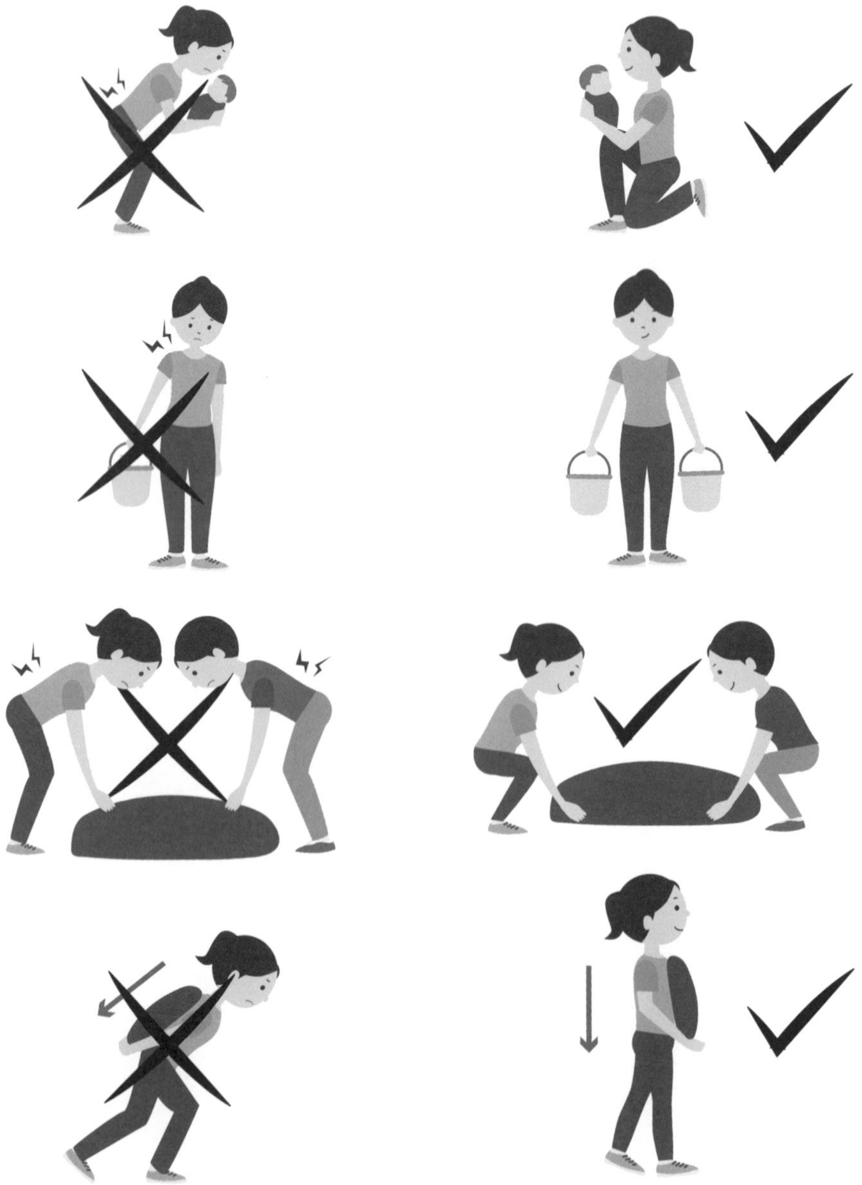

16. 十一個舒緩背痛的伸展運動

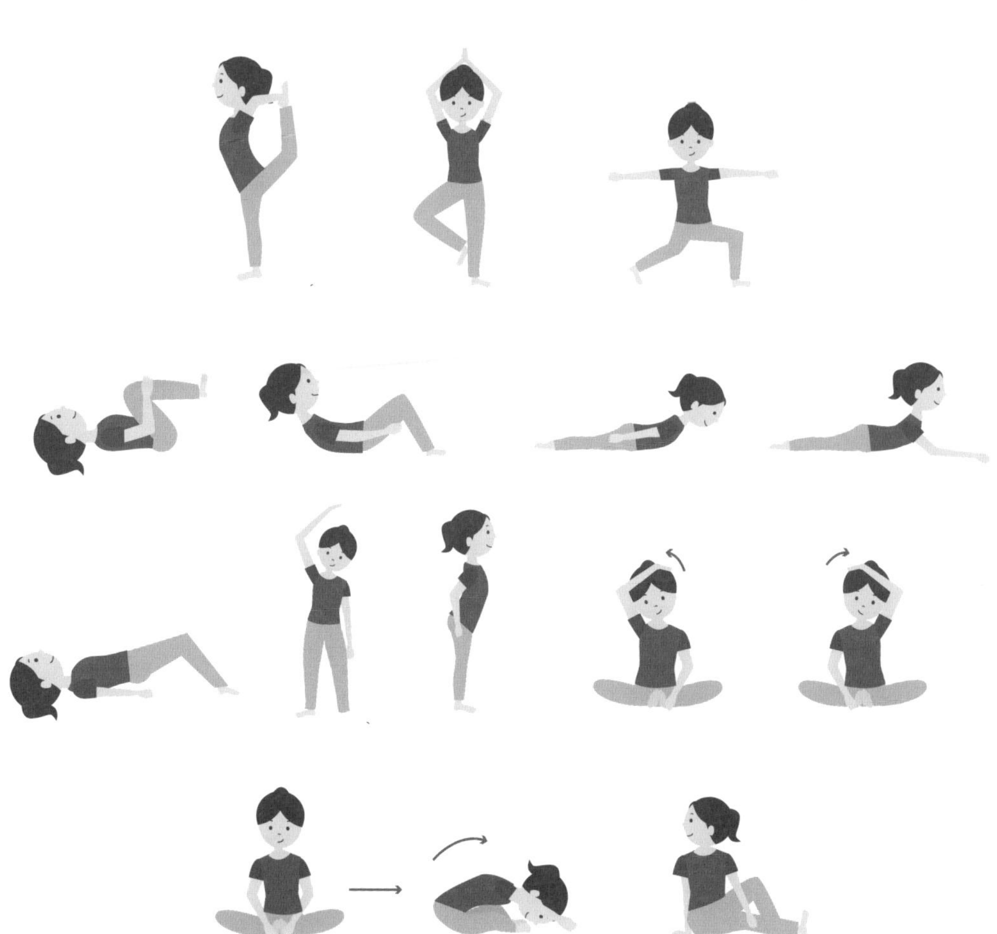

17. 酸鹼中和的熱水浴

熱治療專家薩曼諾夫醫生（Dr Salmanoff）從 1920 年代開始提倡高溫泡澡能促進循環，引發短暫的發燒，藉此排除體內酸性物質，減少引發關節疼痛的最大原因。他認為泡澡能起到預防與治療的雙重效果。事實上，這種方法非常符合酸鹼中和的原則。薩曼諾夫的論點基礎在於分布於眼睛、大腦、皮膚、腎臟、肌肉內，為細胞輸送養分的微血管對人體的健康有很大的影響。它們在供給器官營養時，也會帶走廢棄物（通常是酸性）。如果微血管因為低溫、壓力、菸或其他因素引發痙攣而縮小，就會影響它的功能。造成長時間的疲勞、較容易被病毒感染、消化不良、關節和肌肉疼痛（攣縮、抽筋）、血液流通變慢、皮膚狀況變多等。換句話說，微血管狀態不佳時，身體較容易酸化。這時，泡個熱水澡是最能擴張微血管並提升工作效率最好的方法。

薩曼諾夫的熱水盆浴必須在有人監控的情況下進行，一般家庭中無法自行處理。但我們都知道，泡澡能促進人體排汗，就像桑拿或土耳其浴的效果，甚至跟運動流的汗差不多。泡完澡後身體會舒爽許多，就像被「洗淨」了，而且如果感覺自己要感冒了或是得了流感，趕緊泡澡還能消滅病毒，阻止它們繼續發展。

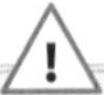

注意｜無論用什麼方式逼出汗（如泡澡、運動、土耳其浴等），都要記得沖澡，將從皮膚排出的廢物洗乾淨。

酸鹼中和沐浴——使用方法

接下來一個小時悠悠閒閒沒事嗎？

・在浴缸內注入和體溫一樣的熱水（37℃）。等待熱水注滿時（非必要），喝一杯椴花茶，舒壓、幫助排汗。

・浴缸半滿時就可以躺進去。接著，把水溫調高（38℃-40℃），繼續把水加到蓋住身體。在覺得舒適且可以接受的範圍內，水溫愈高愈好。目標不是用會燙到跳起來的熱水折磨自己，46 秒就燙成小紅蝦。相反地，盡量留在熱水中 20-30 分鐘，讓身體出汗（但別太過頭）。

・半小時後，慢慢走出浴缸。穿上溫暖的浴袍，休息半小時。這時，你還是會持續流汗，是正常的現象，表示剛才泡澡的效果還在持續作用。

請注意：

心臟不適、血液循環不良（特別是靜脈曲張）的人不適合這種熱水澡，當然還有無法接受高溫的人。此外，孕婦也應避免使用。

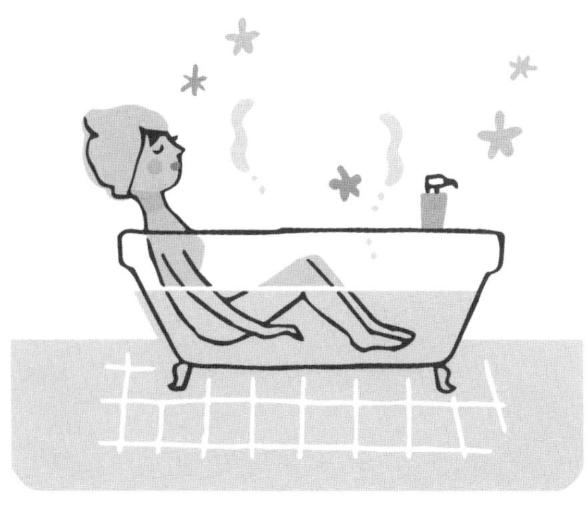

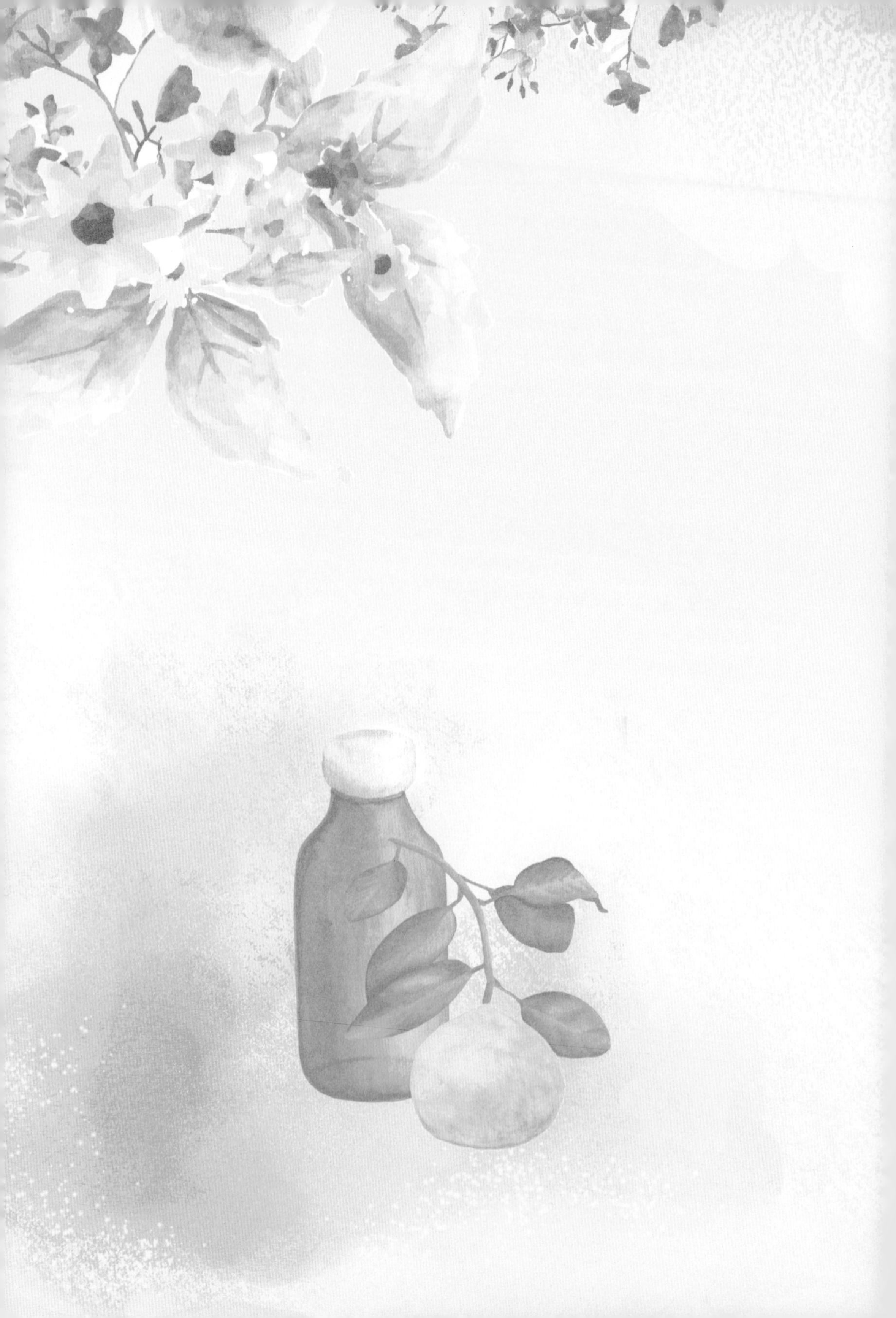

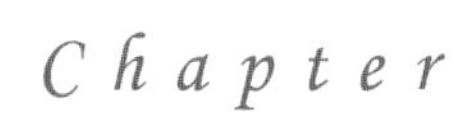

2

33 種關節、肌腱與肌肉等各部位症狀，60 種毛病的精油處方籤

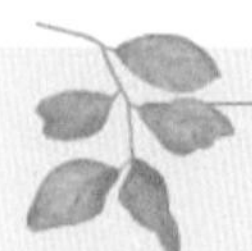

自我診斷：
33 種症狀與可能病因

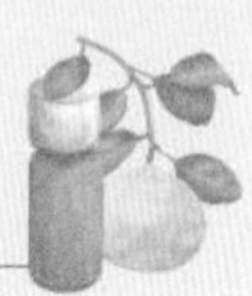

1.關節發出「喀喀喀」的聲音

可能是：關節中的空氣釋放出來的聲音，沒關係！

2.手掌或手腕有突起的硬塊

可能是：腱鞘囊腫。

3.肌肉不自主攣縮

可能是：過度換氣症候群／強直性痙攣、多發性硬化症。

4.抽筋

可能是：身體脫水、在寒冷的環境中運動、血液循環不良、糖尿病、體內礦物質失衡、換氣過度。如果走路時會抽筋，可能是動脈炎。

5.手腳經常「冰冷」

可能是：雷諾氏症（maladie de Raynaud）、血液循環因外在因素（襪子太緊、手指血管被塑膠袋壓迫等）、衣物不夠溫暖。

6.彷彿沒有盡頭的劇痛（關節、骨頭或肌肉等）

可能是：風溼、痛風發作（腳大拇趾疼痛）、心力交瘁、骨關節炎、關節炎等。

如何分辨骨關節炎（關節加速退化）和關節炎（關節發炎）	
（退化性）骨關節炎	關節炎
1. 機械性疼痛＝出力就會疼痛，愈用力就愈痛。	1. 是發炎引起的疼痛＝不用力也會感到疼痛，有時會從睡夢中痛醒（特別是午夜過後）。
2. 休息一下就能緩解疼痛。	2. 就算休息也無法緩解疼痛（半夜可能加劇）。
3. 傍晚時分疼痛最劇烈。	3. 清晨時刻最嚴重。
4. 是軟骨過度使用（磨損）後，無法再起到「潤滑」的作用，骨頭間相互磨擦引發的疼痛。也可能導致骨頭變形。	4. 可能是單一或多個關節發炎。是造成紅腫、疼痛、發熱的元凶，也會激發能分解軟骨、骨頭和肌腱的酵素分泌。

7.擴散性的疼痛（但通常可以找到起始點）

可能是：肌腱炎、纖維肌痛症、多發性肌痛症或其他風溼症。

8.擴散性的疼痛（找不到起始點）

可能是：慢性疲勞症侯群、過度操練、情緒失落、TAS（季節性情緒失調）。

9.間歇性疼痛

可能是：類風溼性關節炎、僵直性脊椎炎、慢性疲勞症候群、紅斑性狼瘡、纖維肌痛症、多發性肌痛症或其他風溼症等。

10.肌肉疼痛

可能是：肌肉痠痛、抽筋、肌肉撕裂、肌肉用力過度（運動、走路、搬家）、落枕、坐骨神經痛、發燒（如流行性感冒）。

11.肌肉無力

可能是：流行性感冒、老化（肌少症＝肌肉質量減少）、運動量不足、長期固定不動。

12.四肢末稍發麻

可能是：換氣過度／強直性痙攣、血液循環不良、腕隧道症候群（滑鼠手）、偏頭痛、坐骨神經痛、神經痛（早期症狀）。

13.關節腫脹疼痛

可能是：腳踝骨折、脫臼、扭傷、關節炎、痛風發作（大腳趾）。

14.下肢腫脹

可能是：血液循環不良。

15.頸部疼痛

可能是：落枕、緊張（肌肉緊繃）、頸部神經痛、骨關節炎（老年人頸椎）、長時間維持同一姿勢靜止不動（如長途飛行、車程等）、寢具不適合（如床墊太硬／太軟、枕頭太高／太低等）。

16.手肘疼痛

可能是：肌腱炎（重覆同樣的動作，如一整天敲鍵盤、拿滑鼠）、風溼熱、萊姆病、骨關節炎、複雜性局部疼痛症候群。

17.背部疼痛（整個背部）

可能是：運動不足加上壓力過大、睡覺姿勢不良／寢具不適合、鞋子不合腳／鞋跟過低、整日維持同一個姿勢（櫃姐或店員）、骨質疏鬆症。

18.背部疼痛（下背部）

可能是：後腰痛、坐骨神經痛、骨關節炎或骨質疏鬆脊椎壓迫性骨折（高齡者）。

19.肩膀疼痛

可能是：肌腱炎、骨關節炎、滑囊炎。

20.膝蓋疼痛

可能是：骨關節炎、痛風發作、髂脛束摩擦症候群、髕骨股骨疼痛（跑者膝）。

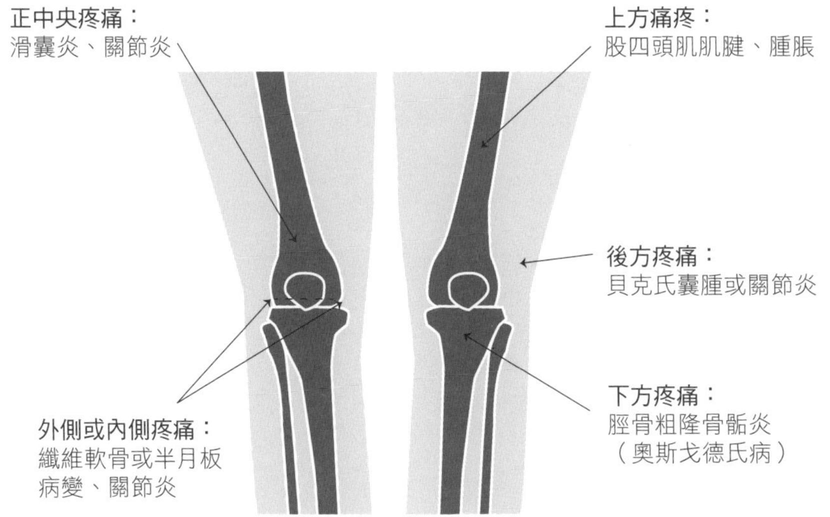

21.大腳趾痛

可能是：痛風發作。

22.手臂／大腿疼痛

可能是：骨質疏鬆症、複雜性局部疼痛症候群。

23.腿部疼痛

可能是：成長痛（幼童、青少年）、坐骨神經痛、肌肉用力過度（如長時間走路……）、骨關節炎、肌腱炎、血液循環不良（特別是下肢腫脹者或婦女，夏天更嚴重）、靜脈栓塞。

24.腰部疼痛

可能是：關節炎、骨關節炎（高齡者）。

25.手部疼痛

可能是：骨關節炎、腕隧道症候群、雷諾氏症、風溼、肌腱炎、複雜性局部疼痛症候群。

26.手腕疼痛

可能是：骨關節炎、腕隧道症候群、肌腱炎。

27.腳板疼痛

可能是：骨關節炎、甲溝炎（凍甲）、跟腱發炎、扁平足。

28.腳跟疼痛

可能是：筋膜炎、足底筋膜炎（請見346頁〈腳跟〉）。

29.手或腳變形

可能是：骨關節炎、類風溼性變形。

30.恥骨疼痛

可能是：運動過度。

31.跛腳

可能是： 腳部創傷、長水泡、鞋子不合腳／過舊（如鞋跟磨損過低）、雞眼、老繭、骨關節炎、風溼、甲溝炎（凍甲）。

32.關節僵硬

可能是： 骨關節炎、類風溼性關節炎、TAS（季節性情緒失調）。

33.肌肉僵硬

可能是： 運動或其他活動（無論激烈與否）後沒有適當伸展。

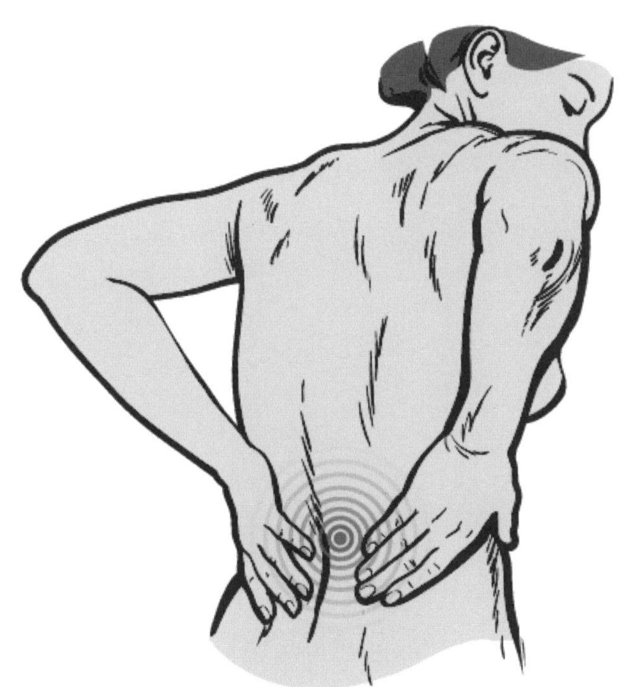

▲腰部疼痛可能是關節炎或骨關節炎（高齡者）

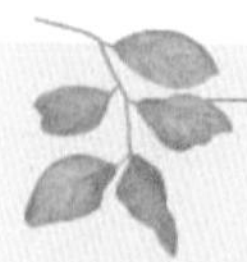

60 種毛病的精油處方籤

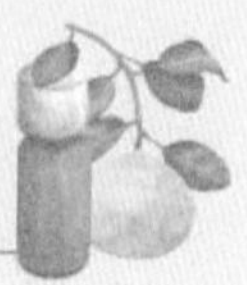

接下來，我們將針對每一種症狀一一提出芳香療法的解決之道。按摩、自主按摩、全身沐浴、局部浸泡、指壓（使用精油協助刺激），某些症狀也有口服精油配方、聞嗅配方等，探索芳香療法的魔力，緩解關節、肌肉和肌腱疼痛。除此之外，還有伸展運動、飲食、補充水分和其他必備的日常習慣！

在繼續閱讀之前，有幾件事要特別說明：

- 我們盡量避免配方重覆，書裡的每個配方比例都是根據不同症狀特別研究過。
- 配方內如果沒有特別標明，代表可以持續用到「症狀改善」為止。
- 大部分的配方都要在需要時才調配，仔細計算滴數。再按照需求追加。
- 當病症需要長期或反覆使用精油時，配方會以 ml（毫升）為單位，調配成一整瓶的量。請選擇深色的空玻璃瓶，2ml、5ml、10ml、15ml、30ml 或 100ml，先考慮好你的需求後再「下手」。在小瓶子內裝滿指定的配方，每次都取幾滴出來使用。

精油容量滴數換算（請注意這裡標示的是大概值）

- 35 滴精油＝1ml（毫升）[12]
- 1 茶匙植物油＝5ml
- 1 湯匙植物油＝約 15ml

詞彙說明

- HE＝精油
- Ess＝精質
- HA＝純露
- HV＝植物油
- EL＝浸泡油
- Qsp＝加到足夠的數量（即裝滿為止）
- C. à s.＝湯匙
- C. à c.＝茶匙
- EG＝植物甘油萃取

＋

- 《健康步驟》＝幫助恢復健康的每日例行公事

---

12 請參考 36 頁，計算你手上的精油瓶 1ml 的滴數。

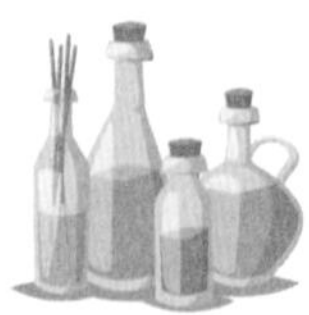

關節炎
（單一型、寡關節型、多發型）

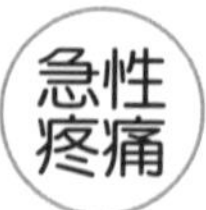

關節炎指的是一處或多處關節發炎，通常韌帶、肌腱、骨頭、滑液囊等處也都會感到疼痛。關節炎的類型共有十多種，統稱為「風溼」。身體老化（骨關節炎＝退化性關節炎）、意外、感染（關節或他處）、痛風發作、體重過重、年紀大、過度使用或運動過度、免疫系統疾病（乾燥症候群、紅斑性狼瘡、硬皮症等）……都有可能引發關節炎。目前沒有根治關節炎的方法，只能使用緩解疼痛和消炎的藥物控制病情。

正常膝關節

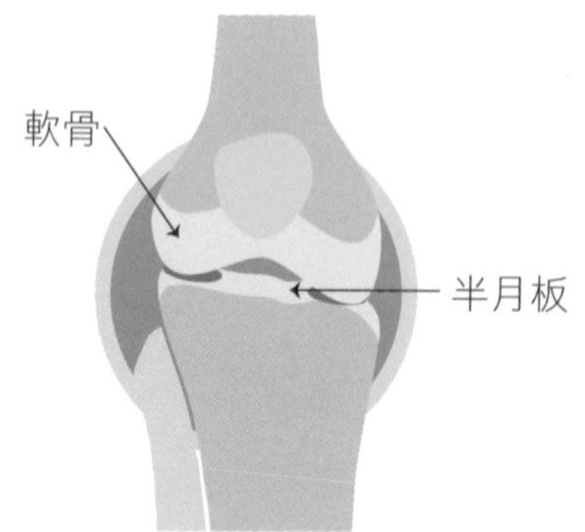

罹患關節炎的關節

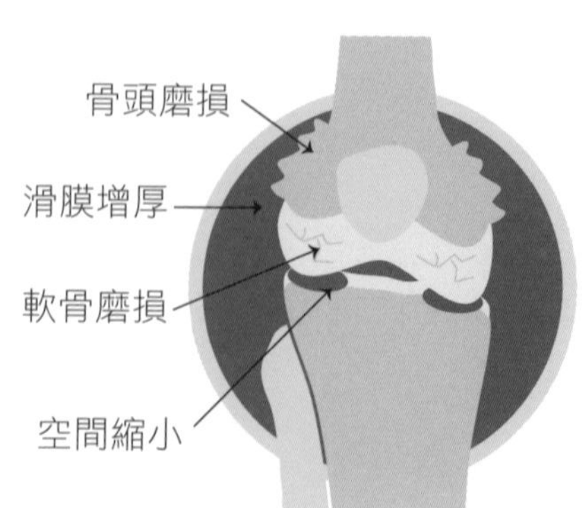

芳香療法對策

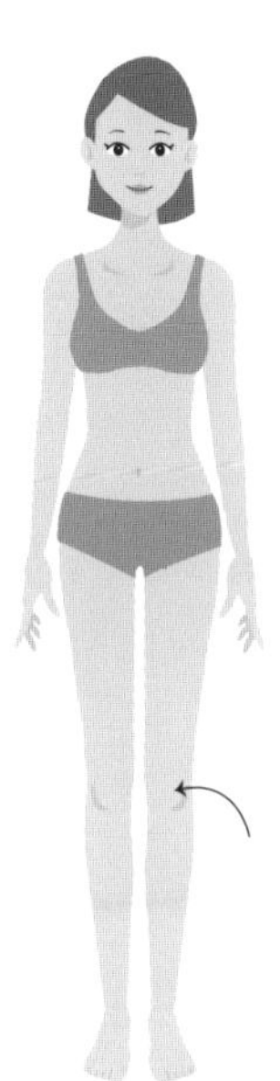

塗抹／按摩

在 5ml 的瓶子裡調合：

- 白珠樹（冬青）精油 15 滴
- 杜松精油 5 滴
- 卡塔菲精油 10 滴
- 聖約翰草浸泡油 5ml Qsp

→倒出 5-6 滴塗抹在疼痛處，每日 3 次。

→使用 15-20 滴按摩或找人按摩（運動物理治療師為佳！），每日 1 次。

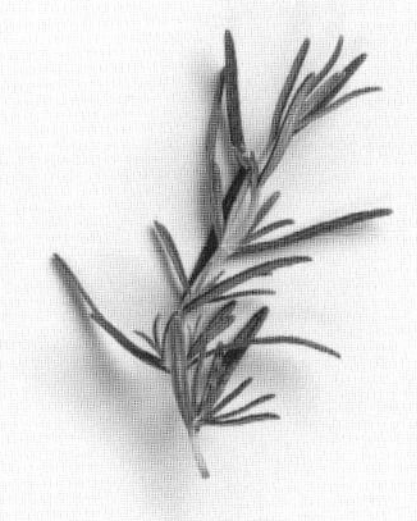

你知道嗎？

45%：

是罹患類風溼性關節炎的人數比例，患者會痛到連門把都無法轉開。（70%無法爬樓梯，64%無法下床或坐在車子裡）。

泡澡

- 檸檬尤加利精油 10 滴
- 海岸松精油 5 滴
- 泡澡基底油 1 茶匙

→混合精油與基底油後，倒入放好的熱水中（38.5℃），泡進水裡 20 分鐘，泡完後不需沖洗，每日泡澡直到改善為止。

口服

- 月桂精油 1 滴
- 杜松精油 1 滴
- 橄欖油或蜂蜜 1/4 茶匙

→把精油滴入橄欖油或蜂蜜中（最好是栗子蜂蜜或歐石楠蜂蜜）……放在舌頭上溶化吸收，每日服用 2 回，持續 10 日。

| 同場加映 |

植物藥學配方

Phytostandard[13] 植物甘油萃取配方或 SIPF[14] 新鮮植物完整萃取物

- EG 林生玄參
- EG 黑醋栗
- EG 繡線菊花

以上成分混合調配 200ml。

此配方可以消炎、保護軟骨、止痛。

→用 1 小杯水稀釋 1 茶匙混合物，早晚飲用，持續 3 個星期後休息 1 個星期，進行 2 個月（也就是 2 個循環），這個循環每年進行兩次。

→症狀嚴重時，每日 3 茶匙，持續 10 日。

13 法國品牌 Phytostandard 是販售植物甘油萃取液（EPS）的廠商。

14 Suspensions Intégrales de Plantes Fraîches，指的是植物經過萃取後的液體，沒有再進行過濾、乾燥或其他加工程序，完整地保留所有活性分子。

保健品補給建議

・Omega3（深海魚油膠囊）

→隨三餐服用 500mg 的膠囊 3 粒，持續 4-5 天。接著減少到每日 6 粒（早 3 粒、晚 3 粒），一樣是隨餐食用，持續 10 日。最後再減少到 3 粒，晚餐時食用，隔月食用。

・抗氧化綜合錠[15]

→每天早上 1 片包含維他命 A、C、E、硒、鋅、高多酚的保健品。

・鹼性鹽

→尿液檢測 PH 值過低時（在家用試紙測試），食用含鈣、鎂、鉀的鹼性鹽十幾天，再測試一次。

微量元素補給

補充微量元素：每天早上空腹服用 1 支安瓶的銅＋1 支安瓶的硒，持續 2 個月，每年進行 2 回。

4 項額外叮嚀

＋ 根據不同的關節炎，參考對應的頁面：萊姆病（239 頁）、痛風（214 頁）、類風溼性關節炎（293 頁）。

＋ 熱治療能有效止痛，但要定時接受治療。

＋ 攝取富含天然消炎分子的食物（請參考 98 頁，〈七種天然止痛食物〉）。

＋ 根據一項發表在《風溼病學刊》[16]（Journal of Rheumatology）裡的研究成果顯示，每個星期至少練兩次瑜伽，可以有效降

15 法國藥局可以買到已經調配好的抗氧化膠囊或片劑，台灣比較少見。

16 該研究以骨關節炎和類風溼性關節炎患者為研究對象。

低疼痛和發炎的機率，日常生活也會因此更舒適順利。進行兩個月的瑜伽練習後，受試者都表示變得較有精神，心情和體能也都改善很大，特別是步行的速度都變快了。直到研究測試結束後九個月，受試者仍然感覺得到效果。如果你願意開始這場冒險，改善你的身體狀況，也別只做兩個月，應該持之以恆！這裡所說的瑜伽，是溫和的瑜伽動作，而且要跟著教練一起。

健康 5 步驟

1. 精油按摩＋泡澡。
2. 薑黃（中午和晚上各 1 茶匙薑黃搭配少許胡椒＋橄欖油）＋每日飲用綠茶。
3. Omega3 膠囊（超級止痛良方，不要自行減少用量）＋抗氧化保健品。
4. 藥用植物＋微量元素全面療癒。
5. 關節發炎時適時休息。症狀減輕時立即恢復活動＋瑜伽。

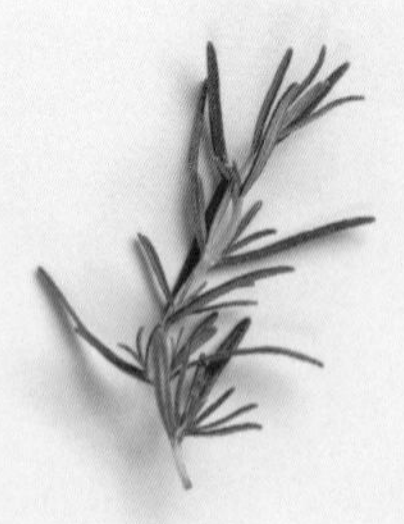

你知道嗎？

600,000：

罹患慢性風溼性發炎的患者數（僵直性脊椎炎、類風溼性關節炎）。

每日自主療癒生活提案

日	精油按摩	精油泡澡	營養補給 Omega3＋抗氧化＋藥用植物與微量元素	體能訓練
星期一	3 次	✓	✓	散步 30 分鐘
星期二	3 次	休	✓	自行車 30 分鐘加上／或者瑜伽
星期三	3 次	休	✓	游泳 30 分鐘
星期四	3 次	✓	✓	熱水中行走 30 分鐘
星期五	3 次	休	✓	散步 30 分鐘
星期六	休	休	✓	自行車 30 分鐘加上／或者瑜伽
星期日	3 次	✓	休	游泳，或是在熱水中行走*30 分鐘

*如果家裡沒有溫水游泳池或是不住在溫暖的海邊，就以自行車或散步 30 分鐘取代。

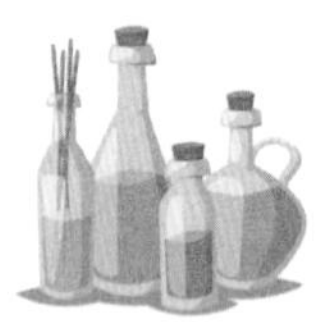

骨關節炎
（退化性關節炎）

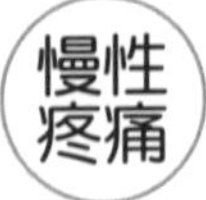

骨關節炎是軟骨退化造成的疾病，不是感染，也不是發炎。現代社會中，愈來愈多人有這種症狀，儘管目前仍有 80%的患者在六十五歲以上，但已有漸趨年輕的趨勢。回到正題：骨關節炎是一種關節病變，並不是「正常的」老化，事實上，「只有」17%的法國人受此症所擾，這個比例大約等於……一千萬人！

正常的關節會不停的損壞再生，但骨關節炎患者的關節磨損的速度比再生的速度快。久而久之，軟骨就會變得薄弱，滑膜會分泌過多液體（請參考 189 頁，〈關節液滲出〉），導致關節腫脹，末端的骨頭也會因為「露出」而疼痛難耐，甚至可能為了保護自己而增厚（骨刺）。這種疼痛是機械性的（移動的時候會加劇），會變得僵硬（特別是早上起床時，會需要一點時間鬆開），有時，還會伴隨發炎（軟骨破裂損壞，關節會因此紅腫）。任何需要出力的動作，如走路、起身、彎腰都可能變得困難。骨關節炎的疼痛指數和疾病本身的嚴重程度不成正比（有的時候感覺非常疼痛，但情況並不嚴重，有的時候可能沒那麼痛，但情況其實很嚴重了。）風溼科醫師通常使用麥可麥司特大學關節炎量表（WOMAC）檢測患者。請在醫生看診前，先把該表格印出來（386 頁–387 頁），可以為你節省一些時間！而且你也可以藉此衡量接受治療期間的改變。

聚焦膝蓋

毫無意外，五十歲以上人口占據大多數膝蓋骨關節炎患者族群：他們都為所謂原生的骨關節炎所苦，也就是加速退化的問題。可是他們並不孤單！任何年齡的人都有可能遭遇無法解釋的膝蓋疼痛。你做運動嗎？無論是哪一種運動，只要有特殊動作，都是潛在患者，這些人的骨端都有連接的問題。這種機械性的疼痛會因為休息而好轉、一使力又加劇。起身、彎腿、爬樓梯或在崎嶇不平的地方行走都會感到疼痛。膝蓋是人體的承重區，首當其衝，特別是需要用到膝蓋的運動，如跑步、網球和團體運動。爬個小坡或是游泳池的階梯都會感覺到「拉力」。

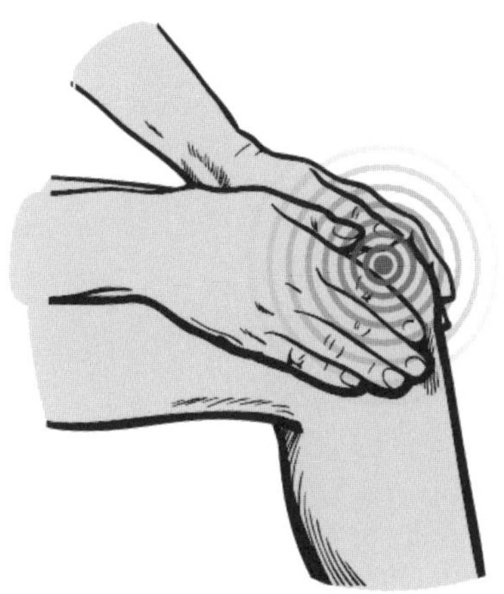

◀膝蓋疼痛有可能是退化或關節病變。

你知道嗎？

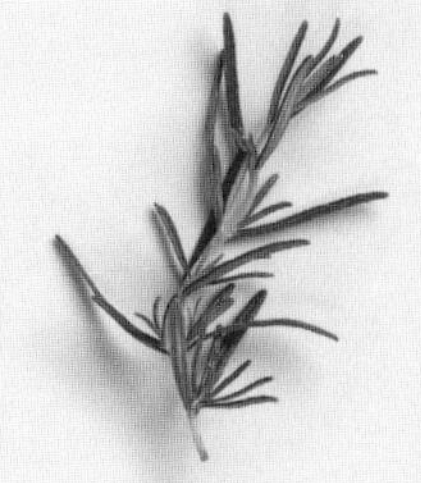

九百萬：

法國罹患骨關節炎的人數。

22%

關節疼痛患者在天氣變化的時候會感到更痛（「要變天了」）。

骨關節炎好發處

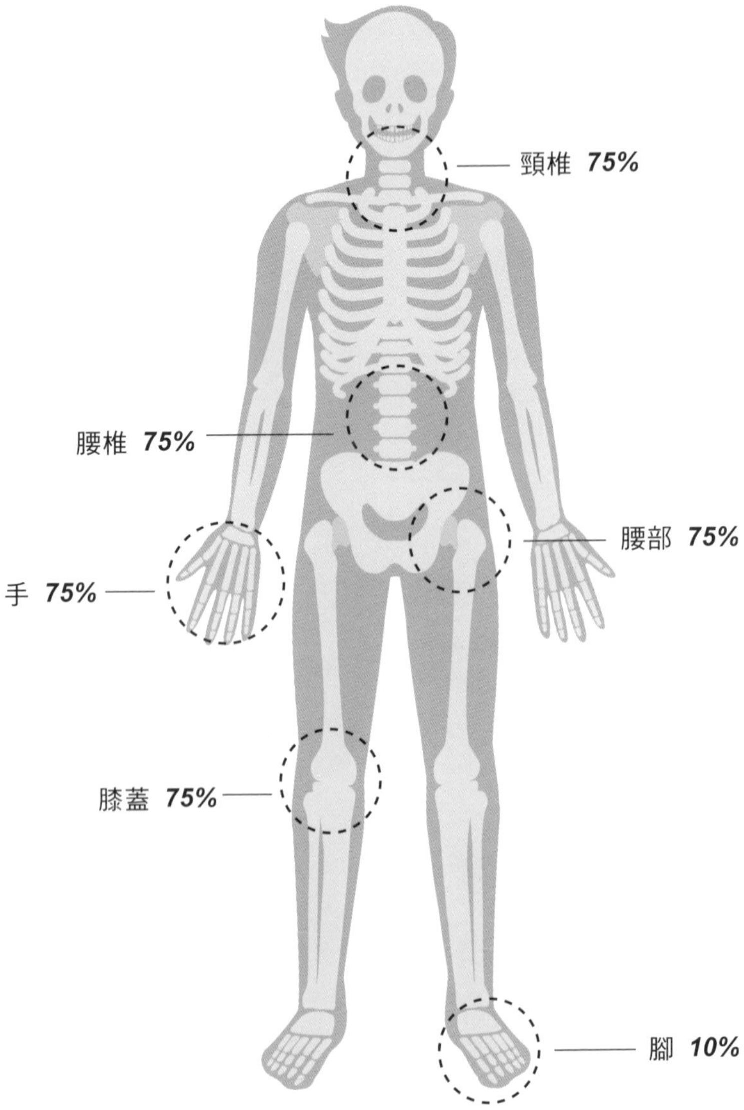

頸椎 **75%**

腰椎 **75%**

腰部 **75%**

手 **75%**

膝蓋 **75%**

腳 **10%**

芳香療法對策

塗抹／按摩

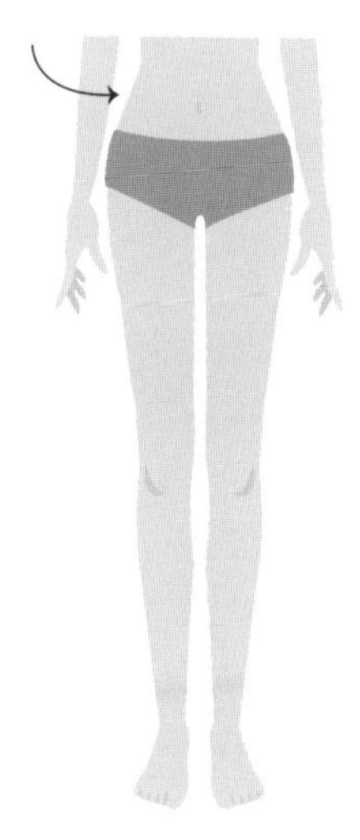

在一個砵裡，混合攪拌下列成分：

- 檸檬尤加利精油 5 滴
- 白珠樹（冬青）精油 5 滴
- 義大利永久花精油 5 滴
- 卡塔菲精油 5 滴
- 蘆薈膠 1 茶匙

→混合均勻，塗抹在疼痛的部位，每日 3 次。

→情況允許的話，找個人幫忙搭配這個配方按摩（肌理運動物理治療師是最佳人選！），每個星期 2-3 次。

泡澡

- 白珠樹（冬青）精油 5 滴
- 檸檬尤加利精油 5 滴
- 海岸松精油 5 滴
- 沐浴基底油 1 茶匙

→把基底油和精油混合均勻後，倒入裝了熱水的浴缸中（38.5℃），泡澡 20 分鐘，出浴後不需沖洗。每日泡澡，直到症狀緩解為止。

塗抹／按摩（膝蓋骨關節炎專用）

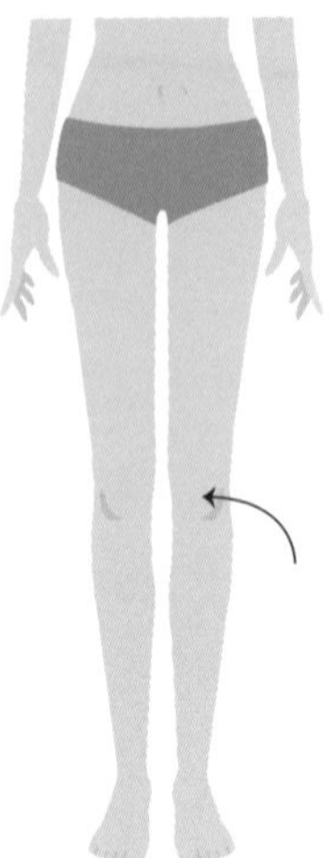

- 在 5ml 的瓶子裡調合：
- 樟腦迷迭香精油 10 滴
- 薑精油 10 滴
- 月桂精油 10 滴
- 聖約翰草浸泡油 5ml

→在疼痛處使用 6-10 滴這個配方，每日兩次。

| 同場加映 |

植物藥學配方

Phytostandard 植物甘油萃取配方或 SIPF 新鮮植物完整萃取物

❀ EG 問荊

❀ EG 黑醋栗

❀ EG 繡線菊花

以上成分混合調配至 150ml

這個配方可以消炎、保護軟骨、止痛。

→用 1 小杯水稀釋 1 茶匙混合物，每日飲用，每月 10 次。

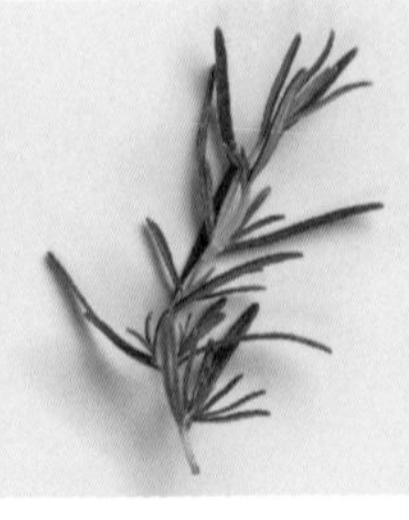

你知道嗎？

75 歲：

這個年紀以上的人有 80%受骨關節炎困擾。

保健品補給建議

幫助組織再生

・口服矽（可被生物體吸收的有機矽化合物）

→早晚各 2 湯匙，持續 2 個月。

→延緩骨關節炎惡化速度

・葡萄糖胺（1500 毫克／日）＋軟骨素（1200 毫克／日）[17]

→最少持續 2 個月。

＋

・包含維他命 A、C、E、硒、鋅、高多酚的天然抗氧化保健品。

→早餐時，隨餐 1 片，每星期 5 天。長期定時服用。

＋

→星期一，1 支氟安瓶；星期二，1 支鉀安瓶；星期三，1 支鎂安瓶；星期四，1 支硫安瓶；星期五，1 支鋅安瓶。持續 2 個月。

7 項額外叮嚀

＋ 散步、水中運動、自行車和伸展操都是很有幫助的日常運動。要想舒緩關節的不適，動起來比什麼都不做好，就算是膝蓋的骨關節炎也一樣。靜止不動的話，肌肉就會消失，也就沒辦法保養骨頭和軟骨，關節僵硬的同時，情況也會加劇。但還是要避免對膝蓋造成太多負擔（衝擊）的活動，如滑雪、跑步。可以游泳、騎自行車，或是使用登山杖協助散步（減少膝蓋 30%的負擔）。

＋ 雖說在炎症發作，一起床就疼痛難耐時，應該暫停關節活

---

17 這兩種成分通常會合併在同一個藥方裡，各家廠商會調整比例。

動，可是在其餘情況下（疼痛會隨一日時序進展而加劇，到傍晚時達到最大值）都應該盡量動起來。

+ 攝取富含 Omega3 的魚肉（如沙丁魚、鯡魚、鯖魚等），每隔一天就吃一次。還有菜籽油、核桃油、亞麻籽油、奇亞籽油等這些油品也都含有大量的 Omega3。青花菜和其他十字花科的蔬菜則是含有能消炎並保護軟骨的蘿蔔硫素（sulforaphane）。
+ 控制體重：每多五公斤，罹患骨關節炎的機率就會上升 40%！想像如果增加十至二十公斤……。
+ 避免重覆性動作（如生產線工作）和對關節傷害過大的活動（如在硬地上跑步、以錯誤的動作打網球、美式足球、舉重、貓跳滑雪等）
+ 「養」好關節也是必要的步驟。可以使用特殊泥漿（熱療法），或是攝取保健食品（如軟骨素、膠原蛋白等）
+ 根據一項發表在《風溼病學刊》[18]（Journal of Rheumatology）裡的研究成果，每個星期至少練兩次瑜伽，可以有效降低疼痛和發炎的機率，日常生活也會因此更舒適順利。進行兩個月的瑜伽練習後，受試者都表示變得較有精神，心情和體能也都改善很大，特別是步行的速度都變快了。而且在研究測試結束後九個月，受試者仍然感覺得到效果。如果你願意開始這場冒險，改善你的身體狀況，也別只做兩個月，應該持之以恆！這裡所說的瑜伽，是溫和的瑜伽動作，而且要和跟著教練一起。

18 該研究以骨關節炎和類風溼性關節炎患者為研究對象。

健康 5 步驟
1. 精油按摩＋泡澡。
2. 利用植物藥學再礦化、止痛。
3. 葡萄糖胺＋軟骨素。
4. 抗氧化。
5. 合理的運動＋瑜伽。

每日自主療癒生活提案

日	精油按摩	精油泡澡	營養補給 Omega3＋葡萄糖胺＋軟骨素	抗氧化保健品補給	微量元素補給	體能訓練
星期一	3 次	✓	✓	✓	氟	散步 30 分鐘
星期二	3 次	休	✓	✓	鉀	自行車 30 分鐘加上／或者瑜伽
星期三	3 次	休	✓	✓	鎂	游泳 30 分鐘
星期四	3 次	✓	✓	✓	硫	熱水中行走 30 分鐘
星期五	3 次	休	✓	✓	鋅	散步 30 分鐘
星期六	休	休	✓	休	休	自行車 30 分鐘加上／或者瑜伽
星期日	3 次	✓	休	休	休	游泳，或是在熱水中行走*30 分鐘

*如果家裡沒有溫水游泳池或是不住在溫暖的海邊，就以自行車或散步 30 分鐘取代。

療癒瑜伽

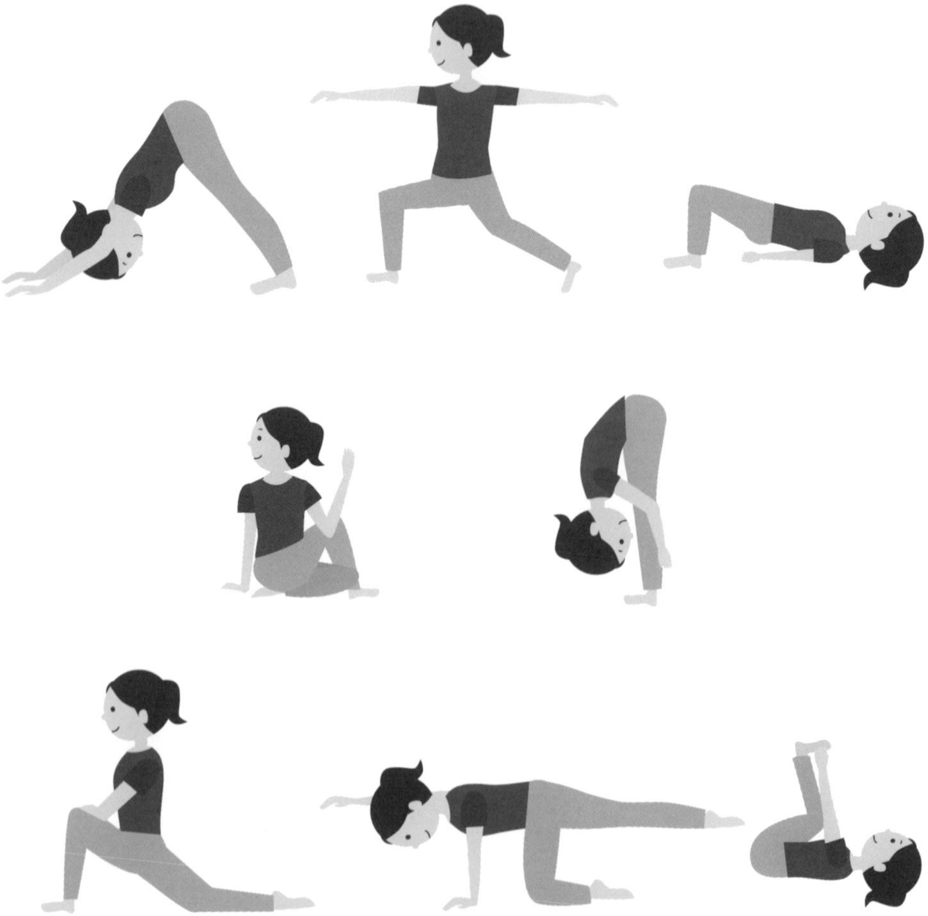

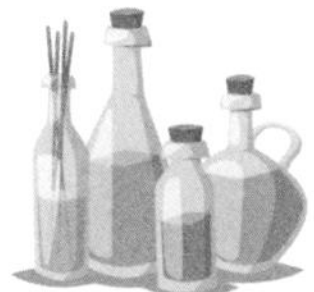

肌肉萎縮
（＝肌肉減少）

別太驚訝了，肌肉流失的首要原因是缺乏運動。有些人是因為懶惰或缺乏動機（本書不討論這一點），有些人是被迫維持不動（如打石膏、受傷、臥床、身障等）。如果因為某些原因無法活動身體，儘管時間不久，最好都要以按摩輔助，增加肌肉的耐力與彈性。可惜的是，這種方法並不能增加肌肉，這種魔法只有體能運動做得到。別忘了：肌肉愈發達就愈健康，也比較不會疼痛。

芳香療法對策

塗抹／按摩

在 5ml 的瓶子裡調合：

- 樟腦迷迭香精油 20 滴
- 月桂精油 10 滴
- 榛果油 5ml

→使用 10 滴按摩虛弱的手或腳，每日兩次。

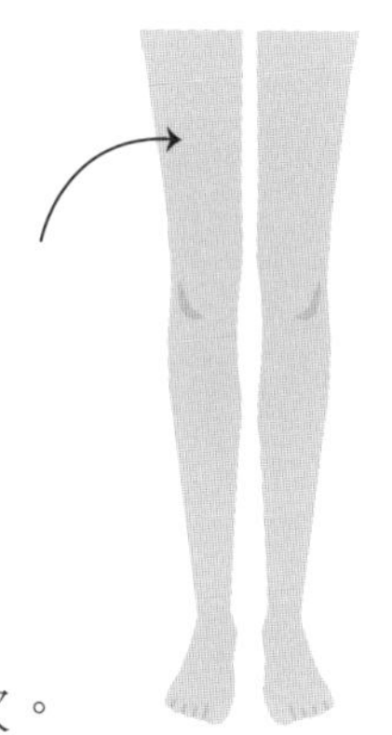

同場加映

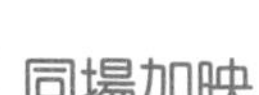

保健品補給建議

・輔酶 Q10

→早餐時，隨餐服用 1 片 30 毫克的輔酶 Q10，持續 2 個月。

＋

・維他命 D3

→每日 1000 IU

・微量元素

→每日 1 支磷安瓶＋1 湯匙口服矽，持續 2 個月。

6 項額外叮嚀

＋ 多攝取動物性蛋白質（如：火腿、蛋、肉、魚、海鮮等）或植物性蛋白質（如奇亞籽、各種籽、豆腐和其他黃豆產品、天貝、穀類和豆類、胡桃等），喝掉漂在優格上的乳清。

＋ 如果消化系統可以接受，盡量以生食為主，或是以小火慢煮。情況允許的話，優先選擇有機產品。

＋ 盡量找時間活動。散步是最好的，可以的話，加上一些快走的時間（不要跑步，以最快的速度行走）。

＋ 別忘了鍛練上半身肌肉，背部會感到舒服許多，呼吸也會更順暢。如果能有運動物理治療師或教練指導是最好的。若是自覺上半身太弱，又很討厭「練肌肉」，那麼，最簡單的、所有人都能做而且也很有用的練習是棒式運動。

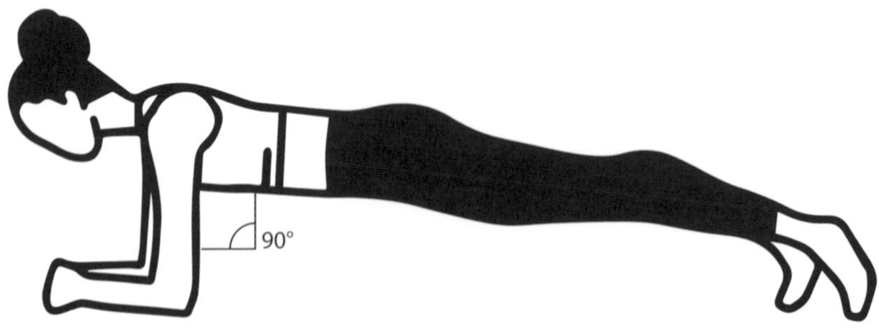

▲棒式運動能有效鍛鍊核心肌群。

棒式運動

怎麼做？

- 身體趴在地上，利用前臂的力量撐起身體，腳尖著地與肩同寬。腹部出力、夾緊臀部，維持這個姿勢 30 秒，做 5～6 次，背部要挺直！

這個動作鍛練哪個部分的肌肉？

- 腹肌、腰部、背部、斜肌。
- 棒式運動是難度與成果效益比（CP 值）最高的運動，可以成功塑造平坦的小腹、獲得筆直纖細的身形，也能練出肌肉。移動雙腳（就像真的在原地走路一樣移動腿部），就可以鍛練到其他肌肉。多棒啊！只要假裝「走路」，不必移動位置，就可以做到跟「健走機」一樣的效果（一種可以滑動的墊子）。習慣這個姿勢和這種溫和的肌肉鍛練後，可以進一步挑戰其他會使用到腿部的練習，例如：向後或向側邊抬腿，或是左右擺動身體，但前臂要維持在地板（墊子）上，不能移動。

＋ 電刺激（運動員用來恢復肌肉狀態的機器，一般人也會用來瘦身，不需花任何力氣）也可以是一個不錯的方法，當然不能取代「真正」的運動，但至少可以維持一些肌力。

＋ 物理治療師、肌理運動治療師或是復健科醫師可以根據你的情況，幫助你做某些特定的動作。

本書中討論的範圍不包括因為嚴重傷害（如中風、脊髓創傷等）、遺傳性疾病、小兒麻痺、自體免疫等問題造成的肌肉萎縮。

健康 5 步驟
1. 動起來、走路，每天都要鍛練身體。
2. 每天多吃一點蛋白質。
3. 早晨和下午茶時吃一點胡桃當零嘴。
4. 口服矽＋Q10＋維他命 D。
5. 精油按摩。

每日自主療癒生活提案

日	精油按摩	營養補給 輔酶 Q10＋微量元素	體能訓練
星期一	3 次	✓	快走 30 分鐘* ＋棒式 10 秒
星期二	3 次	✓	快走 40 分鐘* ＋墊上走路 10 秒
星期三	3 次	✓	快走 45 分鐘* ＋棒式 20 秒
星期四	3 次	✓	快走 50 分鐘* ＋健走機 20 秒
星期五	3 次	✓	快走 55 分鐘* ＋墊上運動 20 秒
星期六	休	✓	快走 1 小時* ＋墊上運動 30 秒
星期日	3 次	✓	快走 1 小時* ＋墊上運動 40 秒

*可以慢下速度，休息一下，再重新開始快走。

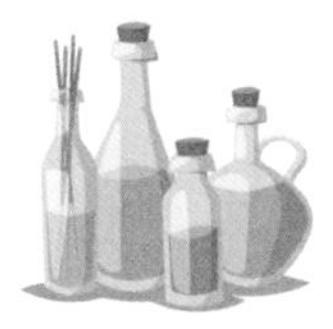

滑囊炎／肩滑囊炎

滑液囊是個會分泌滑液來潤滑關節的小口袋，能保護肌肉和肌腱，同時增加肢體活動幅度。滑液囊幫助關節保持柔軟，做出動作時不會感到疼痛。一旦發炎（滑囊炎），做動作時就會疼痛不堪，甚至是動彈不得。滑囊炎最常發生在肩膀，但手指、腳板、手肘、膝蓋等部位也都有可能發炎，痛起來時，疼痛指數比肩高。

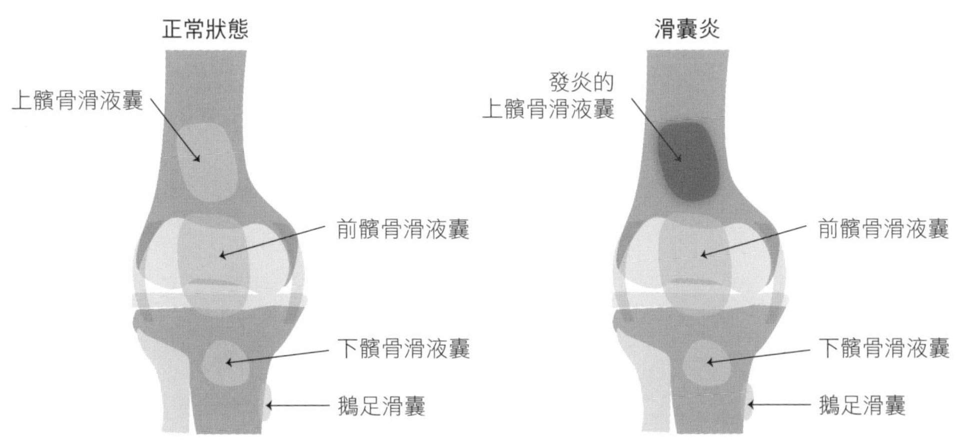

如果滑液囊只是腫大，就是水囊腫（hygroma）。如果伴隨發炎，就是滑囊炎，還伴隨感染的話，就是組織炎了。

芳香療法對策

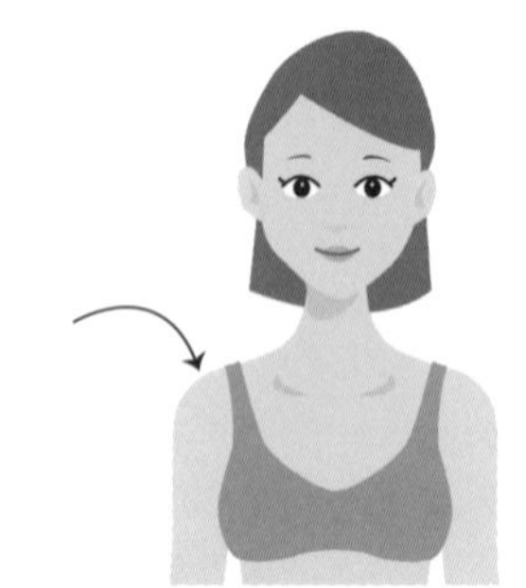

塗抹／按摩

在 5ml 的瓶子裡調合：

- 胡椒薄荷精油 5 滴
- 檸檬尤加利精油 20 滴
- 白珠樹（冬青）精油 5 滴
- 義大利永久花 10 滴
- 聖約翰草浸泡油 5ml

→10 滴在發炎的關節上，順著疼痛處輕輕按摩，每日 3 回。

→在發炎的關節上放一片扁平的鵝卵石，滴上 3 滴胡椒薄荷精油，每日 2-3 回。

6 項額外叮嚀

＋ 面對這種病症，醫生通常會開止痛藥、消炎藥，或者是復健、注射藥物等，如果這些都沒有用，持續六個月以上的話，就會建議動手術了。在這之前，當然要先試試芳香療法！既快速又有效。通常如果是第一次發作，手術的意義不大。

＋ 疼痛發作時，讓關節休息。如果你是個經常游泳的人，疼痛發作時，你還是可以踢一踢水，但那些需要「用力」的動作，像是蛙式、蝶式等，就暫時別做了，之後再練習吧。

＋ 把眼光放遠，雖然不急於一時，但還是要練一下肩膀才行。目標在於：和肩膀和平共處，避免症狀復發，並把你帶往各種療程的深淵。

+ 每天早晚各冰敷（冰袋）十分鐘。
+ 止痛磁石（磁療）對某些人是有用的。正確使用，持續二十四小時。如果沒有任何效果，也不需要再堅持。這種療法的磁石磁力要很「強勁」（冰箱上的磁鐵是沒有用的！），而且的確能舒緩疼痛⋯⋯但它們不具任何療效，所以還是要搭配其他建議才好。
+ 每天盡量攝取能消炎／止痛的食物（請參考 98 頁〈七種天然止痛食物〉）。

健康 5 步驟
1. 精油按摩。
2. 冰敷。
3. 磁石。
4. 復健。
5. 發作時休息。

每日自主療癒生活提案

日	精油按摩	體能訓練
星期一	3 次	復健
星期二	3 次	復健
星期三	3 次	復健
星期四	3 次	復健
星期五	3 次	復健
星期六	3 次	復健
星期日	3 次	復健

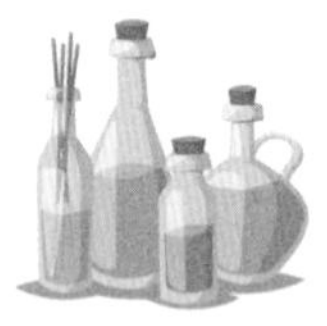

腕隧道症候群

腕隧道症候群可以說是這世紀之症！是位於手腕的腕隧道受到壓迫而引發的一種肌肉骨骼傷病。遭到壓迫的手會感到麻木刺痛，手指發冷，失去感覺。經常有重覆性的手腕動作，像是使用滑鼠（打電腦、電動），還有需要不斷包裝，或是在寒冷的天氣裡操作振動的機器（施工），這些人都是高危險群。可是，這種症候群也可能在沒有外在肇因的情況下出現，或是因為某些疾病（主要是荷爾蒙失調的疾病，還有自體免疫和代謝的問題）和骨頭變形。有時只會「有點困擾」，但有些人會因此「動彈不得」，甚至可能夜不成眠。儘管如此，手術治療並非唯一有效的解決方法，在嚴重到需要手術前，至少要先試過芳香療法，當然如果是辦公時的姿勢問題，也要嘗試調整。

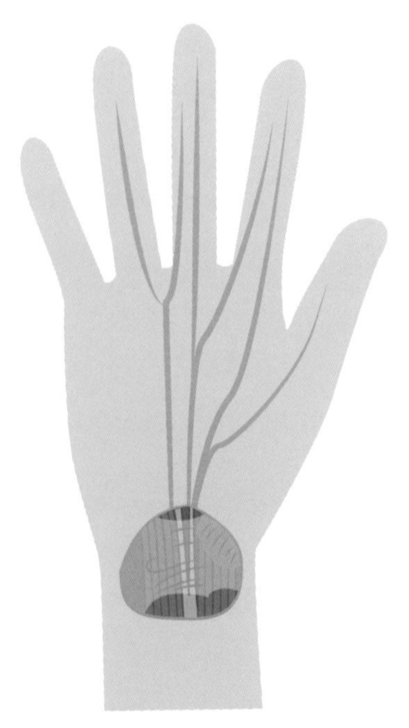

根據西元 2017 年一項研究，針灸能有效治療腕隧道症候群。雖然研究對象不多（「僅」八十人），但在經過八個星期共十六次診療後，復原率達百分之百，非常可靠也很振奮人心。針灸可以刺激周邊神經系統。如果再加上微弱的電流，就是電針療法，會更有效（一次就能有效舒緩，如果你的情況不嚴重，一般只要三至四次四十五分鐘的療程，就能完全解決問題！）發炎反應和神經壓迫都緩和後，血液循環也會恢復，幫助內部癒合。

小提醒：自西元 2011 年起，美國疼痛學會把針炙提升為比浸潤（注射可體松）和夾板優先的療法。後兩者過去都是風溼科醫生或一般家醫最常使用的療法。無論如何，面對這種病症，許多專家表示，手術治療實在過於頻繁。至少有一半以上的病例是可以不需要開刀就能療癒。

芳香療法對策

手掌與手腕按摩

在 5ml 的瓶子裡調合：

- 西洋蓍草精油 10 滴
- 月桂精油 10 滴
- 義大利永久花精油 10 滴
- 聖約翰草浸泡油 5ml

→在手掌和手腕上滴 6-8 滴，輕柔緩慢地按摩，每日 3 回。

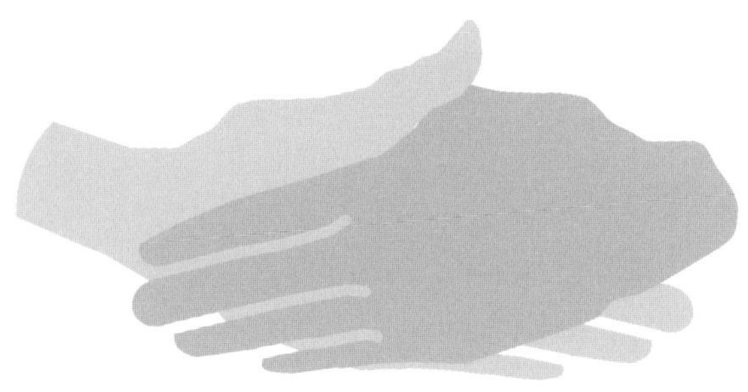

手浴

調和：

- 海岸松精油 2 滴
- 白珠樹（冬青）精油 2 滴
- 月桂精油 2 滴
- 沐浴基底油 1 茶匙

→調好後倒入一盆 38.5℃的熱水中，把手掌和手腕泡在裡面 10-15 分鐘後擦乾。每日 2 回，直到症狀明顯改善為止。

同場加映

保健品補給建議

・Omega3（深海魚油膠囊）

→每日 3 次，每次 3 顆 500mg 的膠囊，直到情況好轉。

・抗氧化綜合錠

→每天早上一片包含維他命 A、C、E、硒、鋅和高多酚的抗氧化綜合錠。

微量元素補給

→每天早上一支銅安瓶，持續 3 個星期。

3 項額外叮嚀

+ 如果每天要面對電腦螢幕好幾個小時，務必注意使用鍵盤和滑鼠的姿勢。
+ 跟身體其他部位一樣，如果手腕一直處在緊繃的狀態，也要時不時伸展、放鬆。

＋ 你是辦公族嗎？別忘了伸展肩頸、背部、手腕和手指……。

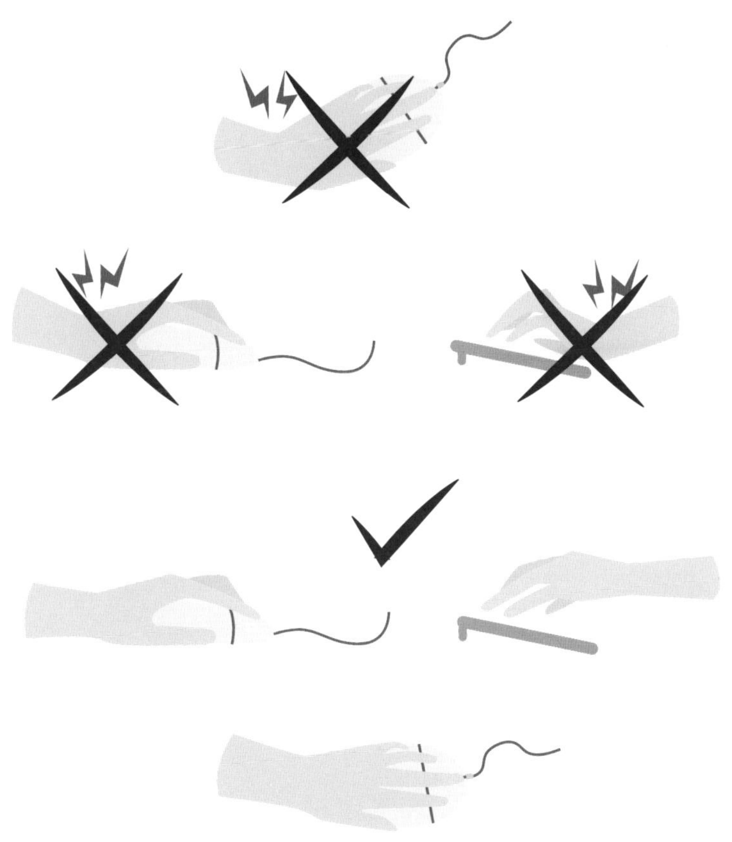

健康 5 步驟
1. 精油手浴。
2. 精油按摩。
3. 柔軟操（請見下一頁）。
4. Omega3 ＋抗氧化綜合錠。
5. 銅。

每日自主療癒生活提案

日	精油按摩	精油泡澡	營養補給 Omega3＋抗氧化＋銅	柔軟操
星期一	✓	✓	✓	✓
星期二	✓	✓	✓	✓
星期三	✓	✓	✓	✓
星期四	✓	✓	✓	✓
星期五	✓	✓	✓	✓
星期六	✓	✓	✓	✓
星期日	✓	✓	✓	✓

伸展操與柔軟操

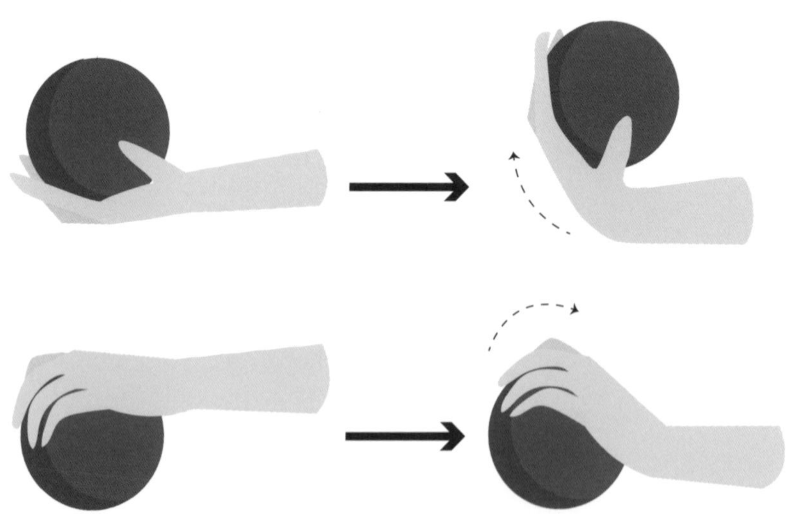

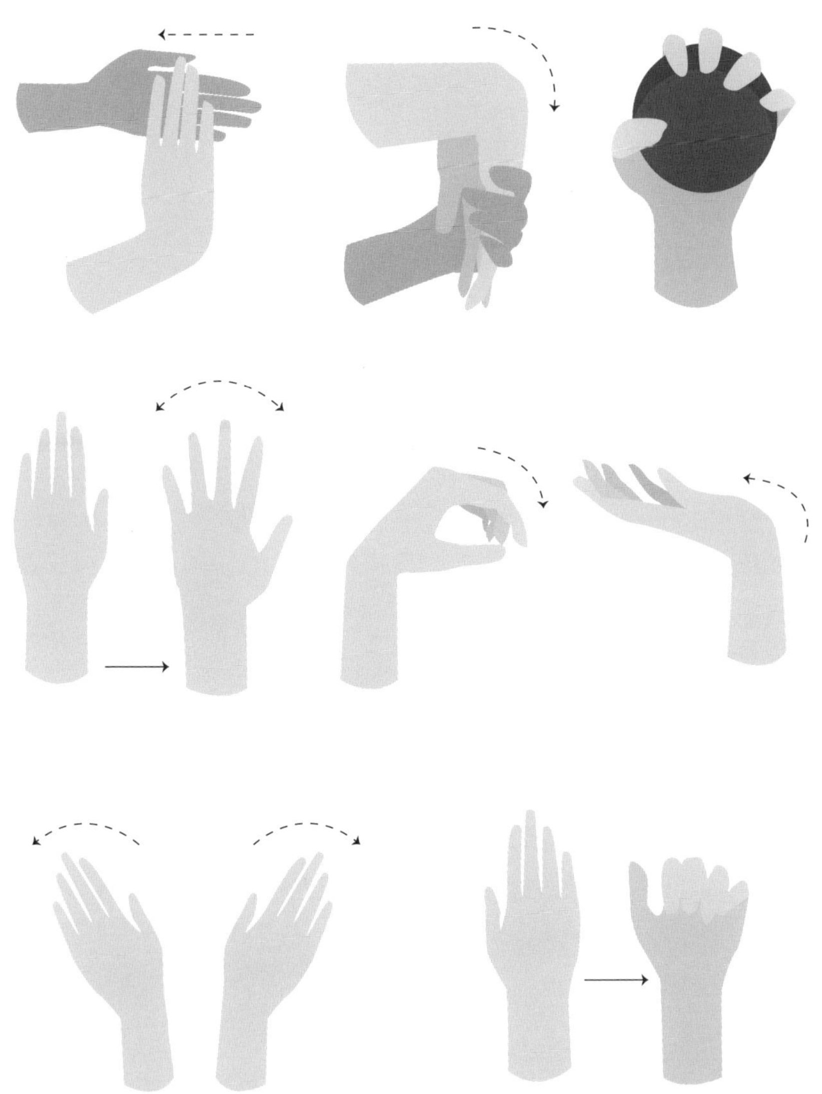

五十肩

請參考〈肩關節炎〉（278 頁）

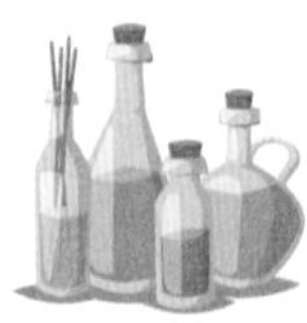

頸椎骨關節炎

（頸椎病）

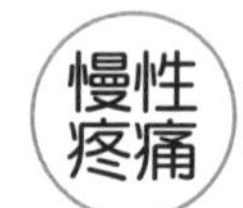

頸部僵硬緊繃，好像有許多「小石頭」，脖子底部疼痛，無法轉動（就像落枕），頭痛，還有必然會引發的情緒低落和侵略行為等，也許是頸椎病找上你了。四十歲以上很常見這種疾病，七十歲以上更是好發（90%的人都有這個問題）。這種狀況是頸髓第五至第六節過度使用造成的，有時也會影響到「手臂神經」，造成「放電」反應，不堪其擾，就連半夜也會痛醒。一般而言，就和骨關節炎一樣，一旦受損就無法痊癒，沒有所謂的奇蹟。這時，有消炎和放鬆肌肉效果的精油即是寶物，能在疼痛發作時有效舒緩；還有頸部溫和舒緩操（請參考 160 頁圖片）。除此之外，強化局部肌肉也是必要的，緩解疼痛是不夠的，一定要加強肌肉的耐受度，才能防止情況惡化！

｜芳香療法對策｜

香氛（精油）淋浴

- 白珠樹（冬青）精油 3 滴

  →淋浴時，在平常使用的沐浴膠上滴精油，和平常一樣塗抹在身上，頸部和肩膀處特別按壓一下，再讓熱水緩慢流過中間、右側、左側……。

塗抹／按摩

在手心調合：

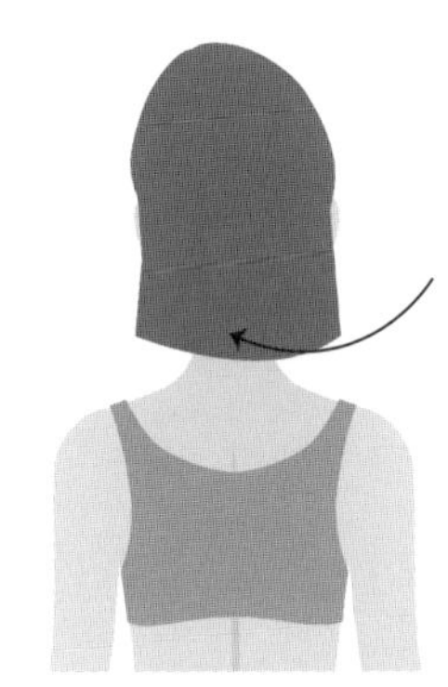

- 白珠樹（冬青）2 滴
- 月桂 2 滴
- 樟腦迷迭香 2 滴
- 山金車浸泡油 1 茶匙

→早晨熱水淋浴後，以及晚間入睡前，請人幫忙按摩上背、頸部和肩膀。沒有人可以幫忙嗎？直接塗抹在這些部位即可，雖然沒有舒壓按摩，止痛的活性分子還是可以起到作用。

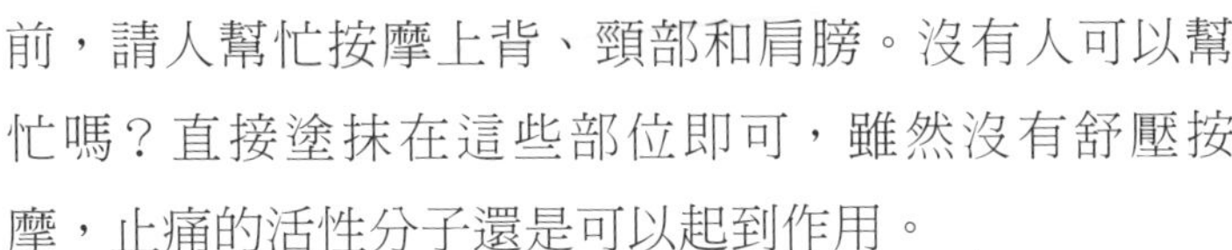

植物藥學配方

Phytostandard 植物甘油萃取配方或 SIPF 新鮮植物完整萃取物

- EG 林生玄參
- EG 黑醋栗
- EG 繡線菊花

以上成分混合調配至 100ml

→用 1 小杯水稀釋 1 茶匙混合物，每日飲用 3 次，持續 1 星期。

11 項額外叮嚀

+ 疼痛發作，難以忍受嗎？試試頸枕吧，類似在機場可以買到的，長途旅行時可以用來支撐頭部的「軟式護頸」。極度放鬆、效果卓越，這種東西能把頭維持在脖子上方，整個支撐區域都能感覺到緩和舒坦。也可以自己用大條的浴巾或是毛毯捲成「香腸」的樣子圍在脖子上。
+ 頸椎病可能會影響日常生活，如開車或看電視。請按需求換置家庭用品（如頭枕、後視鏡等）。
+ 注意看螢幕時的姿勢。整日坐在電腦前的人，特別是姿勢不良的，都要特別小心。一天要伸展好幾次脖子，坐姿要正確。
+ 頸椎退化是無可避免的，你的一生中，每一次轉頭都會讓緩衝的構造變薄（如椎間盤、軟骨……）。請盡量避免重覆性的微創傷，保護你的頸椎，預防骨關節炎。避免搬運過重的物品，採取仰睡或側睡，使用符合人體工學的枕頭，高度適中（能支撐頸椎）。看螢幕、辦公、看電視的姿勢要正確。

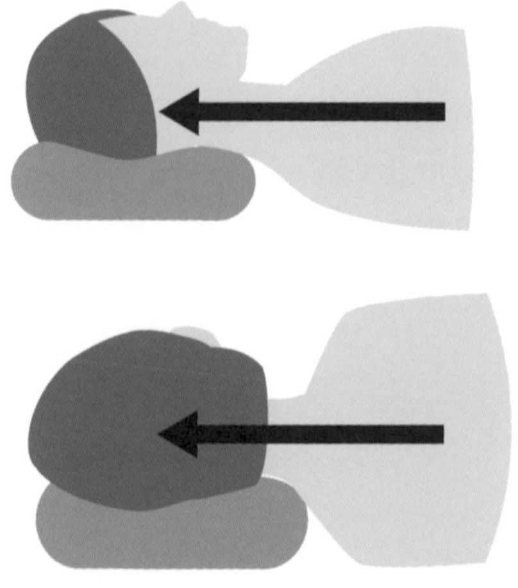

▲仰睡或側睡時，要使用高度適中的枕頭。

+ 頸椎病經常不會有疼痛感，頂多是頸部僵硬。醫生可能會因此當成其他病症來治療。
+ 建議溫和按摩頸部。局部加熱也是好方法，例如：長時間圍著絲巾。
+ 建議以仰式游泳或側泳。採取這兩種姿勢時，頸部受力較小（不會過度彎曲）。蹼泳或使用呼吸管（頭在水中，因此頸部不會用力）也是可以的。
+ 應該避免某些運動，如所有只會用到單邊頸部的運動（如網球、羽毛球等）、舉重（頸部需要承受重量）。主要原則：頭部要和身軀保持在同一直線上。淑女車萬歲，越野車再見！
+ 利用阻力練習加強頸部肌肉。比方說，把兩隻手放在頸部後（也可以使用浴巾或彈力帶），輕輕按壓，頭部往相反方向出力，眼睛不要看到腳。這種練習絕對不會疼痛，也不能轉頭。
+ 避免使用硬式護頸，除非是醫生的處方（慢性且強度高的疼痛）。
+ **二選一：**
  1. 將磁石放在上背部幾個小時，甚至是一至兩天。
  2. 做一條綠黏土項練，晚間入睡前放在脖子上二十分鐘，再進行精油按摩。

健康 5 步驟
1. 精油按摩。
2. 止痛植物。
3. 磁石一日。
4. 護頸。
5. 伸展操。

每日自主療癒生活提案

日	精油按摩	精油泡澡	運動
星期一	2 次	✓	頸部伸展操 5 分鐘
星期二	2 次	✓	強化頸部肌肉 5 分鐘
星期三	2 次	✓	頸部伸展操 5 分鐘
星期四	2 次	✓	強化頸部肌肉 5 分鐘
星期五	2 次	✓	頸部伸展操 5 分鐘
星期六	2 次	✓	強化頸部肌肉 5 分鐘
星期日	2 次	✓	頸部伸展操 5 分鐘＋強化頸部肌肉 5 分鐘

頸部溫和舒緩操

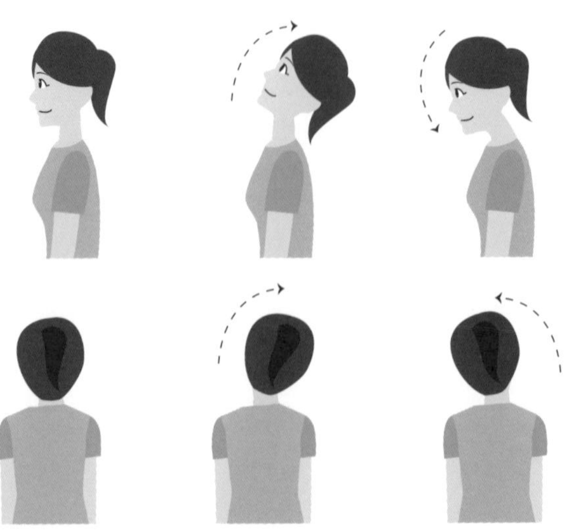

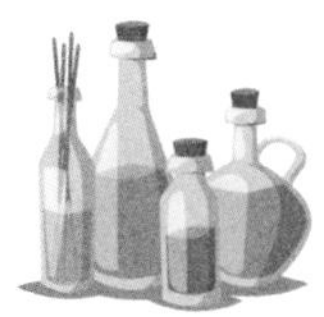

尾椎（疼痛／斷裂）

尾椎疼痛：當股溝上方感到疼痛時，就是尾椎的問題了。沒有任何肇因，超音波上也看不出所以然。每當我們坐著，或是起身／坐下時，就會感到尾椎隱隱作痛。只要把重心放一邊的屁股上，有點「亂坐」時就會感覺好多了。凶手是誰呢？是小創傷、姿勢不良（辦公室或汽車等）、尾椎畸型、體重過重或婦科感染。

尾椎骨裂開，是屁股跌傷造成的。有東西裂開，當然疼痛，可是別擔心，大約是幾個星期後一切會逐漸好轉。這段期間，可以輕輕塗抹下面的精油配方，舒緩疼痛，等待身體做好準備。同時，也要想辦法不要「坐直」，身體的重量才不會都壓在尾椎上。可以坐在游泳圈上，或使用其他方法調整姿勢。

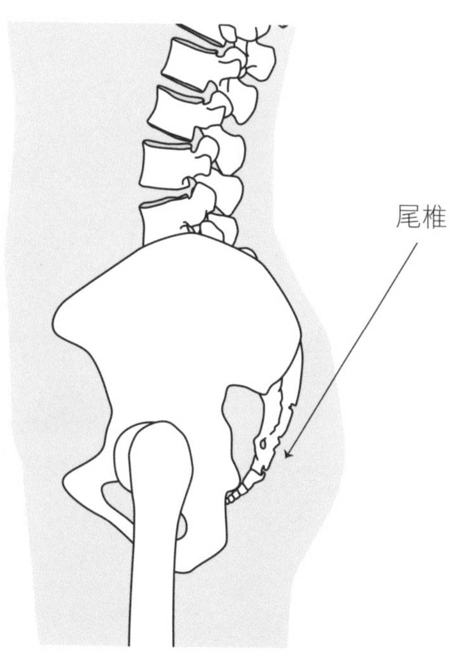

芳香療法對策

塗抹／按摩

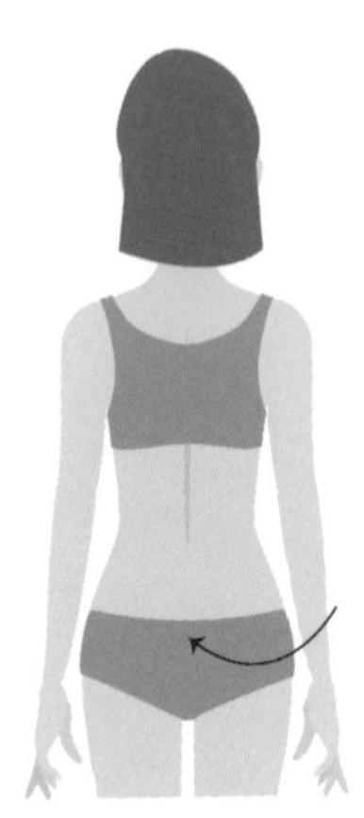

在 5ml 的瓶子裡調和：

- 白珠樹（冬青）精油 20 滴
- 卡塔菲精油 10 滴
- 山金車浸泡油 5ml

→使用 10 滴按摩下背和尾椎的四周，早晚各一次，持續幾天，甚至是幾個星期。

精油泡澡

- 檸檬尤加利精油 5 滴
- 超級醒目薰衣草 5 滴
- 海岸松精油 5 滴
- 沐浴基底油 1 茶匙

→準備好浴缸內的熱水（38.5℃）後，滴入 20 滴，出浴後不必沖洗。每天都泡，直到改善症狀。

同場加映｜製造纖維軟骨性骨痂

植物藥學療癒配方

植物甘油萃取配方（Phytostandard 或 SIPF 新鮮植物完整萃取物）

- EG 問荊
- EG 蕁麻

→以上成分混合調配至 300ml，視需求再重新調配。

→用 1 小杯水稀釋 1 茶匙混合物，早、晚各 1 次，持續 2 個月。

→早晚各 1 湯匙有機口服矽，持續 2 個月。

→預防血液、淋巴、能量循環減緩，引發複雜性局部疼痛症候群（338 頁），並導致發炎腫脹疼痛，可以在晚間使用加了有機矽的敷料敷在尾椎上，並用保鮮膜包住防止蒸發。

6 項額外叮嚀

+ **冷療：**塗抹有「冷療效果」的凝膠，或是把熱石放到冷凍庫降溫，再放到尾椎上緩解疼痛。如果你家附近有冷療中心，那當然是最理想的選擇。
+ 平趴是最舒服的姿勢。在尾椎上放冰塊效果會更好。
+ 尾椎疼痛發作是少數會建議盡量休息的狀況之一。禁止運動！不過你還是可以做一些適合的瑜伽練習。再強調一次，這種強迫性休息不能持續太久，情況允許時，就要重新開始活動，甚至是做一些你喜歡的運動。在疼痛暫時緩解的這段時間內，沒有任何禁忌。
+ 無法坐在椅子上嗎？可以跟那些剛生產完的媽媽們一樣，使用「游泳圈」。就是不太會游泳的人用的那種「游泳圈」，坐在上面即可。
+ 避免摔到臀部絕對是預防復發的首要關鍵。平常就要注意不要滑倒（如薄冰、枯葉、溼地板等），也不要為了求快而跨步爬樓梯。運動愛好者，注意操作直排輪、騎馬、馬球、滑板車、滑冰、越野自行車、電動雙輪平衡車（一種站在兩輪中間操作的電動車，都市交通的新寵）。
+ 努力避免便秘：攝取纖維質＋水＋多走路，這麼做能大幅降低尾椎疼痛。

健康 5 步驟
1. 滑倒撞傷時馬上塗抹冷敷凝膠。
2. 精油泡澡。
3. 營養補給：問荊＋有機口服矽。
4. 精油按摩。
5. 休息。

每日自主療癒生活提案

日	精油按摩	精油泡澡	運動
星期一	2 次	✓	溫和伸展
星期二	2 次	✓	溫和伸展
星期三	2 次	✓	溫和伸展
星期四	2 次	✓	溫和伸展
星期五	2 次	✓	溫和伸展
星期六	2 次	✓	溫和伸展
星期日	2 次	✓	溫和伸展

肌肉攣縮

請參考〈肌肉疼痛〉（249 頁）

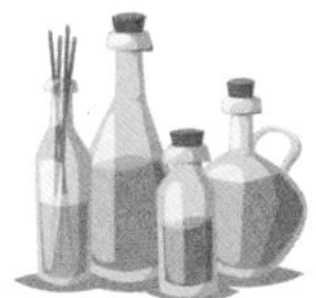

頸部（除了頸椎骨關節炎外的其他頸部疼痛）

急性疼痛

幾乎每個人都認識落枕，可是卻忽略了頸部鞭甩症候群（也有人譯為頸部揮鞭損傷），甚至有的時候只是脖子過於僵硬或不太舒服。這些狀況可能因為睡姿不良（枕頭太高、飛機上不舒服的睡姿、經常長時間低頭看手機等）、工作、開車等因素導致。在你投身精油前，請先試著舒展因為壓力或姿勢不良而變得僵硬的區域。同時，也要停止當低頭族，應該要把手機抬高到眼睛前方，才不會給頸部帶來額外的重量。就像下方左邊的圖那樣……愈往右圖，頸部就會愈容易疼痛！

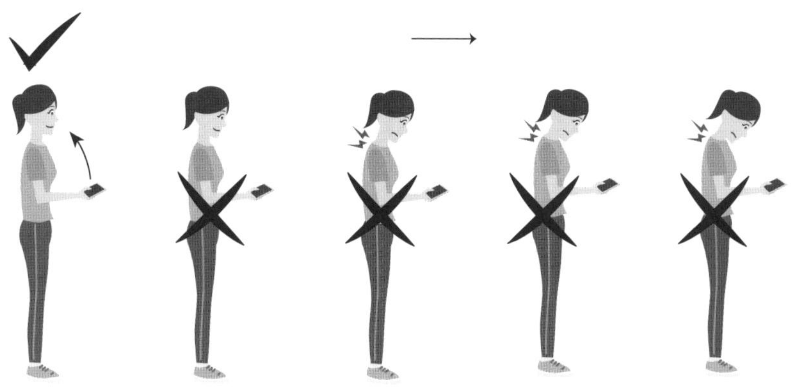

▲看手機時姿勢要注意，必須將手機抬高至眼睛前方。

芳香療法對策

塗抹／按摩

在 5ml 的瓶子裡調合：

- 卡塔菲精油 10 滴
- 月桂精油 10 滴
- 樟腦迷迭香 10 滴
- 山金車浸泡油 5ml

→如果身邊有另一個人幫忙，請對方替你用這個配方按摩，特別關注脊椎與兩側，向上按摩到頸部與肩膀左右邊各按滿 10 分鐘，每日 2 回。

→沒有別人在身邊時，躺下來，把兩個滴了月桂精油的熱石放在脊椎最上端，每日 2 回。

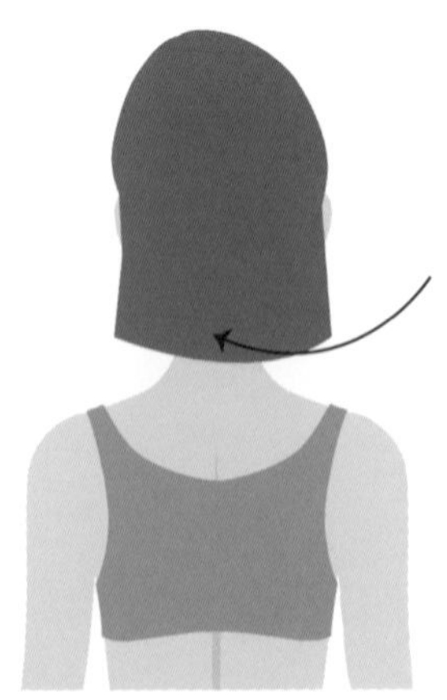

4 項額外叮嚀

+ 參考〈頸椎骨關節炎〉（156 頁）和人體工學相關的建議：枕頭、姿勢、練習⋯⋯。

+ 如果你有磁石，把它放在脖子上靠近最痛點的位子，持續十二個小時。
+ 疼痛纏身，遲遲不肯離去……有時可能會延續好幾個星期！如果拖得更久，可就不正常了，也有可能是其他疾病，如類風溼性關節炎。如果一直無法擺脫這種疼痛，請找醫生諮詢。
+ 如果疼痛伴隨噁心感、嘔吐、頭痛，請盡快找醫生諮詢。

健康 5 步驟
1. 精油按摩。
2. 伸展頸部。
3. 熱石＋精油。
4. 無論日夜（枕頭），注意姿勢。
5. 磁石。

每日自主療癒生活提案

日	精油按摩	運動
星期一	2 次	頸部伸展操 5 分鐘
星期二	2 次	強化頸部肌肉 5 分鐘
星期三	2 次	頸部伸展操 5 分鐘
星期四	2 次	強化頸部肌肉 5 分鐘
星期五	2 次	頸部伸展操 5 分鐘
星期六	2 次	強化頸部肌肉 5 分鐘
星期日	2 次	頸部伸展操 5 分鐘＋強化頸部肌肉 5 分鐘

肌肉痠痛

請參考〈肌肉疼痛〉（249 頁）

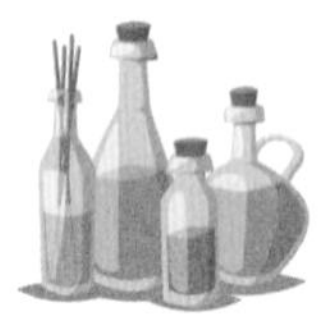

抽筋

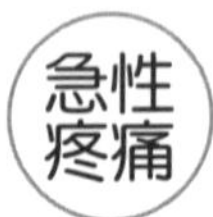

肌肉纖維收縮，血液突然停止輸送，肌肉就會抽筋了。可想而知，一定非常痛。引發抽筋最主要的原因是寒冷、疲憊、身體脫水和血液循環不良，特別會在半夜時讓你驚醒。

芳香療法對策

塗抹／按摩

在 5ml 的瓶子裡調合：

- 超級醒目薰衣草精油 10 滴
- 龍蒿精油 10 滴
- 樟腦迷迭香精油 10 滴
- 山金車浸泡油 5ml

→用 10 滴按摩抽筋處，每 15 分鐘按摩一次，直到情況改善為止。

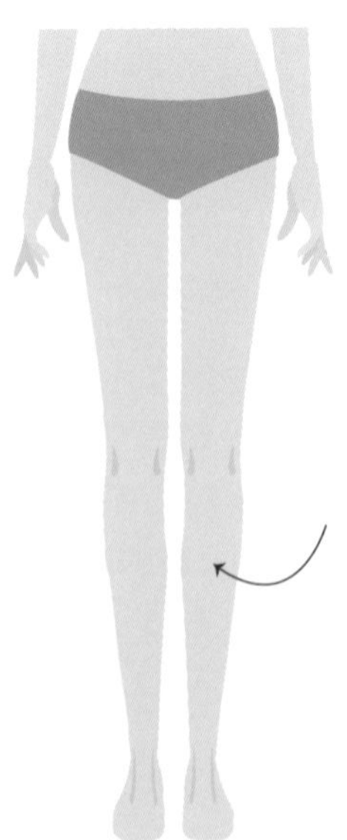

10 項額外叮嚀

+ 當肌肉抽筋時，要立即停下所有活動，並且往反方向伸展。即使這麼做不能解決根本問題，也無法完全止痛，至少也會達到舒緩的成效。如果持續抽筋，精油也可以幫助肌肉「放下屠刀」。
+ 想辦法提高溫度：熱敷袋、摩擦生熱、熱水澡等，都是很好的方法！
+ 如果經常在半夜抽筋，睡覺時可以想辦法把腳抬高，幫助血液循環。抽筋時，趕緊把腳伸到床下，就會馬上緩解許多。
+ 抽個不停？你需要鹼化一下了。綠色的蔬果富含「對抗抽筋」的礦物質（鈣、鎂、鉀），每一餐都要攝取。同時也要相對減少蛋白質、鹽和奶類製品。但也不要過於嚴格了，「均衡飲食」才是關鍵。
+ 小心菸酒過量。
+ 如果你是個運動好手，可以飲用適合的營養補給飲品（如運動飲料）。這些飲料是專為這一類不適調配的。請注意：不是每一種運動飲料都很好，它們也有可能引發消化問題。其他細節請參考〈運動〉（331 頁）。
+ 有些藥物會很容易「引發抽筋」，例如：治療心臟病（利尿）的乙型交感阻斷劑（β-blocker）。也要小心輕瀉劑（laxative）。
+ 大量飲水，最好是富含鈣和鎂的礦泉水。運動和氣溫高時，要喝雙倍的水。
+ 每天攝取 400mg 的海洋鎂，持續十天，接著每天攝取 200mg，直到不再抽筋，也可以繼續攝取，儲存更多鎂離子。
+ 孕期婦女只要多攝取鈣和鎂，就能遠離抽筋。

健康 5 步驟
1. 精油熱水泡澡。
2. 精油按摩。
3. 熱敷袋。
4. 飲用富含鎂離子的礦泉水。
5. 補充鎂。

每日自主療癒生活提案

日	精油按摩	營養補給：鎂（長期抽筋）	富含鎂／鈣的礦泉水	運動
抽筋當下	每 15 分鐘按摩一次，直到停止抽筋。	每日 4 粒（持續 10 天） 每日 2 粒（持續 2 個月）	1 公升	每日（至少）散步 30 分鐘-1 小時

股神經疼痛

請參考〈坐骨神經痛〉（312 頁）

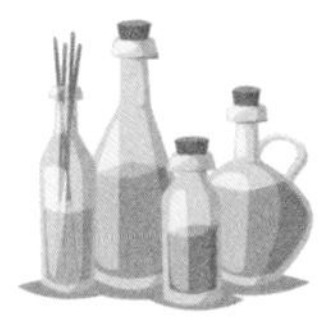

駝背（脊柱後凸）

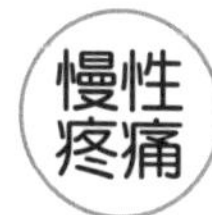

當脊椎的彎曲度過大，就是駝背（事實上，應該要稱之為脊柱過度後凸，不過也沒關係[19]）。造成駝背的原因很多，而且完全不是芳香療法涉及的領域，必須尋求醫療系統協助，但精油可以幫助緩解這種變形造成的背部、肩膀和手臂等部位肌肉收縮。無論如何，千萬不要灰心，只要年紀還輕，根據年齡、彎曲程度和治療方法，只要找對運動物理治療師（伸展、復健、強化肌耐力等），都是有可能完全矯正的。然而，四十歲以上就不太可能擺脫駝背了，如果聽從運動物理治療師的建議，儘管年歲已高，都有可能減緩變形的速度，找到一個完美舒適的生活模式。

19 從語言學的角度來看，脊柱後凸是正常的生理狀態，如果沒有一點自然彎曲的話，背部就會太直，變得較為脆弱和僵硬。只有在過於彎曲的時候，問題比較嚴重。

錯誤的站姿

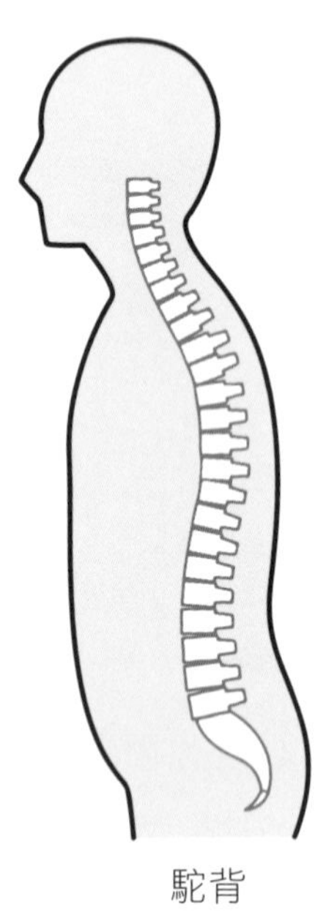
駝背

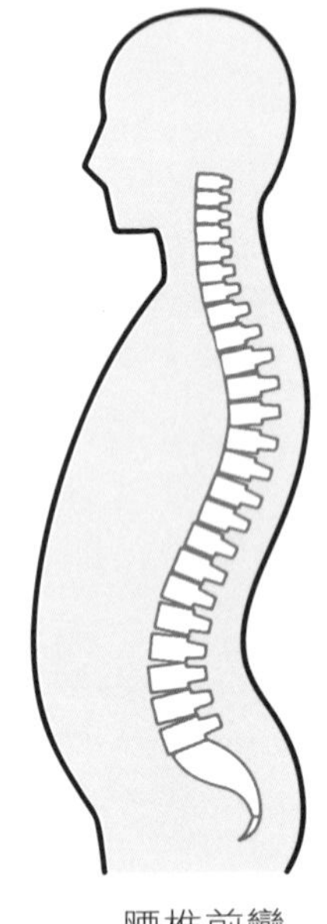
腰椎前彎

芳香療法對策

塗抹／按摩

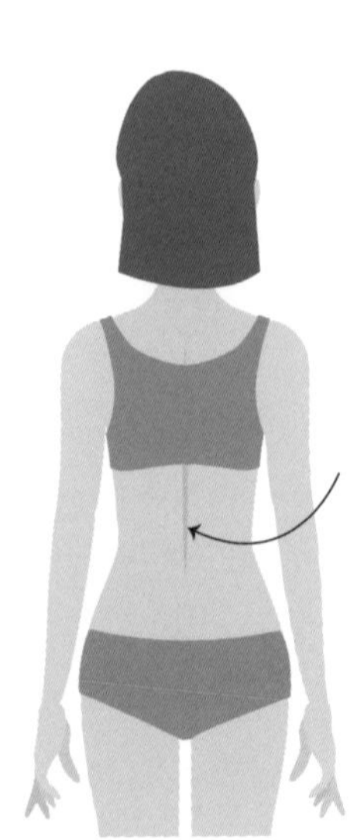

在 15ml 的玻璃瓶裡調和：

- 檸檬尤加利精油 15 滴
- 樟腦迷迭香精油 15 滴
- 龍蒿精油 15 滴
- 聖約翰草浸泡油 15ml

→從上背至下背，從脖子到腎臟，在整個背上滴 10 滴後按摩。

7 項額外叮嚀

+ 請運動物理治療師建議坐姿。現代大部分的椅子並不適合我們的脊椎，一點幫助也沒有。除此之外，也要經常站起來休息。沒有人天生適合坐在螢幕前八小時，更不用說脊椎過彎的人了。起身伸展，並走幾步。
+ 維持「對稱」：站立時兩腳踩好（而不是單腳用力），腳板放平，雙腿微微分開。
+ 小孩（大人也是）要學會選擇背包／手提包和如何正確使用，還有適當地運動等。
+ 肢體活動，甚至是運動都不可或缺。根據個人情況差異，你可能無法運用雙臂（如網球、滑步機等），可是強裂建議像跑步和其他主要運用下半身的運動，少量即可。三十至四十分鐘的運動就能放鬆肌肉，但若要鍛練肌肉，就得再增加運動量。再次強調：運動是治療駝背最好的方法，不要亂來就好。另外提醒，如果突然停止運動，或是更糟地，把運動的時間都拿來坐在螢幕前工作，脊椎彎曲的情況有可能再次惡化。
+ 年輕人也有可能因為姿勢不良導致駝背。例如：近視沒有即時矯正（眼鏡）就可能讓背部姿勢不正，最後導致變形。
+ 收縮的肌肉會不斷用力，因此產生許多乳酸，必須每天排除。特別是在疼痛發作時，每天要喝 1-2 公升富含碳酸氫鹽的礦泉水。除此之外，每餐也要攝取大量綠色蔬菜（酸鹼中和飲食）。
+ 頸椎彎曲的情況很少見，但也會引發劇痛，請找專家諮詢。

健康 5 步驟
1. 運動物理治療師。
2. 體能訓練（遵詢運動物理治療師的建議）。
3. 精油按摩。
4. 每日散步三十分鐘至一小時。
5. 伸展、運動。

每日自主療癒生活提案

日	精油按摩	運動	酸鹼平衡飲食（蔬果）+ 礦泉水（一瓶富含碳酸氫鹽、另一瓶富含鎂／鈣）
星期一	2 次	水中運動（游泳、水中律動、水中慢跑等）30 分鐘-1 小時	✓
星期二	2 次	快走 30 分鐘	✓
星期三	2 次	散步 1 小時	✓
星期四	2 次	散步 1 小時	✓
星期五	2 次	拉伸運動 30 分鐘	✓
星期六	2 次	瑜伽 30 分鐘	✓
星期日	2 次	跑步 30 分鐘-1 小時	✓

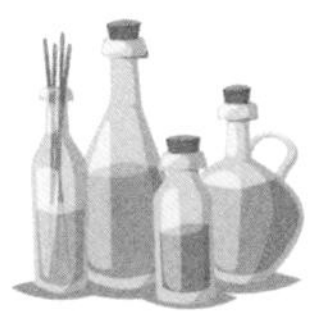

肌肉撕裂傷

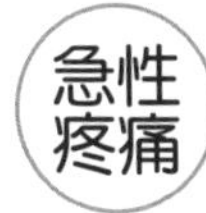

肌肉也有可能像張紙一樣被撕裂，指的是肌肉在過度用力後斷裂，最常發生在沒有經過正確訓練或沒有適當暖身的運動員身上。肌肉撕裂的疼痛非常劇烈，甚至可能讓人因此暈厥。所有的活動都應立即停止，用盡所有方式回到家就好……意外發生後幾天會看到皮膚表面出現瘀青。

芳香療法對策

塗抹／按摩

- 西洋蓍草精油 3 滴
- 胡椒薄荷 1 滴
- 山金車浸泡油 5 滴

→輕柔地按摩撕裂處，絕對不要用力按壓讓疼痛加劇。

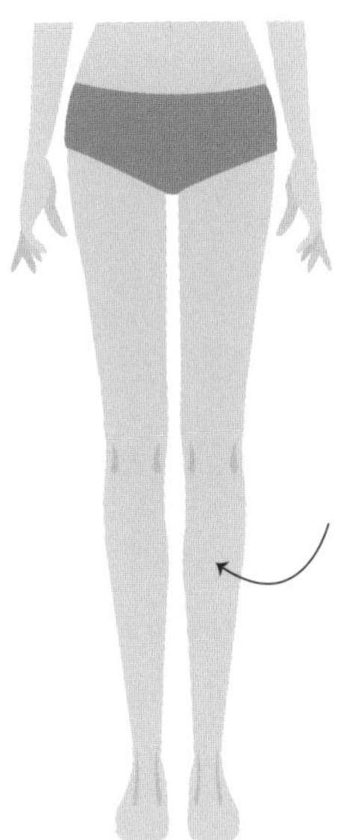

完整配方

塗抹／按摩

在 5ml 的玻璃瓶裡調和：

- 白珠樹（冬青）精油 10 滴
- 檸檬尤加利精油 10 滴
- 月桂精油 5 滴
- 胡椒薄荷精油 5 滴
- 義大利永久花精油 2 滴
- 山金車浸泡油 5ml

→在患處滴 6 滴，盡量小力地推開，24 小時內重覆 3 次。不須按摩，沒有必要再揉捏受到創傷的肌肉，這麼做只會讓情況更嚴重，纖維也會因此傷得更重，進而造成血腫。

→慢慢來，千萬不要弄痛自己。手部的溫度能讓精油更容易滲入皮膚。絕對不要讓溫度降低，太涼的房間裡或是有對流的地方都不好！

同場加映

植物藥學配方

Phytostandard 植物甘油萃取配方或 SIPF 新鮮植物完整萃取物。

❀ EG 白柳樹皮

→用 1 小杯水稀釋 1 茶匙，每日早、中、晚飲用，直到情況好轉。

4 項額外叮嚀

- 三日內都要完全休息。反正，你也沒有其他選擇。至於要恢復和從前一樣的體能活動，至少也要等上一個月。一般醫生也都會開立停止運動三至八週的證明。這一次，千萬別再粗心大意了！
- 一旦能恢復「正常」活動（不是指受傷前的「劇烈」運動，而是一般可以維持肌耐力的活動），一定要動起來，愈早活動，肌肉就能愈快復原、再生，也會縮短撕裂傷影響的時程。
- 務必諮詢運動物理治療師，不當治療可能會延長傷口復原的時間，或者引發其他併發症，造成受傷部位久久無法回復原來的狀態。
- 順勢療法的山金車能有效緩解疼痛。將三顆 9CH[20] 的山金車糖球放在舌下溶化，每日三次，持續一至兩個星期。

健康 5 步驟
1. 精油按摩。
2. 植物藥學：白柳樹皮。
3. 順勢療法：山金車 9CH。
4. 休息。
5. 逐漸回復各種活動。

20 CH 為順勢療法的劑量單位，9CH 代表 1 份 8CH 的材粉，加上 99 倍稀釋液。

每日自主療癒生活提案

日	精油按摩	體能活動
星期一	2 次	休
星期二	2 次	休
星期三	2 次	休
星期四	2 次	嘗試小動作
星期五	2 次	嘗試正常動作
星期六	2 次	溫和活動
星期日	2 次	重拾一項日常活動（維持肌力）

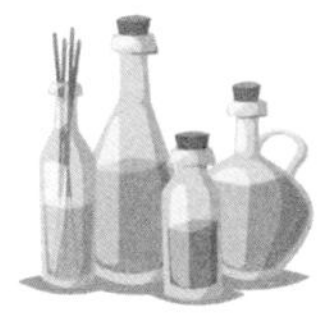

成長痛

每個人都曾遭遇過成長痛，特別是腿部（小腿、大腿、膝蓋）。三至六歲，以及八至十四歲處於成長高峰期的孩子特別容易感到疼痛。這個時期骨頭、肌腱和肌肉的成長快速，感到疼痛是正常的。對於某些孩子來說，這種疼痛非常困擾，特別是喜歡運動、活潑、柔軟度好的孩子，這種疼痛有點像是抽筋，但還是很容易分辨出來。成長痛也會干擾睡眠，因為夜晚正是生長激素分泌的高峰期。

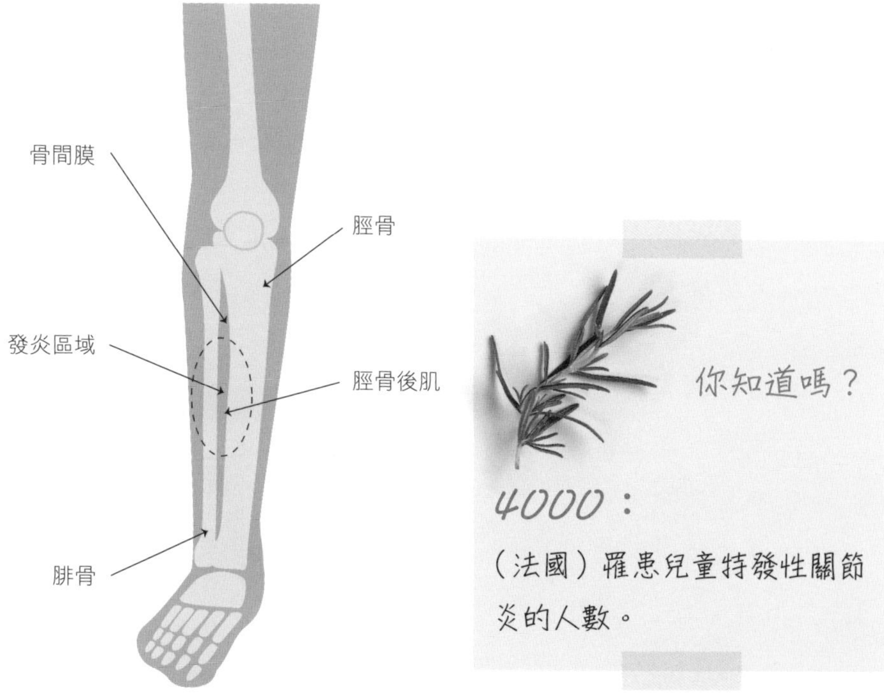

芳香療法對策

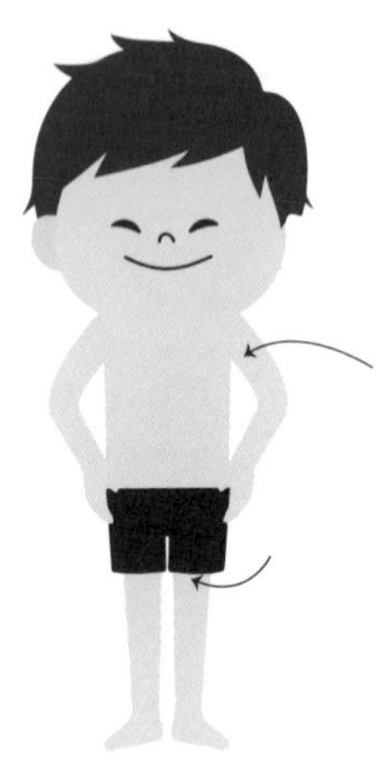

塗抹／按摩

3 歲以下

在 5ml 的瓶子裡調和：

- 檸檬尤加利精油 5 滴
- 山金車浸泡油 5ml

→早晨洗完澡後，以及晚間睡覺前，使用幾滴以上配方按摩疼痛的四肢（大腿、手臂）。

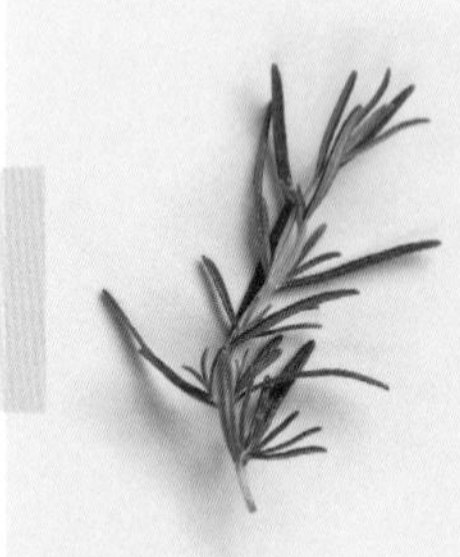

你知道嗎？

胎兒的腳在第三週至第十二週間就會開始發展，會一直長到成年。

6 歲以上

在手心調和：

- 檸檬尤加利精油 2 滴
- 樟腦迷迭香精油 2 滴
- 白珠樹（冬青）精油 2 滴
- 山金車浸泡油 1 茶匙

→每日用此配方緩慢深層地按摩疼痛處 2-3 次。

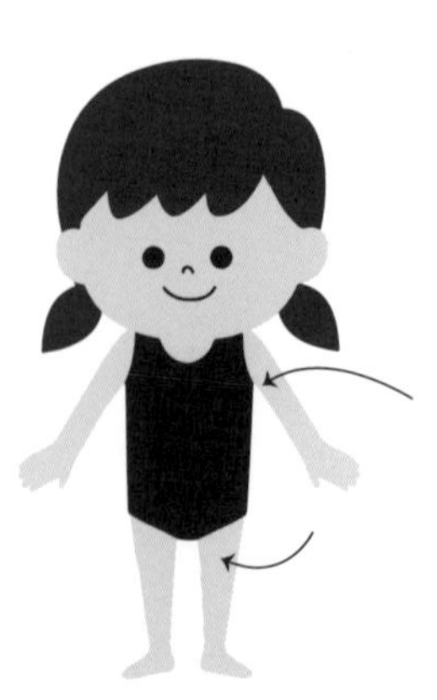

泡澡

- 檸檬尤加利精油 10 滴
- 沐浴基底油 1 茶匙

→混合精油和基底油，倒入已裝滿熱水的浴缸。晚間讓孩子泡在水中 20 分鐘，接著按摩後再入睡。

4 項額外叮嚀

+ 順勢療法的山金車能有效緩解疼痛。每日早晚給孩三顆 7CH 山金車糖球，連續四至五天，交待要讓糖球在嘴裡溶化。
+ 成長高峰期時（如果孩子經常喊痛），可以在晚上睡覺前為他按摩，提早預防疼痛，讓他一夜好眠。
+ 疼痛發作時，請用熱敷加精油緩解，例如：將熱敷袋擺在疼痛處，接著溫柔地按摩並安撫。精油的止痛分子在高溫的情況下更容易滲透。
+ 絕對不能停止活動，特別是成長期的孩子。他們比成人更需要活動。根據世界衛生組織的報告，五至十七歲的孩子每天需要六十分鐘長時且激烈的活動（是成人的兩倍），每個星期也需要三次提高肌力和骨頭耐力的活動。

健康 5 步驟
1. 精油按摩。
2. 順勢療法：7 CH 山金車。
3. 精油泡澡。
4. 孩子應該保持日常活動。
5. 安撫孩子「很快就會過去了」。

每日自主療癒生活提案

日	精油按摩／塗抹	體能活動
星期一	2 次	60 分鐘（如到公園玩、騎自行車、跑步等）
星期二	2 次	60 分鐘＋運動 1 小時（如柔道、足球、美式足球、網球、舞蹈等）
星期三	2 次	60 分鐘
星期四	2 次	60 分鐘＋運動 1 小時（如柔道、足球、美式足球、網球、舞蹈等）
星期五	2 次	60 分鐘
星期六	2 次	60 分鐘
星期日	2 次	60 分鐘＋運動 1 小時（如柔道、足球、美式足球、網球、舞蹈等）

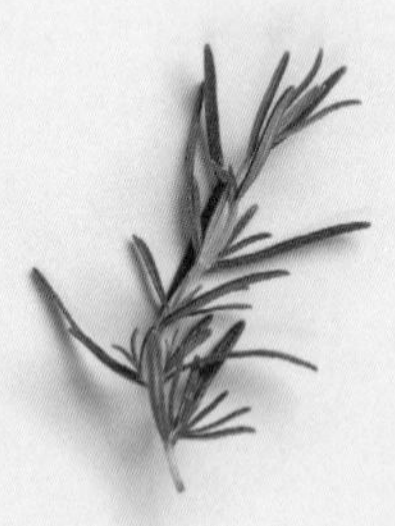

你知道嗎？

2 歲：

孩子的腳會是最終長度的一半。如果是穿 23 號鞋（註：這是歐碼，換算成腳長約是 15.5 公分），長大後就會是 46 號鞋。

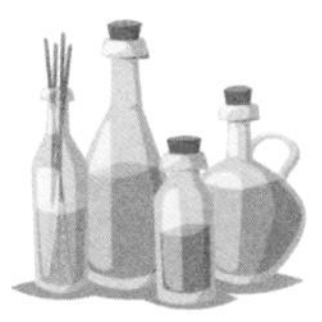

掌腱膜攣縮

掌腱膜攣縮會影響手掌的皮膚（有時腳底也會），導致手掌收縮。這種狀況是因為手掌和手指皮膚下的腱膜增厚導致，經常從無名指和小指間開始，有時兩隻手都會受到影響（有時不會）。通常很少甚至不會感到疼痛，可是繼續發展就會慢慢地導致手部殘障。在家就可以簡單測試：你可以在桌面上攤平手掌嗎？可以的話，恭喜過關，但還是要經常注意，如果有一天，你做不到這件事，就是不對勁了，要趕緊做出反應。不能攤平嗎？問題來了，掛號看診吧，唯一的治療法可能是動手術，必須冒著術後副作用的危險（如皮膚或神經受損、手術失敗、復發或是造成附近肌腱和神經創傷、感染、血腫、複雜性局部疼痛等）。在走到這一步前，可以先嘗試較為溫和的療法，儘管只是維持現況也好。

芳香療法對策

塗抹／按摩

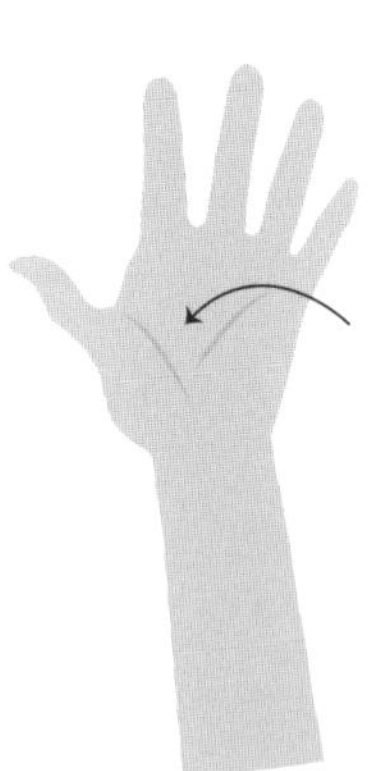

在手心調和：

- 義大利永久花精油 2 滴
- 岩玫瑰精油 2 滴
- 榛果油半茶匙

→每日早晚按摩手掌（如果雙手都有症

狀，就按摩雙手）。同時也伸展手指，幅度愈大愈好。

同場加映

保健品補給建議

・Omega3（深海魚油膠囊）

→主要的兩餐，隨餐取 3 粒 500mg 的膠囊，持續 2 個月，休息 2 個月後再重覆這個節奏。

・抗氧化綜合錠

→每天早上一片包含維他命 A、C、E、硒、鋅和高多酚的抗氧化綜合錠。

・有機口服矽

→每天早上 1 湯匙，在停止攝取 Omega3 的 2 個月期間服用。

3 項額外叮嚀

+ 糖尿病和肺部疾病都會增加罹患這種病症的機率，務必仔細治療。

+ 創傷也可能引發掌腱膜攣縮，特別是有這種「體質」的人（父母或祖父母曾有相關病史），請特別注意早期症狀。令人沮喪的是，如果有家族遺傳，手術後復發的機率會比較高。

+ 如果決定要動手術，就不要遲疑。收縮的情況愈嚴重，手術的效果打折率愈大。術後的復原期約為三個星期至三個月（情況單純的案例）。

健康 5 步驟
1. 精油按摩。
2. 有機口服矽。
3. Omega3＋抗氧化綜合錠。
4. 手指伸展操。
5. 認真治療一般疾病（如糖尿病……）。

每日自主療癒生活提案

日	精油按摩	活動
星期一	2 次	手掌攤平伸展，加上／或者熱水手浴
星期二	2 次	手掌攤平伸展，加上／或者熱水手浴
星期三	2 次	手掌攤平伸展，加上／或者熱水手浴
星期四	2 次	手掌攤平伸展，加上／或者熱水手浴
星期五	2 次	手掌攤平伸展，加上／或者熱水手浴
星期六	2 次	手掌攤平伸展，加上／或者熱水手浴
星期日	2 次	手掌攤平伸展，加上／或者熱水手浴

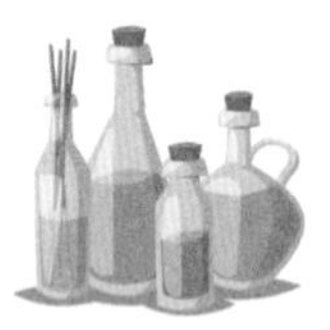

腳踝扭傷

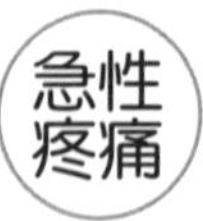

一般談到扭傷時，我們會認為是整個腳踝／腳板的關節受傷。可是對專家來說，指的是位於脛骨、距骨和踵骨間的外側韌帶受傷。總之就是很痛。腳踝扭到另一側，無法再踩地，或者必須很小心才能踩地。還能踩地的話就沒有很嚴重；完全無法踩地必須趕緊去急診，最好到大醫院（可能必須打石膏了）。

一般而言，腳踝扭傷的原因可能是因踩歪、扭轉（人行道沒做好）、著地姿勢不佳（如網球、羽毛球、馬術等），腳板輕微離開腿部，過度向外或向內轉。這種情況最好要找醫生診斷。此外，不要輕視小小的扭傷，沒處理好的話，有可能演變成「慢性」疼痛。

膝蓋也有可能扭傷（如足球、滑雪）。跟腳踝扭傷一樣，療法和預防方式也相同！

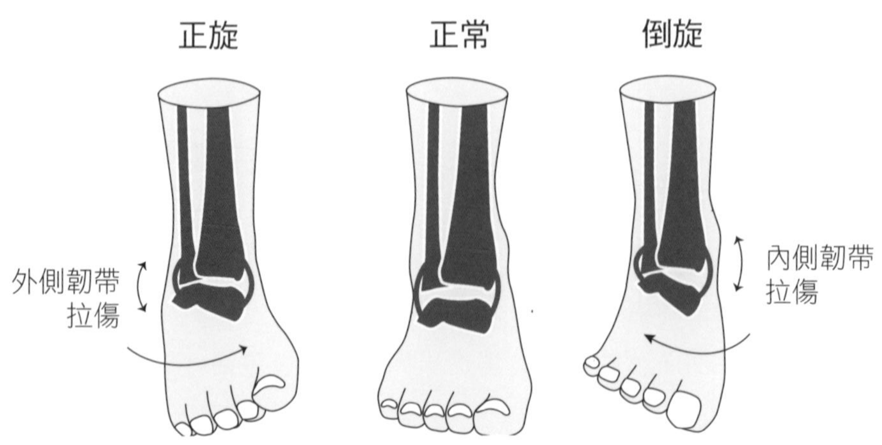

芳香療法對策

塗抹／按摩

在扁平的鵝卵石上滴：

- 義大利永久花精油 2 滴
  →放在腳踝上，受傷後 2 天內，每日 2-3 次

接著

在手心調和：

- 義大利永久花精油 2 滴
- 胡椒薄荷精油 2 滴
- 白珠樹（冬青）精油 2 滴
- 山金車浸泡油 1 茶匙
  →輕柔地按摩受傷的腳踝，每日 2-3 次
  →用繃帶固定腳踝，當然也要注意血液循環的問題。

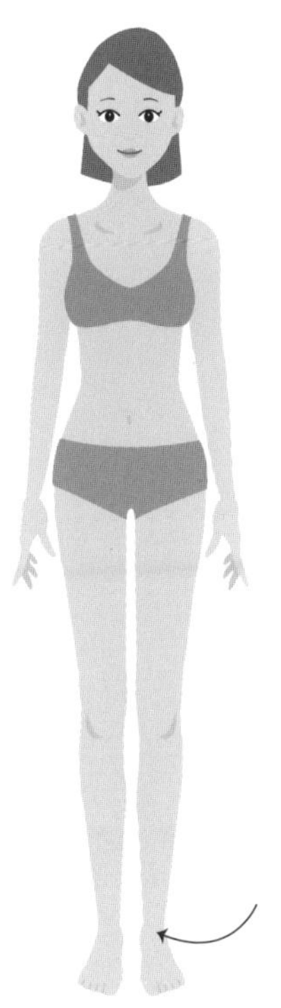

4 項額外叮嚀

+ 70%的腳踝扭傷是沒有大礙的，只是一點小傷而已，這裡提出的建議就足以療癒，過幾天你就可以再次跑跳嘻鬧了。
+ 扭傷時，務必讓腳踝休息，完全停止活動（不動），或是稍微活動（可以跛腳移動，但受傷的腳不能踩地，當然更不能把重心放在受傷的這一邊）。
+ 低溫、冰敷：盡快降低傷處溫度，接著盡可能維持規律（每日四次）冰敷，藉此消炎止痛。冰敷袋是最好的選擇。或者使用扁平的鵝卵石，可以搭配精油。或者兩個都用吧！

＋ 請注意：如果骨頭真的扭傷，一定要就醫、照 X 光等。扭傷有可能伴隨骨頭裂傷、阿基里斯腱斷裂，如果不即時治療，有可能帶來終身遺憾。

健康 5 步驟
1. 冰敷袋。
2. 精油按摩。
3. 繃帶固定腳踝。
4. 注意腳板的位置！
5. 謹慎挑選鞋子，排除不穩、鞋跟過高、鞋墊彎曲等的鞋。

每日自主療癒生活提案

日	精油按摩／塗抹	冰敷	活動
星期一	2-3 次	4 次	✓
星期二	2-3 次	4 次	✓
星期三	2-3 次	2 次	散步（情況允許的話）
星期四	2-3 次	✓	散步（情況允許的話）
星期五	2-3 次	✓	散步（情況允許的話）
星期六	2-3 次	✓	散步（情況允許的話）
星期日	2-3 次	✓	散步（情況允許的話）

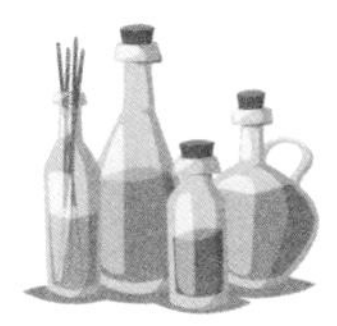

關節液滲出

也有人稱為關節腔積水，可能發生在好幾處的關節上，特別是膝蓋、腳踝、手腕和手肘。關節液由關節分泌，是一種潤滑液，讓肢體動作變得順暢外，也會潤澤關節並清除廢物。發生意外，例如：衝撞、重擊、跌傷或是骨關節炎和關節炎（或其他關節病變），甚至是器官疲勞時，關節液分泌會增加，有時甚至會分泌過度並積累在關節處，不再起作用。結果就是：腫脹、疼痛。因此，必須想辦法清除這個「小水袋」，緩解疼痛。比起消炎藥，精油按摩的效率更高，造成的傷害也比穿刺吸引來得小（這種方式無法根本治療，有可能會復發）。

小提醒：這種積水是良性的，可以透過精油按摩慢慢清除。

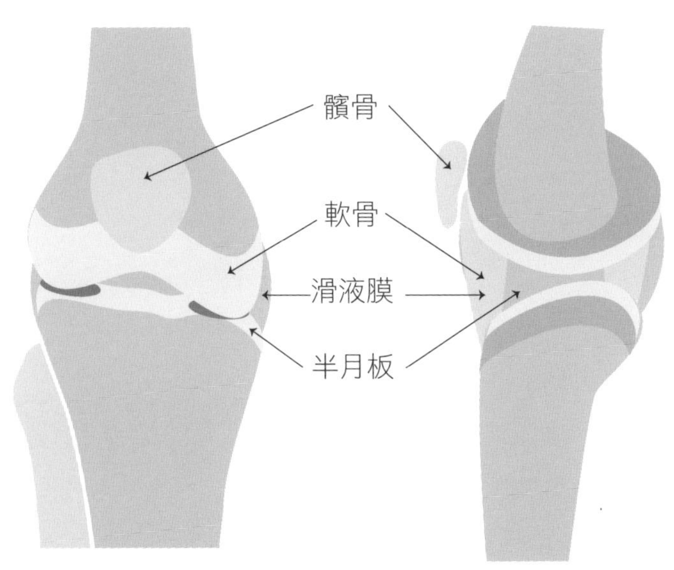

芳香療法對策

根據肇因（如斷裂、扭傷、關節炎、體重過重等），採取不同的對策。

如果是關節發炎引起

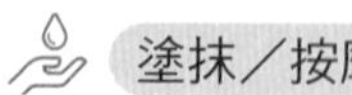

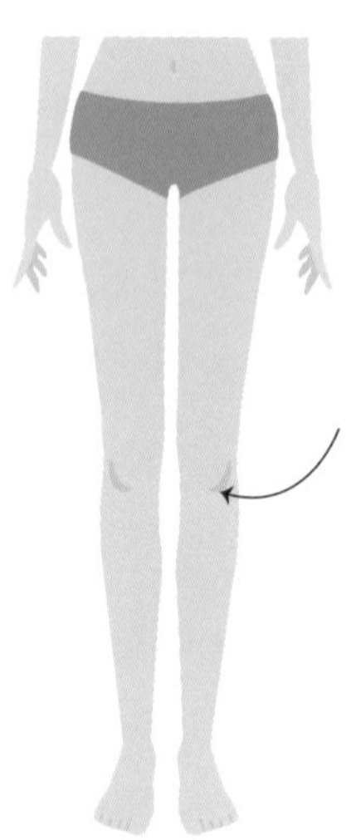

在 5ml 的滴瓶裡調和：

- 義大利永久花精油 15 滴
- 杜松精油 15 滴
- 白珠樹（冬青）精油 30 滴
- 榛果油 5ml

→在腫脹的關節上滴 10 滴，輕柔緩慢地按摩，每日兩次。

→取一片敷料，沾溼後滴上 5 滴義大利永久花精油，敷在患處 10 分鐘。每日兩次。

如果是骨關節炎引起：請參考 134 頁

塗抹／按摩

在 5ml 的滴瓶裡調和：

- 卡塔菲精油 15 滴
- 義大利永久花精油 15 滴
- 檸檬尤加利精油 30 滴
- 聖約翰草浸泡油 5ml

→在腫脹的關節上滴 10 滴，輕柔緩慢地按摩，每日兩次。

♨ 泡澡

- 卡塔菲精油 15 滴
- 沐浴基底油 1 茶匙

→倒入已準備好熱水（38.5℃）的浴缸，泡澡 20 分鐘，出浴後不必沖洗。每隔一天 1 次，直到不再積水。

｜同場加映｜

泥敷

綠黏土（註：也有人稱綠石泥）

→塗上一層厚厚的綠黏土。用棉質繃帶纏住 2 小時。每日早晚各一次，直到不再積水。

6 項額外叮嚀

＋ 體重過重只會讓情況加劇，請試著減重。

＋ 如有發炎反應，一定要冰敷；反之，如果是要消腫，就要使用熱敷。

＋ 讓受傷的部位休息是理所當然的事，但靜止不動也不是好事，畢竟此時已大幅降低滑液的流動性。這時候更應該動起來，緩和但確實地動起來，當然也要避開會作用在受傷的關節上的激烈活動。如果是膝關節或腳踝滲出關節液，也別想著要站到馬拉松的起點上！

＋ 關節液（滑液）裡包含水分、礦物質和蛋白質，滲出時就必須馬上排除。排水、再排水，按摩、自主按摩、水中行走等。

+ 如果你是運動愛好者，務必先熱身。貿然開始運動，會讓關節受到嚴重傷害。熱身時，關節會開始分泌滑液，流動性也會變高，因此會讓動作變得較為順暢，幅度也會變大。熱身運動包含彈震式伸展，鮮為人知卻極為重要。作法是雙腳交替踢到空中，並模擬待會兒正式運動時會用到的動作（雙臂也一樣）。這個動作能預告肌肉、肌腱和關節，避免用力時變得僵硬，進而保護關節。
+ 腱鞘囊腫是充滿滑液膜分泌物的囊腫。無論是源自於關節或腱鞘，都算是一種疝氣囊。除了使用夾板（特別是夜間）盡量休息外，不需要做其他治療。這類型的囊腫通常會發生在手上（手腕、手指）。因為形狀奇怪而且僵硬，看起來很可怕，但其實沒有大礙。幾年後囊腫會自行消失，不要碰觸、無需按摩，不要在意它就好了！

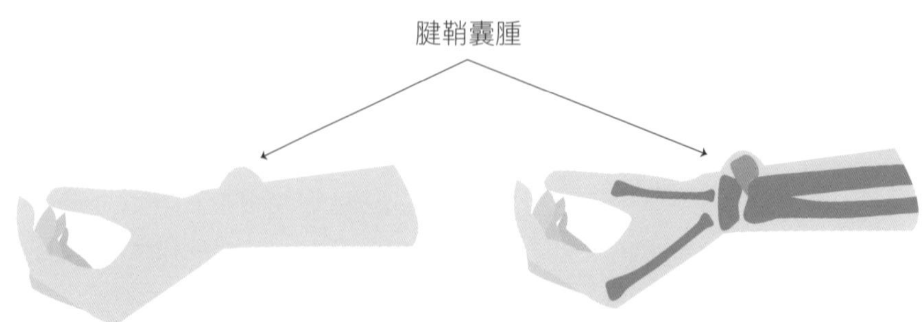

健康 5 步驟
1. 冰敷袋或熱敷袋。
2. 精油按摩。
3. 精油泡澡。
4. 精油外敷。
5. 綠黏土泥敷。

每日自主療癒生活提案

日	精油按摩／塗抹	精油外敷	精油泡澡
星期一	2 次	2 次	1
星期二	2 次	2 次	0
星期三	2 次	2 次	1
星期四	2 次	2 次	0
星期五	2 次	2 次	1
星期六	2 次	2 次	0
星期日	2 次	2 次	1

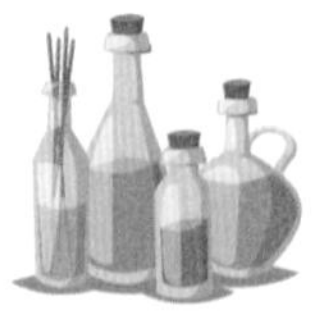

肱骨外上髁炎
（網球肘、高爾夫球肘等肘部肌腱炎）

網球肘其實可能發生在任何一處的肌腱，只要過度使用就會引發。症狀是很詭異的疼痛感，就連休息的時候也會痛，碰觸該部位或做出動作時會特別疼痛。可憐的肌腱，我們其實很少關注它，可是因為它，肌肉才能和骨頭相連，但要到我們真的過度使用時，才會提醒我們它的存在。我們在運動前，會想到肌肉、骨頭，甚至水瓶，但誰會想到肌腱的問題呢？其實一天的園藝工作或公共交通罷工對肌腱來說都會影響很大。它們的確很強壯（阿基里斯腱可以承重三百公斤！），可是卻不太柔韌，這是肌肉的工作。而且它們需要水分才能分泌有止痛效果的潤滑液，所以水分攝取不足的運動員才會容易得到疼痛萬分的肌腱炎。

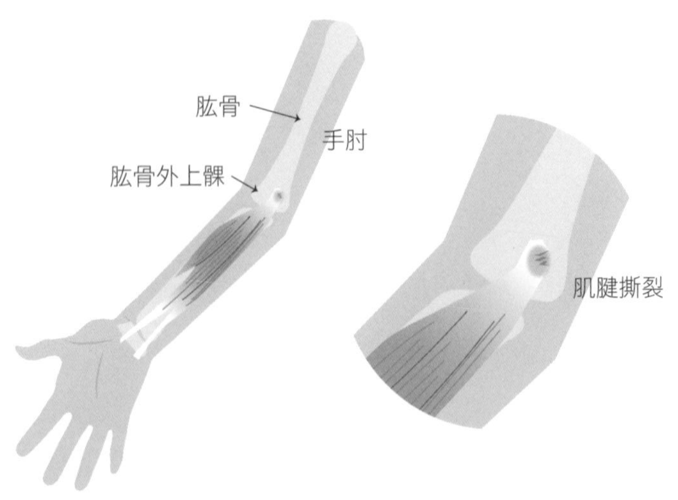

芳香療法對策

塗抹／按摩

- 白珠樹（冬青）精油 2 滴

→把精油滴在疼痛的肌腱上，絕對不要用力，以免疼痛加劇。

完整配方

塗抹／按摩

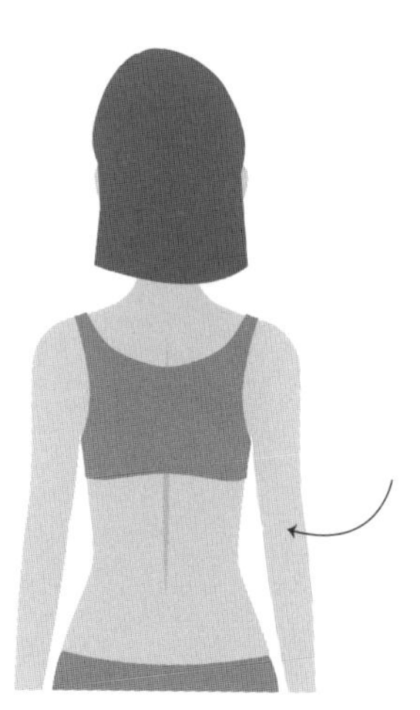

在 5ml 的滴瓶裡調和：

- 白珠樹（冬青）精油 10 滴
- 檸檬尤加利精油 10 滴
- 樟腦迷迭香精油 5 滴
- 義大利永久花精油 5 滴
- 胡椒薄荷精油 3 滴
- 山金車浸泡油 2ml
- 聖約翰草浸泡油 5ml

→每日在疼痛的部位使用 2-3 次，直到痊癒。搭配深層按摩（肌腱難以觸及，必須特別按入）但不能太用力，垂直按壓肌肉。

6 項額外叮嚀

＋ 你愛惜你的肌腱嗎？那就應該妥善照顧：

— 記得暖身。

— 攝取足夠的水分。

— 別讓血糖過低（口袋裡一定要帶著杏仁糖或一點果乾）。

— 選擇合適的裝備（如鞋子、自行車、球拍等），而不是強迫自己適應它們！
— 減少重複性動作。

+ 避免單肩背過重的包包。
+ 根據個人活動選擇療癒方案（預防與治療）。如果長時敲打鍵盤，手肘與手腕絕對首當其衝。
+ 妥善治療肌腱炎，絕對不要拖延成慢性肌腱炎，長期以往，肌腱可能會變得脆弱，甚至斷裂。那可就……。
+ 每一個肱骨外上髁都有特殊的伸展方式。
+ 也可以參考〈運動〉（331 頁）

健康 3 步驟
1. 精油按摩。
2. 多喝水。
3. 適當的伸展運動。

每日自主療癒生活提案

日	精油按摩	伸展運動
星期一	2 次	✓
星期二	2 次	✓
星期三	2 次	✓
星期四	2 次	✓
星期五	2 次	✓
星期六	2 次	✓
星期日	2 次	✓

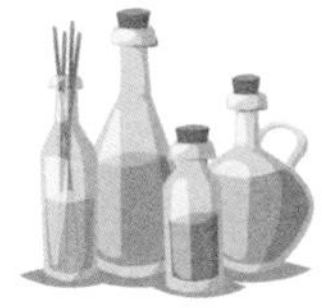

慢性疲勞
（症候群）

慢性疲勞症候群在醫學上也稱為肌痛性腦脊髓炎（EM），正如其名所示，會讓人極度疲憊。不只如此，這種疲憊會伴隨強大的不適、強烈的無力感（和抑鬱症患者不同，慢性疲勞的患者渴望做一些事，但因為體力不足而無法執行）、只能儲備少量「燃料」（稍微出一點力就會累癱）、睡眠品質不佳等，當然還有疼痛，這就是我們要談的。各年齡層的婦女是主要受影響的對象，男性也無法倖免。它被歸在神經系統疾病，而本書中主要處理關節和肌肉的症狀。引發慢性疲勞的原因仍是未知，但科學研究傾向是一種病毒或細菌感染導致免疫力下降。它來得很突然，患者會感到極度疲勞與不適、身體也很疲弱。一般而言，症狀會在兩年後逐漸消失，五年後就幾乎沒有了。雖然不代表沒有復發的可能，但至少會緩解許多。面對這種病症，患者的首要目標是：自主療癒。換句話說，要學著（重新）認識自己，學會分配自己的力氣，更合理地安排每日行事，在最有精神的時刻完成任務（一般是介於十點到十四點間），遵循固定的生活節奏（三餐、睡眠、盥洗），創造一個真正舒適的規律。

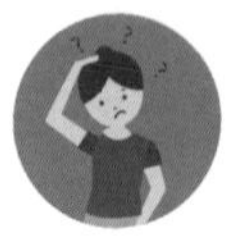

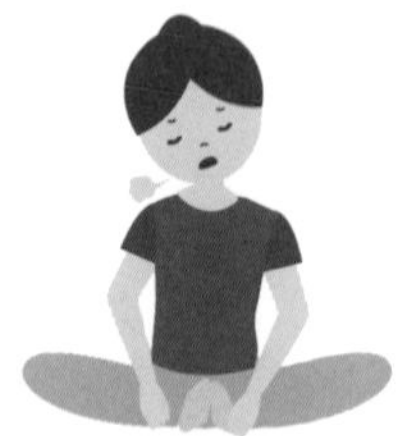
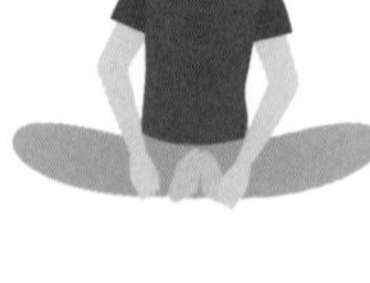

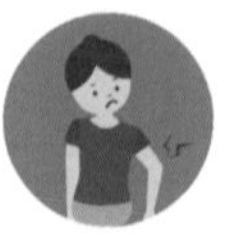

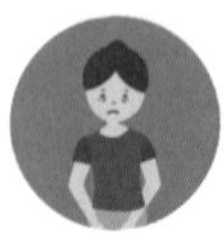

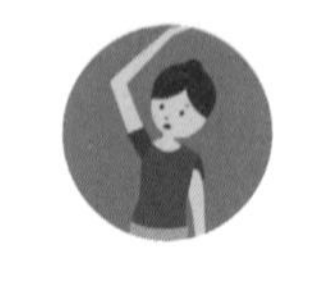

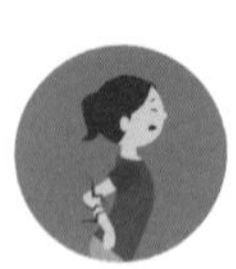

芳香療法緩解疼痛對策

塗抹／按摩

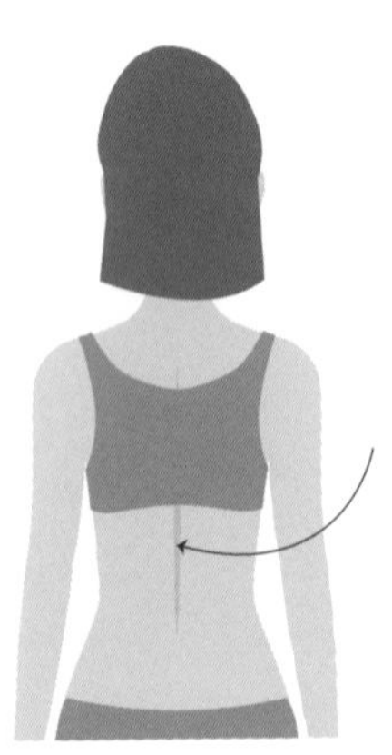

在 5ml 的滴瓶裡調和：

- 樟腦迷迭香精油 10 滴
- 龍蒿精油 5 滴
- 義大利永久花精油 5 滴
- 月桂精油 10 滴
- 卡塔菲精油 10 滴
- 榛果油 5ml

→自主按摩，或者更理想的是請人幫忙按摩，每次 10 滴，每日 2-3 次。

＋（補充能量）

→早晨淋浴後在腎臟四周（如右圖）滴 2 滴黑雲杉精油，順便輕拍幾下。

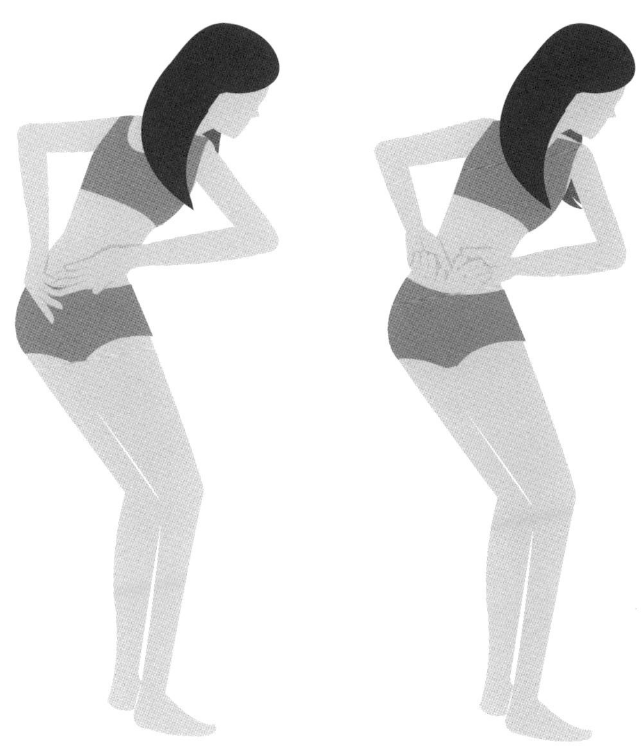

泡澡

調和：

- 白珠樹（冬青）精油 5 滴
- 檸檬尤加利精油 5 滴
- 海岸松精油 5 滴
- 沐浴基底油 1 茶匙

→準備好浴缸內的熱水（38.5℃）後倒入。泡澡 20 分鐘，出浴後不必沖洗。每星期 2-3 次。

| 同場加映 |

保健品補給建議

・100mg 的輔酶 Q10

→早餐隨餐 1 錠

・500mg 的 Omega3（深海魚油膠囊）

→每日 4 粒

植物藥學配方

攝取植物甘油，排毒、止痛、補充能量。

❀ EG 林生玄參

❀ EG 薑黃

❀ EG 黑醋栗

❀ EG 白柳

以上成分混合至 200ml

→用 1 小杯水稀釋 1 茶匙，每日早、晚飲用，每月 20 天。

10 項額外叮嚀

+ 傳統藥物對大部分的案例而言都無效。
+ 關節的疼痛並非發炎引起，而是關節與肌肉僵硬引發，服用消炎藥是沒有用的。
+ 患者會變得疲憊、敏感、緊繃，但不會感到抑鬱。因此服用抗憂鬱藥物也沒有用！
+ 患者的睡眠不會有休息的作用。服用安眠藥沒有用！建議在晚間服用一錠褪黑激素，持續三週。
+ 不建議進行（激烈）運動：過度消耗體力會產生更強烈、更持久的疲憊感。所以，還是要避免一下較好。可是，也別忘了，體能活動的確能有效緩解患者的症狀，改善 60%的狀況。

+ 每個人的情況不同，只有你自己才能決定能做到哪裡。簡單地繞著房子附近快走一圈也是個很好的開頭。請注意：只有動起來才能避免肌肉流失引發更大的疲憊感。
+ 最好能有長時間休息的時間，並且避開本來就會讓你疲憊的因素，例如：噪音、背景音樂、酒精、菸草、晚間和朋友聚會、會有時差的長途旅行、過度工作等。
+ 避免攝取咖啡因和任何刺激性的東西，以免神經元受到「鞭笞」，身體卻沒有力氣反應，這種情況會讓你更失落。
+ 極度疲勞也有可能和其他原因有關（如癌症、類風溼性關節炎、低血壓等），醫生會試著排除所有其他的可能，所以慢性疲勞症候群有時需要好一段時間才能確診。
+ 慢性疲勞的疼痛和纖維肌痛症（203 頁）差不多。
+ 感覺沒有什麼能阻止疲勞侵襲，睡眠（無法恢復體力）、假期、靜坐、維他命等，全都無效。千萬不要失去希望，還有其他可能有用的方法，例如：注意食物的升糖指數、攝取乳酸發酵和富含益生菌纖維的食物（對腸道菌群有益）、每當口腔／陰道／尿道／消化道／呼吸道受到感染時趕緊以芳香療法緩解等，這些都可幫助免去抗生素治療（抗生素可能會讓腸道菌群失調，對患者來說並不是好事），阻斷感染（會讓你筋疲力盡）。

健康 5 步驟
1. 精油按摩與沐浴。
2. 植物藥學：黑醋栗和止痛植物。
3. 輔酶 Q10。
4. Omega3。
5. 體能活動。

每日自主療癒生活提案

日	精油按摩	精油泡澡	營養補給 Omega3＋植物萃取＋微量元素	體能活動
星期一	3 次	✓	✓	散步 30 分鐘
星期二	3 次	休	✓	自行車 30 分鐘
星期三	3 次	休	✓	游泳 30 分鐘
星期四	3 次	✓	✓	熱水中行走 30 分鐘
星期五	3 次	休	✓	散步 30 分鐘
星期六	休	休	✓	自行車 30 分鐘
星期日	3 次	✓	休	游泳，或熱水中行走*30 分鐘

*家裡如果沒有溫水游泳池或是不住在溫暖的海邊，就以自行車或散步 30 分鐘取代。

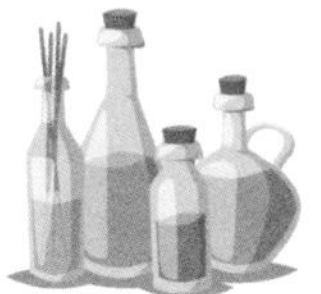

纖維肌痛症／風溼性多發性肌痛症

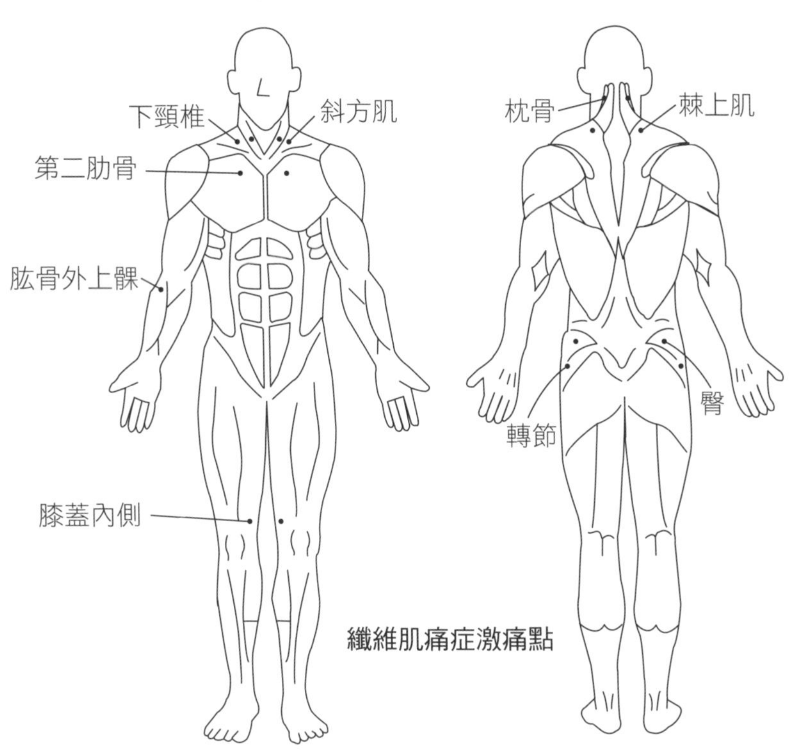

纖維肌痛症激痛點

纖維肌痛症是一種慢性疾病，患者二十四小時都會受疼痛所擾，特別是身上的十八個激痛點，除此之外，腸胃也會變得急躁，還會感到非常疲憊。90%的患者為女性，通常在六十歲以下。患者承受非常強烈的疼痛，有時就像受到創傷，而一般的檢查（如 X 光、抽血）看不出所以然，就好像「沒有什麼事」一樣。但完全不是這麼一回事，有時心理創傷（如情緒衝擊、工作倦怠、憂鬱等）看起來是纖維肌痛症的誘因，事實上情況可能完全相反。無論如何，最重要的就是想辦法緩解。按摩時使用精油可以更舒服，特別是背部。患者的睡眠無法達到恢復體力的效果，身體會因此更加疲憊。起床時會覺得全身僵硬痠痛。還有肚子也會感到不適，消化道、泌尿系統也因此受到牽連。真是令人沮喪的慢性病症。

芳香療法對策

泡澡

- 月桂精油 5 滴
- 白珠樹（冬青）精油 5 滴
- 檸檬尤加利精油 5 滴
- 沐浴基底油 1 茶匙

→混合精油與基底油後，倒入準備好熱水的浴缸中（38.5℃），泡進水裡 20 分鐘。出浴後不必沖洗。每個星期 3 次。

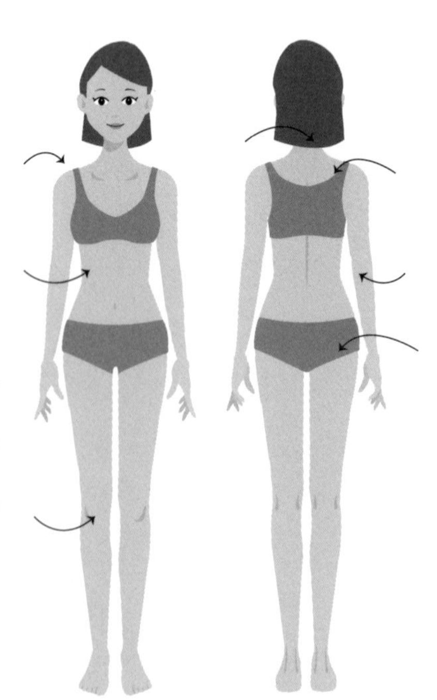

塗抹／按摩

在 5ml 的瓶子裡調和：

- 樟腦迷迭香精油 10 滴
- 月桂精油 10 滴
- 白珠樹（冬青）精油 10 滴

- 山金車浸泡油 5ml

  →使用 10 滴按摩痛處，每日兩次

+

口服

- 月桂精油 1 滴
- 橄欖油或蜂蜜 1/4 茶匙

  →把精油滴在橄欖油或蜂蜜上，早晚各吃 1 次，每個月 10 天。月桂精油可以調節免疫力。

| 同場加映 |

植物藥學配方

Phytostandard 植物甘油萃取配方或 SIPF 新鮮植物完整萃取物。

❀ EG 林生玄參

❀ EG 薑黃

❀ EG 白柳樹皮

以上成分調至 100 或 200ml

→用 1 小杯水稀釋 1 茶匙，每日早、晚飲用，每個月服用 3 個星期，持續 2 個月。每年以 2 個療程為限。

→症狀嚴重時，連續 10 天，每天 3 茶匙。

保健品補給建議

・Omega3（深海魚油膠囊）

→每天服用四顆 500mg 的膠囊，必須含有 EPA 才能保證消炎效果。每兩個月休息兩個月。

・抗氧化綜合錠

→每天早上一片包含維他命A、C、E、硒、鋅和高多酚的抗氧化綜合錠。

9項額外叮嚀

+ 追蹤肇因，絕不放棄。醫生會幫助你尋找，但有時你還是會覺得很無助。千萬別放棄，繼續尋找。今日，我們可能已經有一些線索，如腸道菌群、病毒性疾病、自體免疫疾病等都有可能。還有對某些食物（如麩質、乳糖等）不耐，也可能引發身體疼痛，進而變成纖維肌痛症。無論如何，看起來都會干擾人體對疼痛的感知，所以必須驅逐它們。
+ 幾乎100%的患者表示傳統的醫療方式（如止痛藥、抗抑鬱等）完全無效，而且還會有副作用。不如參考本書的建議，或者請復健科醫師協助，找回相對舒適的生活。
+ 不要排斥其他精油的「附加」效果，如可以舒壓的薰衣草（聞嗅）。
+ 活動絕對是有幫助的。你也許不想動，但這麼做會讓你舒服一些，而且能提升睡眠品質、安撫情緒。先從慢慢散步開始，等到覺得準備好了，就可以走快一點、騎自行車、游泳、水中跑步（或其他做得來的運動）選擇對你來說最簡單的，然後慢慢增加強度和密度。放棄所有會引發疼痛的運動，如跳躍或強度很大的動作。想像愈努力運動，身體就會分泌愈多有止痛作用的腦內啡，快樂感也會愈強烈，絕對值得。
+ 甚至可以嘗試「真的運動」，別忘了靜止不動只會加重病情，把你捲進疲勞的惡性循環之中，失去肌肉，疼痛加劇等後果。

+ 疼痛因人而異，還有環境、氣候、睡眠不足、壓力、寒冷、溼度等都會有影響！
+ 陽光和溫暖會讓你感到舒適，放鬆肌肉。可以來個桑拿、土耳其浴或精油熱水澡。
+ 根據一項發表在《疼痛研究期刊》（Journal of Pain Research）裡的研究成果顯示，每個星期至少練兩次瑜伽，持續兩個月後可以有效降低疼痛和壓力。如果你願意開始這場冒險，改善你的身體狀況，也別只做兩個月，應該持之以恆！最近有個健身教練這麼說：「當你罹患慢性疾病，或是疼痛纏身時，你可能感到無力，或是無法進行你最喜歡的運動（如跑步、馬術、滑雪等），這時，瑜伽可以拯救你，修復你。」好一句箴言！當然了，一定要跟隨教練才行。
+ 風溼性多發性肌痛症（PMR）主要發生在五十歲以上的人身上，特別是女性。這種症狀特別會影響脖子、肩膀、腰部和大腿的肌肉，但也有可能延及膝蓋、手腕、手掌和腳板。患者會感到非常疼痛，肌肉僵硬，起床時特別嚴重（穿衣服真不方便！），過一段時間就會好轉。還有疲倦、感覺「不太對勁」、夜間盜汗也都是症狀之一。最好的狀況下，這些症狀會在二至三年後消失，但也有可能變成慢性疾病，偶爾發作，時好時壞。一般

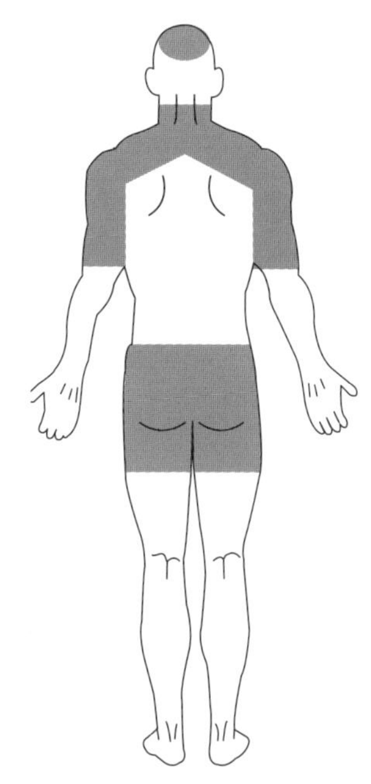

PMR：疼痛部位

醫生會開立可體松一類的消炎藥，和纖維肌痛症不一樣的是，風溼性多發性肌痛症是一種自體免疫疾病（纖維肌痛症的肇因則有待討論）。而和其他關節風溼不同的地方是，它發作時不會傷害關節。治療這種疾病的芳香療法和纖維肌痛症使用的精油一樣。

健康 6 步驟
1. 精油泡澡。
2. 精油按摩。
3. 止痛植物。
4. Omega3＋抗氧化綜合錠。
5. 體能活動＋瑜伽。
6. 口服精油。

每日自主療癒生活提案

日	精油按摩	精油泡澡	營養補給 Omega3＋抗氧化＋植物萃取＋微量元素	體能活動	口服精油
星期一	3 次	✓	✓	散步 30 分鐘	1 滴兩次
星期二	3 次	休	✓	自行車 30 分鐘或瑜伽	1 滴兩次
星期三	3 次	休	✓	游泳 30 分鐘	1 滴兩次
星期四	3 次	✓	✓	熱水中行走 30 分鐘	1 滴兩次
星期五	3 次	休	✓	散步 30 分鐘	1 滴兩次
星期六	休	休	✓	自行車 30 分鐘或瑜伽	1 滴兩次
星期日	3 次	✓	休	游泳，或熱水中行走*30 分鐘	1 滴兩次

*家裡如果沒有溫水游泳池或是不住在溫暖的海邊，就以自行車或散步 30 分鐘取代。

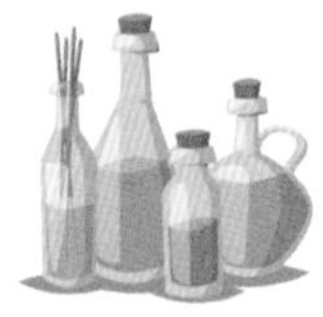

骨折／疲勞性骨折（壓力性骨折）

骨折簡單來說就是骨頭斷裂。可以說有點嚴重，有點複雜，可是無論如何，最需要的就是足夠的修復時間（接合：兩個骨頭重新「接上」）和癒合時間（重塑：骨頭重拾力量，恢復耐力和原本的特性）。

疲勞性骨折（或稱壓力性骨折）不是真的骨頭斷裂，而是因為反覆的運動後骨頭承受太大的壓力而產生裂縫，主要發生在過度訓練的運動員身上，過度訓練、比賽過多，特別是賽跑。在長時且強度過大的運動後（如越野、馬拉松等），疼痛就會找上門。或者也可能發生在增加戶外跑步的次數之後（每月兩次增加到每星期兩兩次）。如果鞋子不合適、減震的能力不佳（或是減震的位置不對）或者運動員的體重過重都會讓情況變糟。而且這種疼痛也會在重拾運動後復發。疲

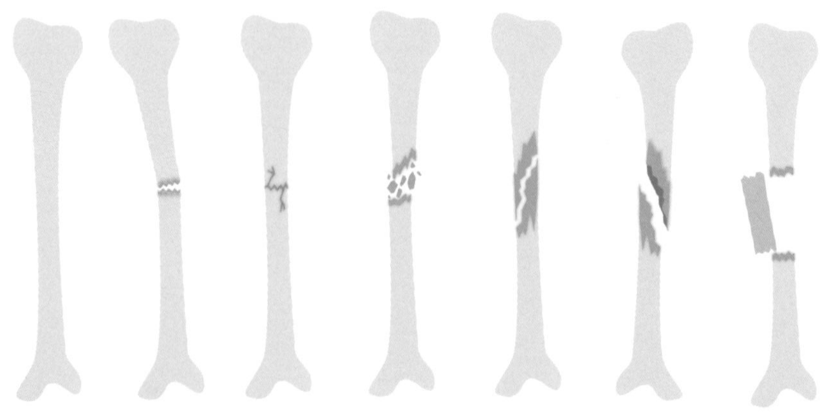

勞性骨折（或者說裂縫）非常細微，從 X 光上幾乎看不到，除了禁止跑步外，到痊癒之前都只能靜待骨頭自行修復，沒有其他辦法，你需要的是耐心和時間。

｜芳香療法對策｜

直接塗抹／按摩（止痛）

在 5ml 的滴瓶裡調和：

- 白珠樹（冬青）精油 20 滴
- 月桂精油 20 滴
- 山金車浸泡油 5ml

→使用 10 滴按摩痛處，每日兩次。

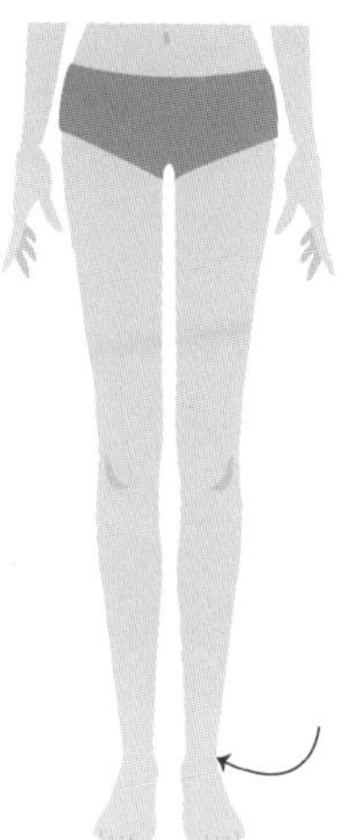

｜同場加映｜

植物藥學配方（幫助癒合）

Phytostandard 植物甘油萃取配方或 SIPF 新鮮植物完整萃取物。

❀ EG 問荊

❀ EG 蕁麻

以上成分混合至 150ml

→ 用1 小杯水稀釋 1 茶匙，每日早、晚喝下，持續 2 個月。

保健品補給建議

・鈣／鎂

→每日補充含鈣／海洋鎂的「強骨」保健食品。

＋

・有機口服矽

→每日早晚各 2 湯匙，持續 2 個月。

＋

・天然維他命 C（如西印度櫻桃）

→每日 3 克

5 項額外叮嚀

＋ 骨頭和身體的其他部位一樣，都是有生命的，所以也會受到特定因素影響。抽菸就是它的死敵，吸菸者的骨頭修復速度較一般人慢。

→多休息。人體在睡覺時，或至少在休息時會自行修復。不休息就不能修復。

＋ 飲食健康是最基本的要素。骨骼修復需要許多額外的養分，包含瘦蛋白、綠色蔬果和礦物質都是很好的成分。前文建議的保健食品則能加速修復，何不試試呢？

＋ 安分一點。如果醫生囑咐打上石膏、拐杖或其他輔助器具，務必聽從醫生建議，不要擅自縮短療程。如果把醫生的話拋諸腦後，可能會導致嚴重的後果，甚至讓你悔不當初。當然了，某些狀況下，完全休息是必要的，但有些時候（腰部疲勞性骨折）患者可以進行溫和的水中運動。實際情況按照個案情形而定，只有醫生才能決定。

＋ 醫生點頭放行後，你可以慢慢重拾喜愛的活動。毫無疑問，還是得在合理的範圍內。種什麼因得什麼果，重複相同的劇烈運動只會再次迎來疲勞性骨折而已。

健康 5 步驟

1. 精油按摩。
2. 植物藥學：問荊、蕁麻。
3. 有機口服矽。
4. 維他命 C＋鈣／鎂。
5. 良好的生活習慣（如飲食、睡眠等）。

每日自主療癒生活提案

日	精油按摩	精油泡澡	營養補給 植物萃取＋微量元素	體能活動
星期一	3 次	✓	✓	散步 30 分鐘
星期二	3 次	休	✓	自行車 30 分鐘
星期三	3 次	休	✓	游泳 30 分鐘
星期四	3 次	✓	✓	熱水中行走 30 分鐘
星期五	3 次	休	✓	散步 30 分鐘
星期六	休	休	✓	自行車 30 分鐘
星期日	3 次	✓	休	游泳，或熱水中行走*30 分鐘

*家裡如果沒有溫水游泳池或是不住在溫暖的海邊，就以自行車或散步 30 分鐘取代。

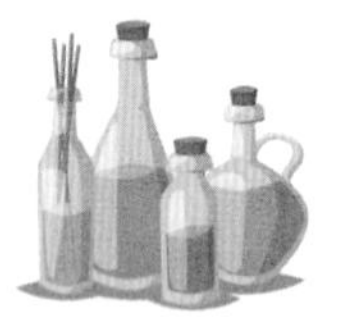

痛風

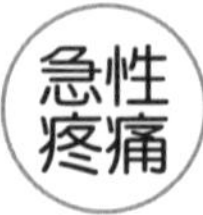

痛風指的是一種急性關節炎，因為關節中的尿酸過多而引起，經常發生在腳部大拇指。發作時腳趾會腫脹、極度疼痛（痛苦不堪）、僵硬、發熱，有時甚至會讓人動彈不得。如果是大腳趾發炎，患者絕不能踩地。痛風經常在夜裡發作，有時疼痛感會讓患者以為發生什麼意外，感到疑惑。

不當的生活習慣（特別是飲食或飲酒過度）會造成痛風，醫療或生理失調也可能引發病症，90%患者為男性。

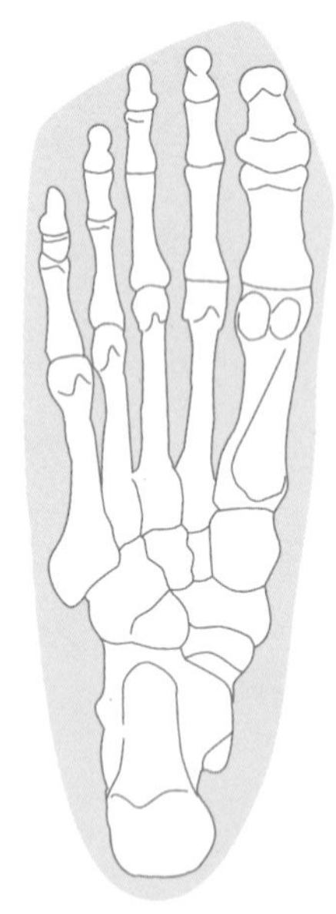

健康的腳

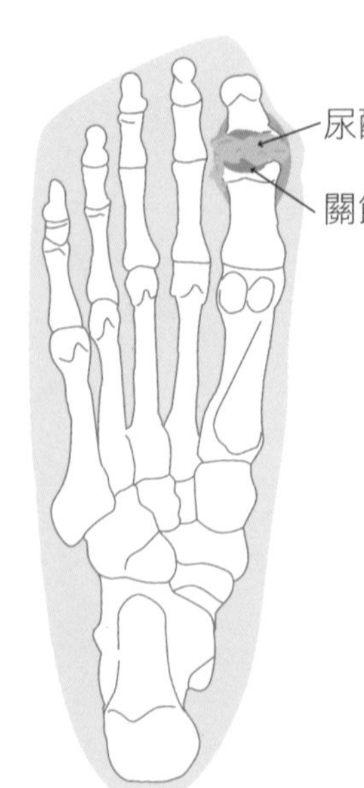

痛風患者

芳香療法對策

塗抹／按摩

在 5ml 的滴瓶裡調和：

- 義大利永久花精油 10 滴
- 超級醒目薰衣草精油 10 滴
- 胡椒薄荷精油 5 滴
- 白珠樹（冬青）精油 20 滴
- 聖約翰草浸泡油 5ml

→腫脹處滴 5 滴，緩慢溫和地按摩，每日 4-5 次，持續 3 日後，改為每日 3 次，直到痊癒。

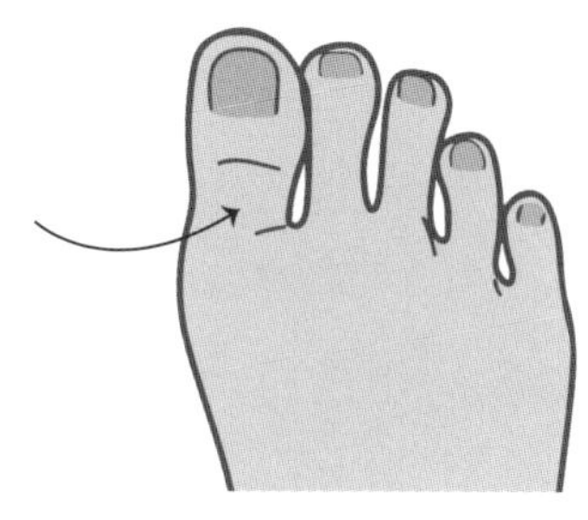

＋

口服精油

- 杜松精油 1 滴
- 橄欖油半茶匙

→使用半茶匙橄欖油或中性藥片稀釋精油，每日服用 3 次，持續 5 天。

精油足浴

- 白珠樹（冬青）精油 4 滴
- 海岸松精油 2 滴
- 沐浴基底油 1 茶匙

→倒入熱水（38℃）中，使用小臉盆泡腳（如果是大腳趾腫脹），早晚各一次，直到病症緩解。

※精油外敷

- 白珠樹（冬青）精油 5 滴

→用冷水沾溼敷料，滴上精油後敷在發作的部位，每日 2-3 回，直到緩解為止。

同場加映

植物藥學配方

攝取排尿酸和消水腫的植物萃取液

❀ EG 綠毛山柳菊

❀ EG 黑醋栗

❀ EG 繡線菊花

以上成分混合調配至 150ml

→用 1 小杯水稀釋 1 茶匙萃取液，每日早、晚飲用，持續 10 天防止惡化。

＋

→飲用樺木葉、黑醋栗、椴木花草茶。這幾種植物能排除體內尿酸。

6 項額外叮嚀

- 痛風是因為血液中的尿酸過多引起的。痛風發作前，患者會先感覺到疲倦和頭痛，還有其他部位疼痛。
- 請同時考慮「假性痛風」（軟骨鈣化症／痛風性關節炎）：這種狀況是鈣結晶沉澱在關節內，結晶的形式不同，但症狀非常類似。關節紅腫（手腕、手掌、腰、肩、腳踝，特別是膝蓋）、僵硬。沒有妥善治療的話，時間一長，可能會導致殘障。七十五歲以上約有三分之一罹患此疾；九十歲以上高齡者則有半數。
- 小心血液尿酸過高（慢性中風）可能導致腎臟問題，反覆發作也會對關節造成無法挽回的傷害。
- 女性一般沒有風險，但在更年期後，特別是體重過重、飲酒過量、嗜肉食和醬料的人。
- 如果經常痛風，少吃一點，多喝（只喝）水。盡量避免攝取肉類（沾醬、燻腸、內臟、高湯）、沙丁魚／鯷魚／鯡魚／魚卵／海鮮、各種油質較多的醬料（如美乃滋、蛋黃醬等）、炸物、巧克力、白酒和香檳。選擇瘦肉、雞蛋、新鮮蔬果、果乾。
- 不是易胖體質，也沒有饕餮大餐？多喝水排除尿酸吧，每天至少喝兩公升，其中一半為含碳酸鈉的礦泉水（Vichy，或者至少也要是 Badoit, Quézac, Vernière 這些牌子的水）。天氣熱、運動、做體力活（如園藝、打掃等）時更要多喝。

健康 5 步驟
1. 局部浸泡。
2. 精油按摩。
3. 口服杜松精油。
4. 植物藥學：多種有用的植物。
5. 喝水＋＋＋。

每日自主療癒生活提案

日	精油按摩	精油泡澡	口服精油	植物（萃取液＋花草茶）
星期一	4-5 次	2 次	3 次	✓＋ 2 公升的水
星期二	4-5 次	2 次	3 次	✓＋ 2 公升的水
星期三	4-5 次	2 次	3 次	✓＋ 2 公升的水
星期四	3 次	2 次	3 次	✓＋ 2 公升的水
星期五	3 次	2 次	3 次	✓＋ 2 公升的水
星期六	休	✓	休	✓＋ 2 公升的水
星期日	3 次	✓	休	✓＋ 2 公升的水

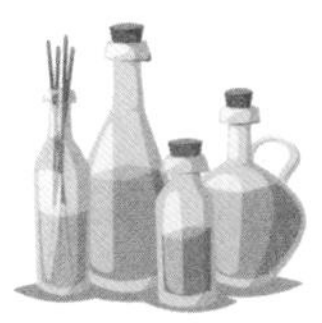

椎間盤突出

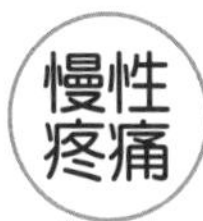

正如其名，椎間盤位於每一節脊椎之間，它們可以達到緩衝的作用，讓脊椎更為靈活。當椎間盤受傷，其中一個移位，使得膠狀的髓核向外突出的病變就叫椎間盤突出症。

椎間盤突出有時候不會有感覺，有時候卻會痛到必須動手術。在這兩個極端間，還有一些確診的人會猶豫是否要接受手術，因為他們認為可以和它和平共處。背痛、大腿和腳輕微疼痛、奇特的感覺（麻麻的、刺刺的，像是麻醉，又像灼傷或蚊蟲叮咬），有時會覺得肌肉無力。90%的病例需要耐心（等待症狀改善、消失），以及使用止痛藥，這就是可以用精油替代的了。精油按摩當然無法治療椎間盤突出，但卻能緩解疼痛和不適，有時這就是患者需要的。

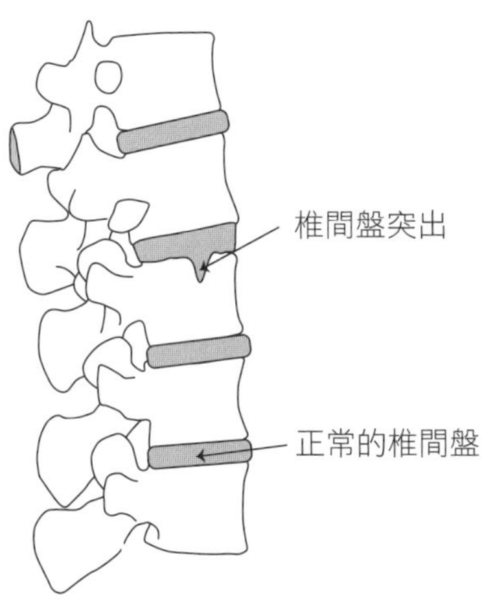

芳香療法對策

塗抹／按摩

在 5ml 的滴瓶裡調和：

- 樟腦迷迭香 10 滴
- 檸檬尤加利精油 10 滴
- 白珠樹（冬青）精油 20 滴
- 山金車浸泡油 5ml

→在痛處滴 10 滴精油，輕柔按摩，每日 2-3 次。

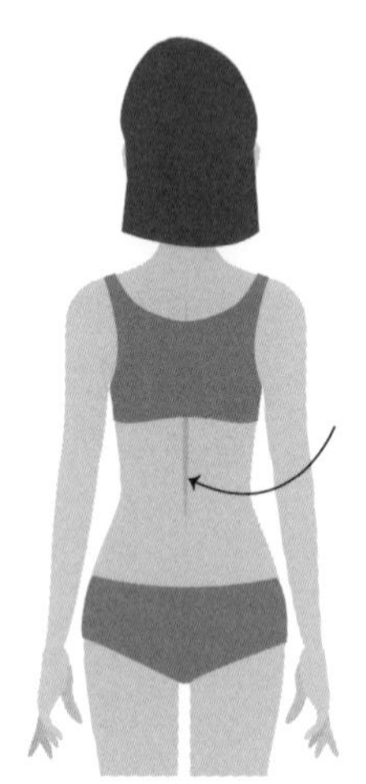

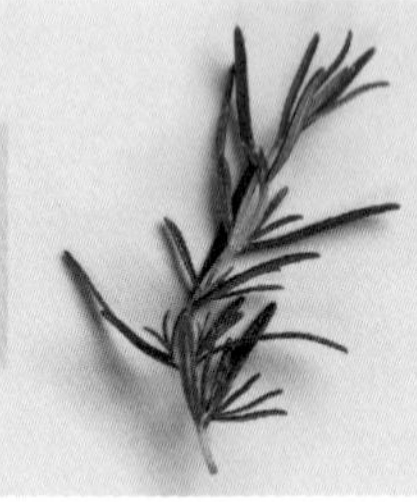

你知道嗎？

4-5%：

需要動手術的椎間盤突出。因此，有 95% 的患者使用其他療法。

5 項額外叮嚀

+ 盡全力保護你的脊椎和背，如正確的姿勢、鍛鍊肌肉搬運重物，而不是讓骨頭承受、鍛鍊腹部肌肉（腹部孅弱＝背部承受）、控制體重、戒菸、規律運動等，所有可以保護關節和骨骼，遠離椎間盤突出的方法。
+ 根據發作的部位，椎間盤突出也會引發其他症狀，如坐骨神經、背、大腿、肩胛骨或手臂等。
+ 絕對不要突然做出激烈動作，會對你的背部造成很大的傷害。我們的背幾乎可以忍受一切，前提是要循序漸進。

+ 年紀愈大，椎間盤愈容易移位。鍛鍊背部肌肉、控制體重，及早預防。每天都要細心呵護，雙肩平均分攤重量的後背包比單肩包好；移動重物時，用推的（推車或大行李箱）比拉的好，最糟的是用雙手搬起；挑選品質好的鞋子，一雙能保護雙腳的（不要過低，也不要太高！鞋跟以五公分為限）。
+ 如果突出的椎間盤沒有壓迫到任何神經，那是好事，你可能也不會感覺到它移位。然而，如果壓迫到坐骨神經，或是和膀胱或直腸有關的神經，結果可就沒那麼好玩了。消化、排泄都會有問題，或者尿失禁等，機率很小，但絕對要立即處理。

健康 5 步驟
1. 精油按摩。
2. 適當的體能運動。
3. 正確的姿勢。
4. 必要時減重。
5. 戒菸。

每日自主療癒生活提案

日	精油按摩
星期一	2-3 次
星期二	2-3 次
星期三	2-3 次
星期四	2-3 次
星期五	2-3 次
星期六	2-3 次
星期日	2-3 次

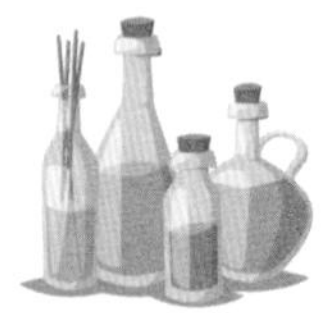

半月板損傷
（膝關節）

半月板是連接脛骨和股骨的小纖維軟骨，避免兩者碰撞，就像靠枕、氣囊或阻尼器，沒有半月板，膝關節就會失去穩定性。半月板的傷害有好幾種，也很常見，如裂縫、撕裂……。絕大多數是因為運動傷害（如滑雪、足球等），或是瞬間動作過大，特別是蹲下時。患者的膝蓋會感到持續性的疼痛，影響到日常生活走路，同時也會伴隨腫脹，還有其他不適感，像是感覺卡卡的（膝蓋關節僵硬）、膝蓋移位（好像「脫離」了）。半月板損傷有時也和年紀有關，就是退化造成的半月板損傷[21]。膝蓋會腫脹，也可能有關節腔積水的問題（請參考 189 頁，〈關節液滲出〉）。

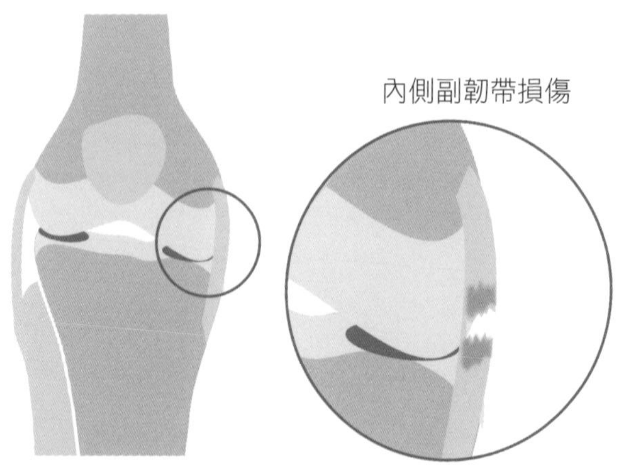

21 這裡有個專有名詞 méniscose，台灣一般稱之為退化性半月板損傷。

芳香療法對策

塗抹／按摩

在 5ml 的滴瓶裡調和：

- 義大利永久花精油 30 滴
- 樟腦迷迭香精油 30 滴
- 瓊崖海棠油 5ml

→在痛處滴 5 滴，溫和按摩，每日 2-3 次。

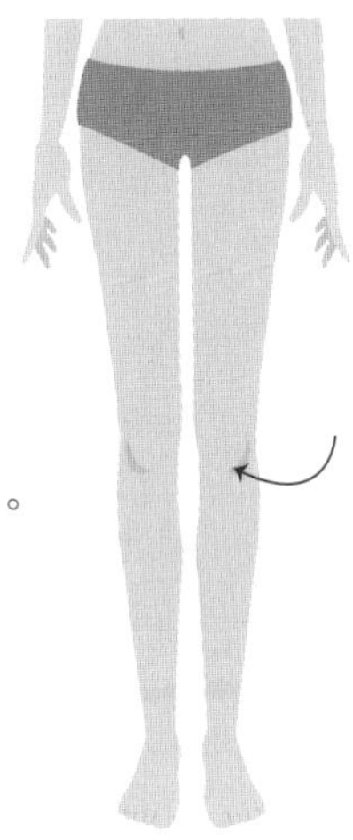

同場加映

保健品補給建議

・有機口服矽

→早晚各 2 湯匙。

・葡萄糖胺（1500mg／日）＋軟骨素（1200mg／日）[22]，或者魟魚、鯊魚軟骨萃取物。

→最少服用 2 個月

・微量元素

→星期一 1 支硫安瓶，星期三 1 支磷安瓶，星期五 1 支氟安瓶。

5 項額外叮嚀

＋ 再提醒一次，不要突然做出大動作，不要突然起身（特別是拿著重物時），坐著的時候也不要歪著身體。

＋ 運動家們，請好好照顧膝蓋。某些運動會真的把它們弄壞，像是過度跑步（特別是高高低低的崎嶇路段）、貓跳滑雪和

---

22 這兩種成分通常會合併在同一個藥方裡，各家廠商會調整比例。

需要彈跳的運動。

+ 如果你是 X 型腿（女性經常如此）或 O 型腿（男性經常如此），你的半月板會比較容易受傷。請保護好它！
+ 鍛練附近的肌肉（特別是大腿）。肌肉愈多，關節、軟骨和韌帶就受到愈多的保護。無論什麼情況，每天至少要走路三十分鐘，就算接受過髖關節置換手術的人也一樣。
+ 選擇長時且溫和的運動（如有氧），盡量不做激烈且密集的動作（如高強度間歇運動）。水中運動，像是游泳（自由式），或自行車（室內、室外）都可以緩解疼痛，都比關在房間裡好。

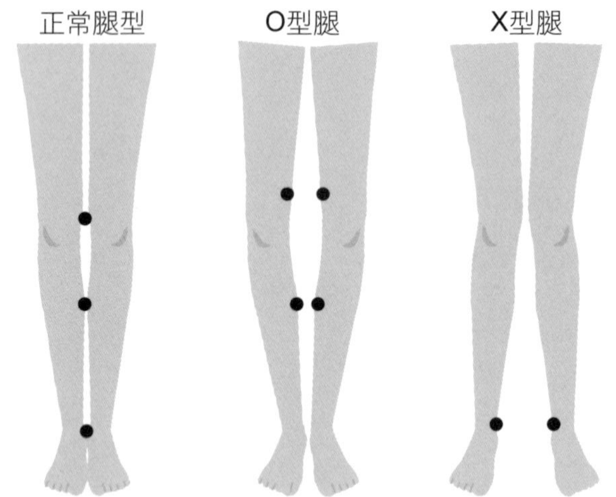

健康 5 步驟
1. 精油按摩。
2. 口服矽。
3. 葡萄糖胺／軟骨素。
4. 微量元素。
5. 溫和體能運動。

每日自主療癒生活提案

日	精油按摩	營養補給 口服矽—葡萄糖胺／軟骨素	微量元素
星期一	2-3 次	2 次	硫
星期二	2-3 次	2 次	
星期三	2-3 次	2 次	磷
星期四	2-3 次	2 次	
星期五	2-3 次	2 次	氟
星期六	2-3 次	2 次	
星期日	2-3 次	2 次	

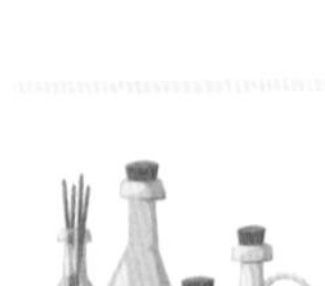

慢性下背痛

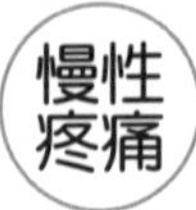

下背痛是很常見的疾病，特別是四十五歲以上的人。大多數的下背痛源自白天姿勢不良（如螢幕前、方向盤前、電視前，隨心所欲亂坐），還有缺乏運動，這是常見的原因。總歸一句，只要背部和腹部的肌肉無法起到作用，就是脊椎必須承受。也別忘了放棄不合適的鞋子（鞋底過高或過低）、不符合人體工學的設備（沒有調整好的自行車、太高的椅子）、椎間盤突出（請參考 219 頁）和壓力，這些因素都會成為背的負擔，直到壓垮它為止。可以參考精油按摩建議緩解疼痛，但還是要關注問題的根源，否則永遠無法擺脫它。

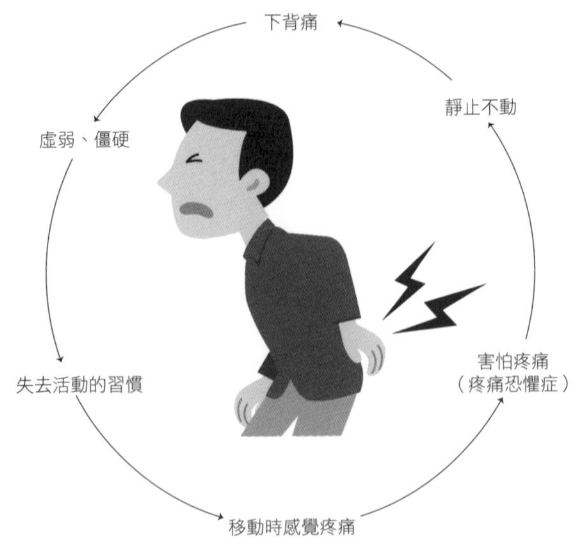

芳香療法對策

塗抹／按摩

在 5ml 的滴瓶裡調和：

- 白珠樹（冬青）精油 20 滴
- 樟腦迷迭香精油 10 滴
- 月桂精油 10 滴
- 山金車浸泡油 5ml

→在下背上滴 10 滴，自主按摩，或是請人按摩，每日兩次。

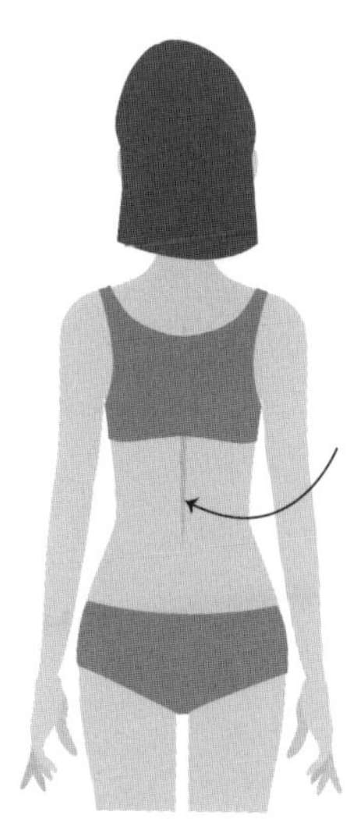

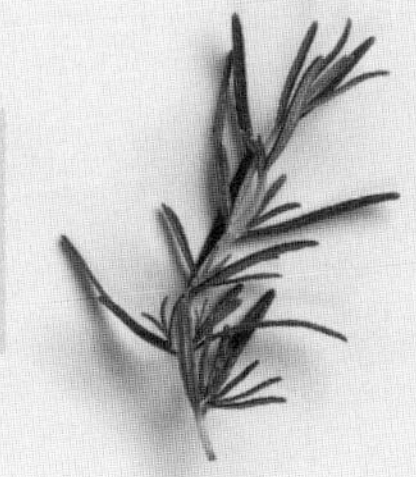

你知道嗎？

世界上第一個殘障的案例：

是因為下背痛（根據世界衛生組織的資料）。

泡澡

- 白珠樹（冬青）精油 10 滴
- 海岸松精油 5 滴
- 沐浴基底油 1 茶匙

→混合精油與基底油後，倒入準備好熱水的浴缸中（38.5℃），泡進水裡 20 分鐘，出浴後不必沖洗。每天都泡，直到改善症狀。

6 項額外建議

- 95%的慢性下背痛都是非機械性的（X 光上看不出來）。這是個好消息，意思是如果你養成良好的生活習慣，並且使用精油按摩，很快就會看到效果。
- 攝取足夠的水分。脫水看似小事，卻可能引發許多問題，以及強烈的疼痛。
- 除非是特殊情況，否則你愈是不動，下背痛就會愈嚴重。泡在按摩浴缸裡、到游泳池裡走路（熱水）、緩慢但長時的散步都可以。
- 需要長時間開車、坐火車或坐飛機時，穿上護腰。
- 坐姿端正！
- 使用帶有磁石的護腰十二個小時。

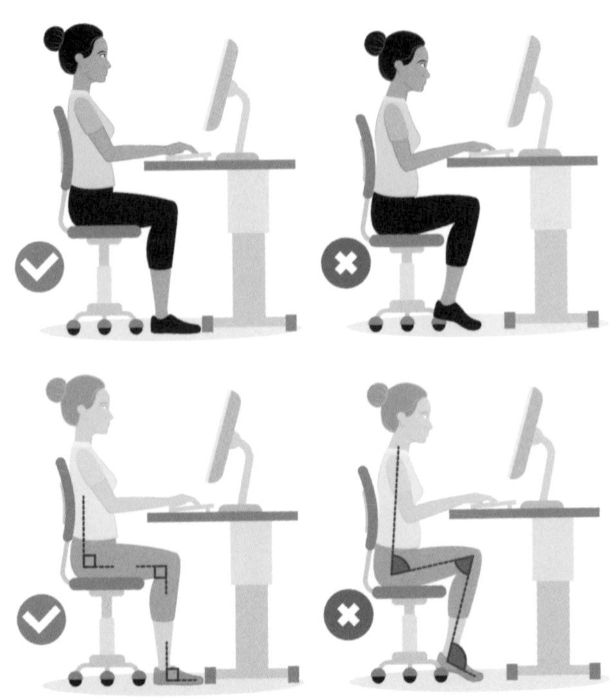

健康 5 步驟

1. 精油按摩。
2. 確認姿勢。
3. 區域反射療法。
4. 喝水＋＋＋。
5. 體能活動。

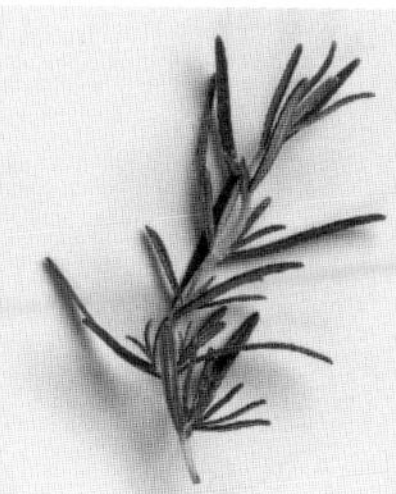

你知道嗎？

50%：

一年中，三十至六十四歲的人裡，有 50% 都曾受下背痛困擾。

每日自主療癒生活提案

日	精油按摩	精油泡澡	體能活動
星期一	2 次	✓	散步 30 分鐘
星期二	2 次	休	騎自行車 30 分鐘
星期三	2 次	✓	游泳 30 分鐘
星期四	2 次	休	在熱水裡行走 30 分鐘*
星期五	2 次	✓	散步 30 分鐘
星期六	2 次	休	騎自行車 30 分鐘
星期日	2 次	✓	在熱水裡行走或游泳 30 分鐘*

*家裡如果沒有溫水游泳池或是不住在溫暖的海邊，就以自行車或散步 30 分鐘取代。

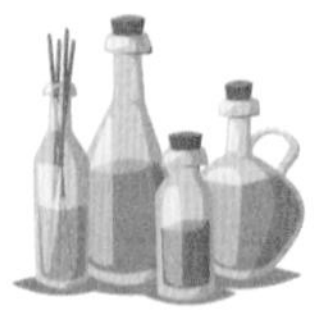

急性下背痛
（腰痛）

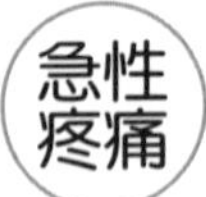

腰痛的醫學名稱 lumbago 意指腰部（lombaires）的疼痛。下背非常痛，有時甚至痛得要命。急性的疼痛如果突然造訪，會讓你的生活變得很糟。引發腰痛的原因通常是姿勢不良、動作不對、突然受寒或是肌肉痙攣等，不是什麼嚴重的事。可是這樣的意外還是會造成椎間盤裂開，身體的反應（保護脊椎）是會收縮緊繃，椎間盤附近受傷的肌肉也會變得僵硬。煩惱過多、抑鬱或長時間壓力過大也會讓「背部卡住」，如果心理狀態持續，就有可能慢慢演變成慢性下背痛。記得放鬆、深呼吸、按摩。

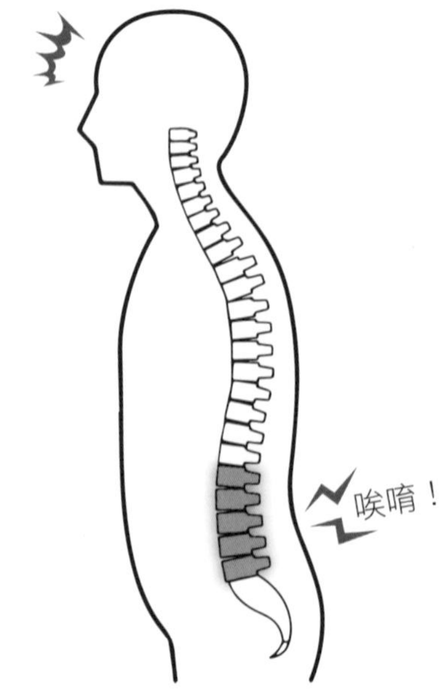

芳香療法對策

精油熱水淋浴

- 月桂精油 6 滴

→把精油滴進沐浴膠裡。按摩下背，撫觸疼痛的部位。比起大賣場裡的沐浴乳，選擇中性沐浴膠（有機商店或專門店）比較好。

泡澡

- 杜松精油 15 滴
- 沐浴基底油 1 茶匙

→混合精油與基底油後，倒入準備好熱水的浴缸中（38.5℃），泡進水裡 20 分鐘，出浴後不必沖洗。每天泡澡，直到改善症狀。

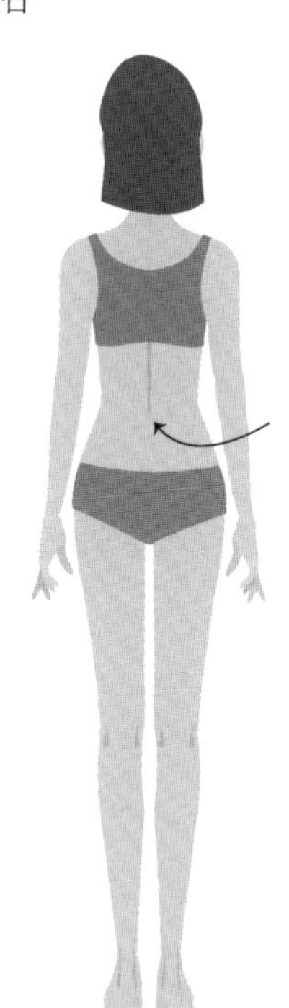

塗抹／按摩

在 5ml 的瓶子裡調和：

- 樟腦迷迭香精油 10 滴
- 熱帶羅勒精油 10 滴
- 檸檬尤加利精油 10 滴
- 薑精油 10 滴
- 胡椒薄荷精油 5 滴
- 山金車浸泡油 5ml

→使用 10 滴精油局部按摩，每日 3 次。

7 項額外建議

+ 提高溫度：把熱水袋、櫻桃籽熱敷枕或溫熱貼（有些產品會使用精油，能拉長精油和皮膚接觸的時間）放在下背處，或是泡到熱水裡。或者用熱水淋浴也很舒服。每日四次，持續一至兩天。

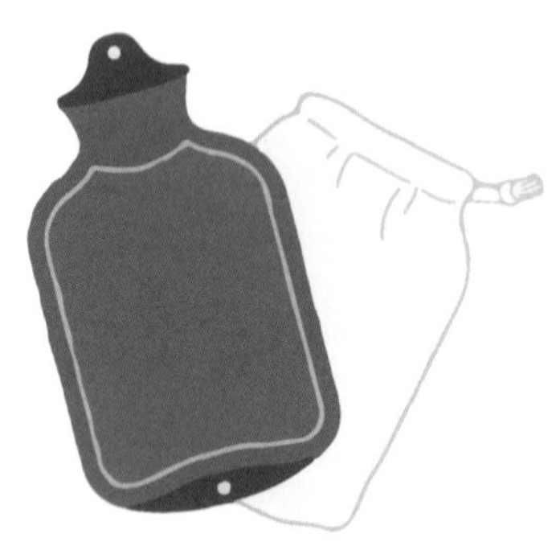

+ 針灸（使用得當）能刺激身體分泌強效止痛激素，能有效緩解疼痛，如果家裡附近有好的針灸師，就趕緊預約吧。
+ 可以嘗試磁石。將它放在痛處正中央六至十二個小時，或是穿上帶有磁石的護腰。
+ 腰痛經常發生在肌肉不足的人身上，特別是腹肌不足的人。鍛練腹肌、遠離腰痛吧！
+ 坐姿端正，不要逼迫脊椎做出不必要且危險的扭曲。特別是每天要坐在辦公桌或車子裡八小時的人。
+ 大部分的時候，我們的姿勢都不太正確，特別是每天要坐在螢幕前八小時的人。這麼做不只沒有任何好處（對心臟、身材、血液循環、頭腦、肺、消化系統等都不好），更糟的是，身體會習慣並記住，不當的姿勢就會變成另一種新的完美模式。要想擺脫這樣的惡性循環，走路、運動等都是必要的。

+ 走路、活動、跑步、游泳……動愈多，痛愈少。
+ 伸展、瑜伽、皮拉提斯都是訓練肌耐力和柔軟度的好活動。現在就報名，參加課程吧！

健康 5 步驟
1. 精油按摩。
2. 淋浴＋精油泡澡。
3. 磁石（按個人意願）。
4. 伸展。
5. 確認姿勢（參考 109-114 頁）。

每日自主療癒生活提案

日	精油按摩	植物和保健品補給	體能活動
星期一	3 次	✓	伸展
星期二	3 次	✓	伸展
星期三	3 次	✓	伸展
星期四	1-3 次	✓	伸展
星期五	1-3 次	✓	伸展
星期六	1-3 次	✓	伸展
星期日	1-3 次	✓	伸展

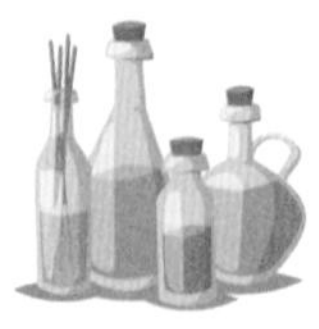

紅斑性狼瘡
（關節痛）

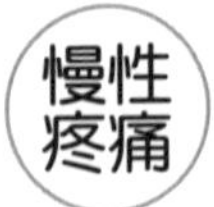

紅斑性狼瘡有許多不同的情況，都是慢性的自體免疫疾病。也就是說，發作時，免疫系統會攻擊自己的身體，破壞細胞。身體許多部位會遭到它的攻擊，這裡我們談的主要是跟關節有關的症狀。紅斑性狼瘡發作時，關節會腫脹疼痛，但在（漫長的）緩解期時，又會消失不見。和其他同一類型的疾病一樣，很難確認誘發的因素，有時也來自多重原因（例如：EBV 人類皰疹病毒感染，也就是所謂的親吻病；或者壓力、懷孕等）。今日，我們尚未找出治療紅斑性狼瘡的方法，但有很多方式可以拉長發作的間歇期，這段時間可以延長至好幾年。這種病症的名稱很特別，稱之為「狼」瘡。原因是 80%的患者發作時臉部會長出紅班，就像戴了「狼面具」一樣。發作期過後，紅斑也會隨之消失。如果有以下這些症狀，就應該特別注意：無來由的疲憊（90%的患者）＋無來由的發燒（38℃ 上下，反反覆覆）＋掉髮（頭皮發炎）＋臉部長紅班（特別是在陽光照射後）＋反覆性的關節發炎（如同所有紅斑性狼瘡的症狀）。

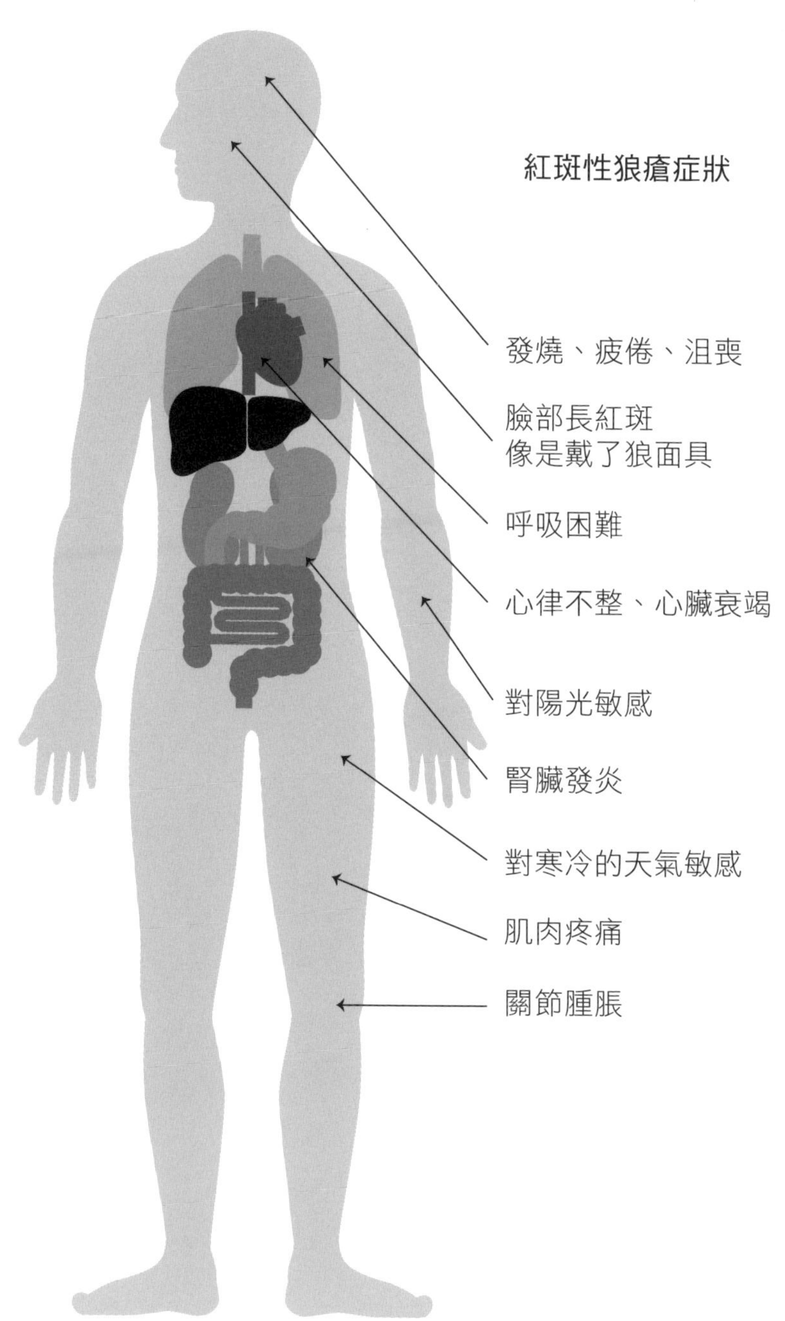
紅斑性狼瘡症狀
發燒、疲倦、沮喪
臉部長紅斑
像是戴了狼面具
呼吸困難
心律不整、心臟衰竭
對陽光敏感
腎臟發炎
對寒冷的天氣敏感
肌肉疼痛
關節腫脹

芳香療法對策

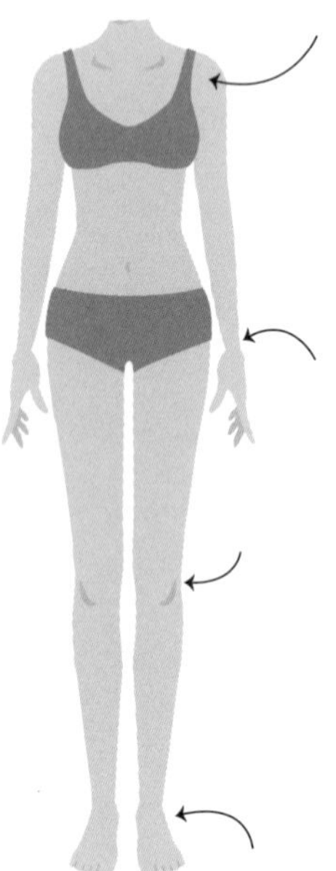

塗抹／按摩

在 5ml 的瓶子裡調和：

- 樟腦迷迭香精油 20 滴
- 岩玫瑰精油 10 滴
- 義大利永久花精油 10 滴
- 榛果油 5ml

→發作時，按摩痛處，每日 3 次直到緩解。

同場加映

植物藥學配方

❀ EG 薑黃
❀ EG 林生玄參
❀ EG 白柳樹皮

以上成分混合至 150ml

→發作時，每日 3 茶匙，持續 10 日。

保健品補給建議

・Omega3（深海魚油膠囊）

→在沒有症狀的期間，每日中午和晚上服用 2 粒 500mg 的膠囊，持續 2 個月。

→發作時，每日中午和晚上服用 2 粒 500mg 的膠囊，持續 10 天。

・益生菌

→服用益生菌改善腸胃菌群（如乳酸桿菌、比菲德氏菌等），每日 1 錠，持續 1 個月，休息 1 個月，維持這個節奏。

＋

・左旋麩醯胺酸 500mg

→每日 2 餐期間，隨餐服用 1 錠，持續 1 個月，修復腸道黏膜。

4 項額外建議

＋ 針對不同的症狀，西醫目前有許多不同的對應療法，但沒有任何一種是沒有風險的：皮質類固醇、滅殺除癌錠（Methotrexate）、免疫抑制劑，就連治瘧劑也會用到……患者可能不會全盤了解。無論如何，紅斑性狼瘡是個複雜的疾病，最重要的是找不同科的醫生諮詢（如風溼科、心臟科等）。

＋ 養成良好的生活習慣、運動、品質優良的飲食和足夠的睡眠，是抵抗紅斑性狼瘡最佳利器。這麼做並不足夠，但卻是必要的！

＋ 皰疹病毒會讓單核白血球增多，別名親吻症或愛情病，主要透過口水傳播，也就是嘴巴。這種病毒會引起一連串的免疫反應，最後，會造成許多慢性自體免疫系統疾病，其中也包括紅斑性狼瘡。如果曾經患病，就要特別注意免疫系統異常的現象。

＋ 維持日常生活的體能活動是很重要的，身體允許的話也可以運動。事實上，可體松（經常需要長期服用）會加速肌肉流失，所以必須想辦法維持肌肉。再者，紅斑性狼瘡會對心臟造成威脅，運動是保護心臟最好的方法之一，要不然至少也要做一些體能活動。可以理解當病症發作時，患者會失去活動的欲望與勇氣，但至少試著走路、游泳、騎自行車，按照個人的情況和節奏進行。也可以嘗試一些修復性瑜伽（陰瑜伽），對關節和肌腱來說，絕對是非常舒服的。當然了，應該避免活力瑜伽或熱瑜伽（在很熱的空間內），這類的活動會讓炎症變嚴重。此外，如果正處於發作期，或是在特殊的情況下，也要避免運動（詢問醫生）。

健康 5 步驟
1. 精油按摩。
2. 植物藥學。
3. Omega3＋益生菌＋左旋麩醯胺酸。
4. 走路。
5. 瑜伽／伸展。

每日自主療癒生活提案

日	精油按摩	植物和保健品補給	體能活動
星期一	3 次	✓	走路
星期二	3 次	✓	走路＋運動
星期三	3 次	✓	走路和／或瑜伽
星期四	3 次	✓	走路
星期五	3 次	✓	走路＋運動
星期六	3 次	✓	走路和／或瑜伽
星期日	3 次	✓	走路＋運動

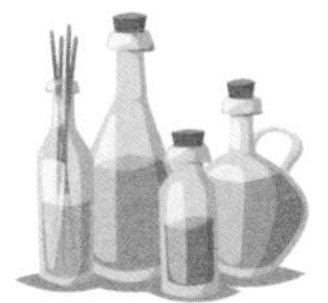

萊姆病
（關節症狀）

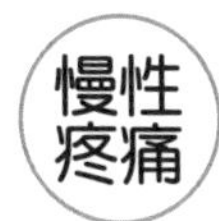

近年來，萊姆病（Borreliose）愈來愈受到重視，這是個好現象，畢竟法國每年都有兩萬七千例萊姆病，可不是開玩笑的。儘管歐洲已有六萬五千個案例，這種疾病在法國還是被視為「罕見」疾病！氣溫上升讓它越過原本的地理環境，現在整個法國都有可能罹患這種疾病。雖然這種疾病是會傳染的，但這裡我們要談的是它引起的關節炎和肌腱炎等疼痛。膝蓋、手腕、手指、手肘、腰部等所有的關節都可能受到影響，但除此之外，也會有其他症狀，例如：疼痛、腳／腳趾腫脹和灼燒感、腳踝疼痛、小腿疼痛、阿基里斯腱疼痛、抽筋（主要是腳部）、肌肉「跳動」等，甚至會讓你好幾天都動彈不得。大部分患者的炎症（經常是膝蓋或腳踝）不會過於疼痛，而且幸運的是，關節不會受到損傷。和其他關節炎不同的是，萊姆病的症狀是由細菌引起的，有消毒／抗生素作用的精油是治療的主力。慎選精油，並嚴格遵守劑量規定，關節炎的症狀很快就會完全（或幾乎）消失。然而，萊姆病非常「特殊」，主要因為它會持續好幾年，而且會引發許多不同的症狀，包括骨關節炎、纖維肌痛症、慢性疲勞症候群、頸部疼痛和一些找不到原因的疼痛。因此，必須由一位對萊姆病熟悉的醫生診療。

萊姆病疼痛點

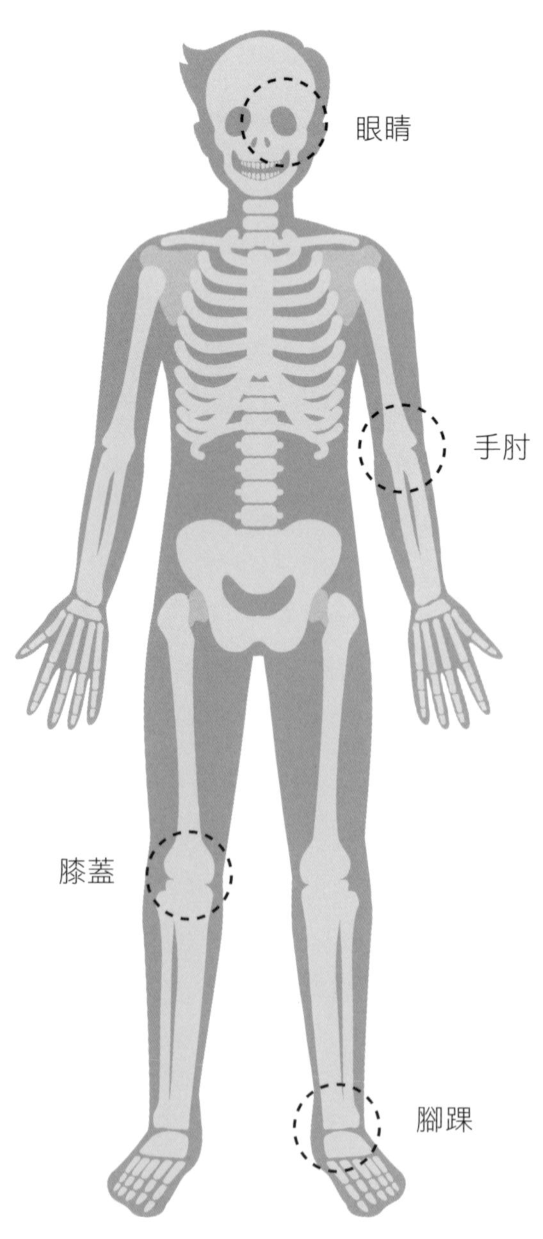

芳香療法對策

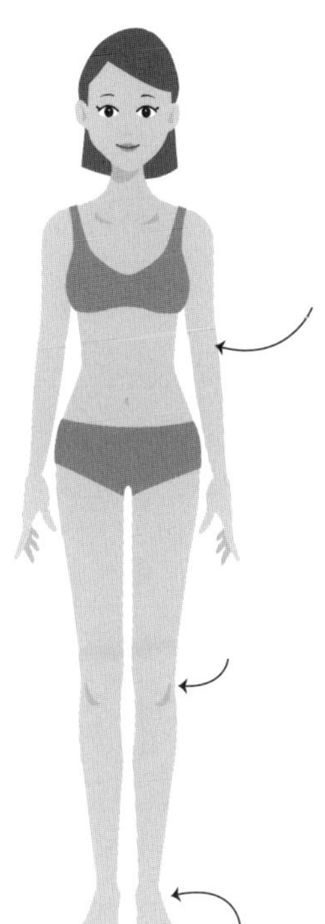

 塗抹／按摩

在 5ml 的瓶子裡調和：

- 杜松精油 10 滴
- 白珠樹（冬青）精油 5 滴
- 檸檬尤加利精油 5 滴
- 月桂精油 10 滴
- 聖約翰草浸泡油 5ml

→使用 6 滴上述配方按摩痛處，每日 2-3 次。

同場加映

植物藥學配方

服用有排毒、引流（肝、腎、腸）和類可體松效果的植物萃取液。

❀ EG 綠毛山柳菊

❀ EG 黑醋栗

❀ EG 水飛薊

以上成分混合至 150ml

→用 1 小杯水稀釋 1 茶匙萃取液，疼痛發作時，每日早、中、晚喝下，持續 10 天。

＋

→飲用樺木葉、黑醋栗、椴木花草茶。這幾種植物能排除體內尿酸。

> 注意｜某些特殊病例的關節炎會發展成慢性疾病，因為萊姆病會觸發特殊的自體免疫，這時就要使用有消炎效果的芳香療法（和風溼一樣）。

口服（消滅伯氏疏螺旋體）

在 2ml 的瓶子裡調和：

- 綠花白千層精油 20 滴
- 丁香精油 20 滴
- 岩玫瑰精油 20 滴
- 茶樹精油 20 滴

→在 1/4 茶匙的橄欖油裡滴入 1 滴上述配方。每日服用 3 次，每個月 10 天，持續 3 個月。

8 項額外建議

+ 萊姆病是個複雜、擾人、難以治療的疾病。更不用談痊癒了。這裡我們談的是緩解症狀的方法，以其他方式搭配醫生的處方，試著提升患者的生活品質。我們經常會看到因為沒有及時治療，病情拖了好幾年的病患，這種案例接下來的情況難以預測。
+ 最好的狀況是第一時間就應該對疾病做出反應，但萊姆病的診斷非常困難，特別是對這種疾病不熟悉的醫生來說。生活在主要分布區域的醫生通常比較容易認出萊姆病並及早提供正確的治療。這是一場與時間的競賽。
+ 最重要的是做好預防的工作：在森林裡或牧場裡散步時，保護好頭部、腿部和手部，這麼做是個好的開始。特別是蜱蟲最活躍的春秋兩季。到山中健行，尤其是在「蕨類眾多」的地區時，要盡量包覆好身體，並帶上有趨蟲效果的精油（不要使用化學藥劑）。也要盡量走在除過草的地方，在自己家的花園裡也是。小心樹木、樹幹和木柴，不要坐在樹根上休息，也不要把木頭帶回家。野餐前，先在地上鋪一條白色地墊，確認有沒有奇怪的小蟲在上面爬。若是螞蟻就放行，若是蜱蟲則殲滅。預防蜱蟲是最基本的要事，蜱蟲喜歡咬身體溫熱潮溼之處，所以在那之前，會先在皮膚上到處徘徊，而且，牠們也會咬身上隱蔽的地方（如毛髮茂密的頭皮、私密處、下背等）。如果能確實預防，大約可以避掉 35%左右的叮咬。

+ 及早發現、及早治療，這是第二個要點。健行或在森林附近散步後，如果發現身上有被咬的痕跡（環狀的紅斑），請馬上就醫，非常重要！
+ 別太驚慌，並非所有的蜱蟲都帶有病原，只有篦麻硬蜱才會傳播病毒，但這樣也就夠多了。如果身上有蜱蟲，必須立即摘離，在牠停留的二十四小時內，你有很大的機率不會感染萊姆病，一旦停留的時間拉長，傳播疾病的風險就愈大。
+ 需特別注意／監看兒童的狀況，特別是從戶外／森林返家，或是住家有花園、附近有森林的家庭。年幼的孩童通常由大人清洗身體，因此很容易發現。自行盥洗的孩童通常非常堅持自己處理，就會比較難控制了，但仍舊不能得過且過。
+ 罹患萊姆病有時會讓人感到極為沮喪。一般時候患者都非常虛弱……但不要放過任何有一點精神的時刻，抓住機會動起來，甚至做一點運動，如跑步、網球、自行車、鍛練肌肉、瑜伽等。也許當下你很難想像可以這麼做，但的確是可以的，而且我們強烈建議拿回控制權、找回原本以為一去不回的肌肉，就像回到從前／和正常人一樣、活潑、快樂，並為自己的成果與韌性感到驕傲，重拾運動的患者總為這些事而快樂，這都是有幫助的。

+ 目前法國南部尚未有萊姆病案例，大部分都集中在阿爾薩斯和默茲地區。兩個地區間，還有奧維涅（Auvergne）、香檳-阿登（Champagne Ardenne）、利穆贊（Limousin）、弗朗什-孔泰 （Franche-Comté）（情況中等）、阿基坦（Aquitaine）、諾曼第下區與中區（Centre et la Basse Normandie）（案例不多）等區也有案例。除了萊姆病外，蜱蟲其實也可能是其他疾病的病媒，但至今沒有人因為感染而病重，所以也不需要慌張，只要提高警覺就好了。

健康 3 步驟
1. 精油按摩。
2. 口服精油。
3. 植物藥學。

每日自主療癒生活提案

日	精油按摩	植物萃取	口服精油	體能活動
星期一	3 次	3 次	3 次	走路
星期二	3 次	3 次	3 次	走路＋運動
星期三	3 次	3 次	3 次	走路
星期四	3 次	3 次	3 次	走路
星期五	3 次	3 次	3 次	走路＋運動
星期六	3 次	3 次	3 次	走路＋運動
星期日	3 次	3 次	3 次	走路＋運動

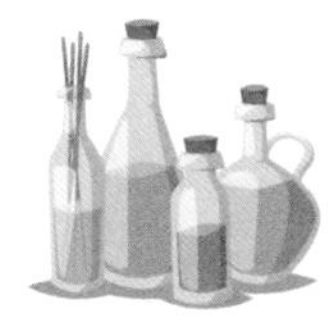

小腿
（疼痛）

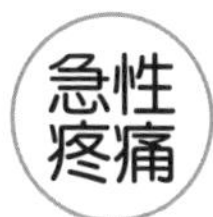

小腿是一塊「很大」的肌肉，因此也會感到疼痛，甚至痛不欲生。最主要的狀況是抽筋（也就是肌肉不自主收縮）、拉傷或撕裂。小腿肚的血液循環非常重要，有些「無法解釋」的疼痛不是來自肌肉，而是循環的問題。

｜芳香療法對策｜

肌肉問題

運動或需要出力之前先暖身……。早晨或前一天接受訓練後肌肉會感到疼痛，只要休息就可以恢復了。

塗抹／按摩

在 5ml 的瓶子裡調和：
- 樟腦迷迭香精油 5 滴
- 檸檬尤加利精油 5 滴
- 山金車浸泡油 5ml

→使用此配方緩慢溫和地按摩痛處，每日 3 次。

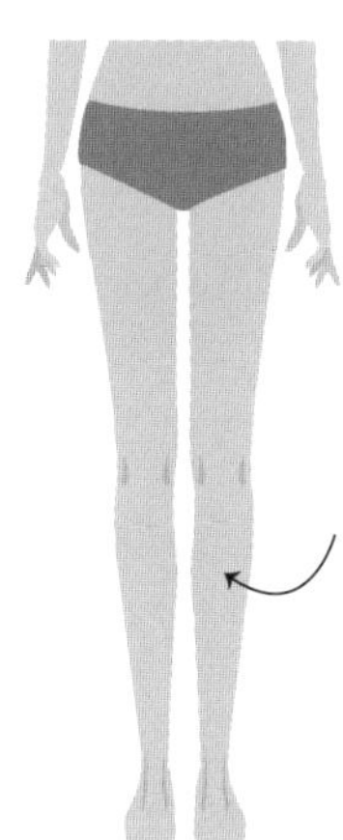

舊傷

幾星期或幾個月前小腿曾經拉傷，直到現在，只要出力（如跳躍、跳繩等）就會覺得小腿僵硬。除此之外，腳趾下似乎有個「結」，那是拉傷後組織沉澱的結果，必須舒展開來、活動筋骨。

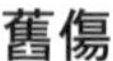 塗抹／按摩

在 5ml 的瓶子裡調和：

- 義大利永久花精油 5 滴
- 樟腦迷迭香精油 5 滴
- 檸檬尤加利精油 5 滴
- 榛果油 5ml

→用力按摩（會有點痛，是正常的），搭配「摩擦」和搓揉，這是唯一鬆開它的方式。在使用精油按摩後，伸展一下小腿。

→運動（如跑步、游泳、騎自行車等）是舒展小腿並緩解疼痛的重要方式……在覺得舒適的範圍內即可。運動過後肌肉纖維會變得較為柔軟，也會減輕許多疼痛感。

血液循環問題

這是靜脈血栓的前兆，特別是伴隨腫脹，感覺沉重，而且只發生在單邊的小腿上，休息也無法緩解時。也有可能是胡桃鉗症（特別是生活習慣很差，如抽菸、高膽固醇、高血壓等，又突然激烈運動）。無論如何，趕緊就醫吧！

塗抹／按摩

在 5ml 的瓶子裡調和：

- 樟腦迷迭香精油 5 滴
- 海岸松精油 5 滴
- 超級醒目薰衣草精油 5 滴
- 瓊崖海棠油 5ml

→使用此配方緩慢溫和地按摩痛處，每日 3 次。

7 項額外建議

+ 大部分的抽筋可以因為調整飲食習慣而獲得改善（如多喝水、多攝取綠色植物和礦物質等）。還有一些簡單的動作可以預防其他肌肉疼痛，像是暖身、伸展、合理的鍛練、起身走路。
+ 如果你是大量運動的人，你的小腿可能因為各種原因承受了不適。最常見的三種如下：1.水分攝取不足；2. 運動前不暖身，運動後不伸展；3. 過度訓練（肌肉過多、腔室症候群導致水腫、骨骼受傷）。
+ 許多飲品都會引發抽筋，如酒精（所有的酒類，包含啤酒）、提神飲料（可樂、咖啡、茶）等所有含咖啡因的飲料，因此感到疲勞時，最好喝白開水。長時消耗體力後，飲用富含碳酸氫鈉的水，特別是天氣熱的時候，必要時也可以喝運動飲料。

▲抽筋時可伸展腿部。

+ 休息了好幾年沒有運動後，重新開始時要循序漸進。
+ 不做任何體能活動的人，較容易有血管的問題，應該至少要走一點路。
+ 高齡者小腿抽筋（經常在夜裡）表示缺乏礦物鹽和水量不足，就和運動員一樣。請多喝礦物含量高的礦泉水。請注意：許多藥物也會引發抽筋，有時是身體脫水，有時是其他原因。若在接受新的療程時發生這種現象，記得提出來和醫生討論。
+ 如果是血液循環不良造成的問題，請把雙腿抬高（比如墊個枕頭），並在冷水池裡走路或動動腳。

健康 5 步驟
1. 精油按摩。
2. 喝水＋＋＋。
3. 體能活動。
4. 躺下時抬高雙腿。
5. 走路，或在水中行走＋＋＋。

每日自主療癒生活提案

日	精油按摩	體能活動
星期一	1-3 次	伸展＋走路
星期二	1-3 次	伸展＋走路
星期三	1-3 次	伸展＋走路
星期四	1-3 次	伸展＋走路
星期五	1-3 次	伸展＋走路
星期六	1-3 次	伸展＋走路
星期日	1-3 次	走路＋運動

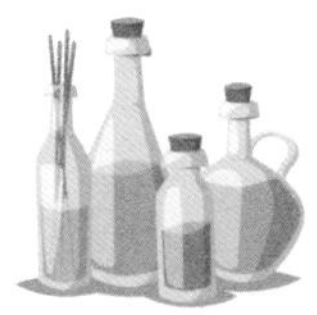

肌肉疼痛
（痠痛、痙攣）

人體身上有六百五十塊肌肉，絕不是裝飾用而已。肌肉是所有動作的基礎，包括眨眼和呼吸，當然還有走路、微笑、說話等。肌肉由纖維組成，與韌帶相連，透過收縮和擴張來完成動作。當我們用力時，肌肉會縮短並「出力」，休息時就會展開並伸長。肌肉非常柔軟有彈性，但還是有限制的，一旦越過界線，它的第一個反應是痠痛。當肌肉用力時，會有一些微撕裂，同時產生乳酸。乳酸持續堆積在肌肉纖維裡，就會感到疼痛。如果確實伸展、避免突然停止用力或趕緊按摩，就能排除乳酸，微撕裂的狀況不會因此惡化，進而減少或消除肌肉不適。然而，如果超出肌肉負荷過多，它會磨損、撕裂，疼痛的程度就會完全不同，會立即升到最高點。

芳香療法對策

塗抹／按摩

- 檸檬尤加利精油 5 滴
- 榛果油 5ml

→按摩受影響的部位，必要的話可以多按幾次。

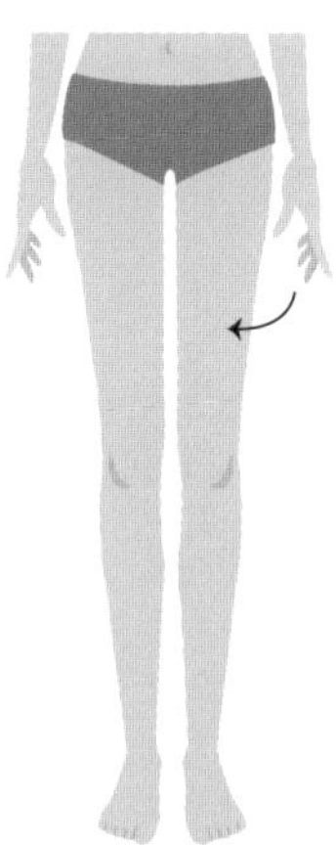

完整配方

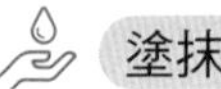
塗抹／按摩

在 5ml 的瓶子裡調和：

- 樟腦迷迭香精油 5 滴
- 超級醒目薰衣草精油 5 滴
- 檸檬尤加利精油 5 滴
- 胡椒薄荷精油 2 滴
- 山金車浸泡油 5ml

→根據個人情況按摩，每日 2-3 次，持續 5 天。

運動後肌肉痙攣

塗抹／按摩

調和：

- 龍蒿精油 5 滴
- 超級醒目薰衣草精油 5 滴
- 苦橙葉精油 5 滴
- 白珠樹（冬青）精油 5 滴
- 山金車浸泡油 5ml

→在痙攣的肌肉上使用此配方輕輕按摩。每半小時按摩一次，直到情況改善為止。

所有狀況

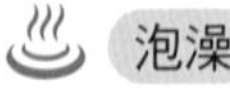
泡澡

調和以下成分：

- 檸檬尤加利精油 10 滴

♦ 樟腦迷迭香精油 5 滴

◢ 沐浴基底油 1 茶匙

→在浴缸中放好熱水後倒入此配方，泡澡 20-30 分鐘，出浴後不必沖洗。

6 項額外叮嚀

+ 肌肉疼痛大多是因為活動不足引起的。過於虛弱的肌肉無法完成指定的動作，例如在電腦螢幕前坐好幾個小時，我們的身體並不是天生適合這個動作，所以才會抗議，特別是承受著所有身體重量的腰部和膝蓋。
+ 反之，過度使用也會讓肌肉變成受害者，例如：過度運動、搬家、搬運重物都是常見的狀況。
+ 三十五至四十五歲之間，肌肉承受最多壓力，也是我們最容易感到不適的階段。相對之下，關節要晚一些才會因為退化的關係變得比較脆弱。
+ 喝水、喝水、喝水、喝水……不斷喝水。
+ 酸鹼中和飲食：在攝取蛋白質（如肉、魚、蛋、小扁豆、穀物等）時，也別忘了大量的綠色蔬菜。
+ 同時參考〈抽筋〉（168 頁）和〈肌肉撕裂傷〉（175 頁）

健康 6 步驟
1. 暖身（運動前）、伸展（運動後）。 哈囉！運動家們請注意囉！還有業餘的搬家工人們！
2. 大量攝取新鮮蔬果。
3. 喝大量的水。
4. 精油按摩。
5. 伸展運動（如瑜伽、皮拉提斯等），增加身體柔軟度與肌肉舒適度。
6. 精油泡澡。

每日自主療癒生活提案

日	精油按摩	體能活動
星期一	1-3 次	伸展＋走路（合適的鞋子）
星期二	1-3 次	伸展＋走路＋鍛練疼痛處的肌肉
星期三	1-3 次	伸展＋走路
星期四	1-3 次	伸展＋走路＋鍛練疼痛處的肌肉
星期五	1-3 次	伸展＋走路
星期六	1-3 次	伸展＋走路
星期日	1-3 次	伸展＋走路＋鍛練疼痛處的肌肉

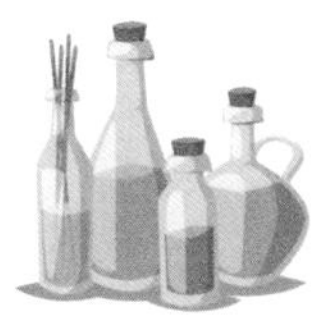

神經發炎

神經發炎會有奇怪的感覺，如麻痛、刺痛，像觸電一般等。六十五歲以上的高齡者是好發族群，還有糖尿病患者也會有這種問題。神經發炎的原因可能是某個地方阻塞，像是與腕隧道症候群有關的肌腱滑膜炎（參考 150 頁）、骨頭碎片或是長時間的神經壓迫。這些都是因為意外，或者是在睡覺、昏迷期間姿勢不良所造成，一定要找醫生諮詢。

芳香療法對策

塗抹／按摩

在 5ml 的玻璃瓶裡調和：

- 西洋蓍草精油 10 滴
- 羅馬洋甘菊精油 10 滴
- 熱帶羅勒精油 10 滴
- 聖約翰草浸泡油 5ml

→在疼痛處塗抹幾滴，每日 3 次。

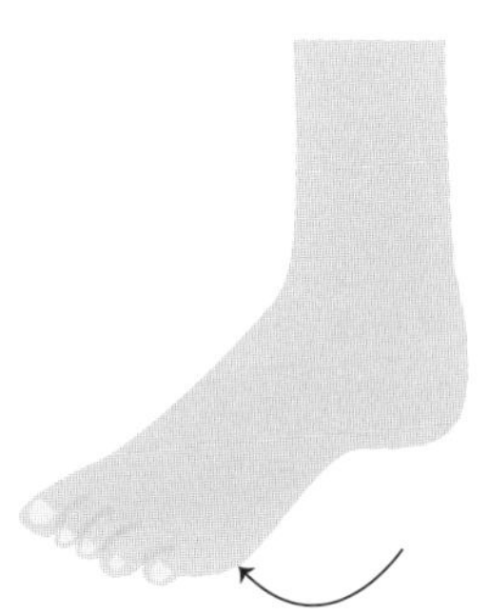

| 同場加映 |

植物藥學配方

植物萃取液治療：

❀ EG 小白菊

❀ EG 白柳樹皮

❀ EG 香蜂草

以上成分混合至 100ml

→用 1 小杯水稀釋 1 茶匙，每日 3 次，持續 5 天。

額外叮嚀

＋ 用聖約翰草浸泡油按摩受影響的部位。

健康 3 步驟
1. 精油按摩。
2. 植物藥學。
3. 聖約翰草浸泡油。

每日自主療癒生活提案

日	塗抹精油	植物萃取	塗抹 聖約翰草浸泡油
星期一	3 次	3 次	1-5 次
星期二	3 次	3 次	1-5 次
星期三	3 次	3 次	1-5 次
星期四	3 次	3 次	1-5 次
星期五	3 次	3 次	1-5 次
星期六	3 次	休	1-5 次
星期日	3 次	休	1-5 次

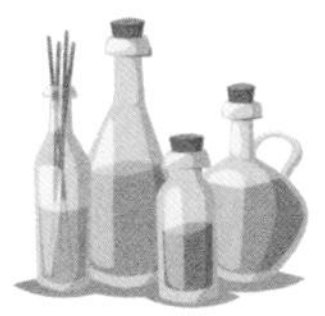

神經痛

神經痛因為作用在神經上，連接著中樞神經系統，所以是非常強烈的疼痛。疼痛高峰期時，幾乎會讓人崩潰。顏面神經疼痛（如枕經痛、三叉經痛、下顎神經痛等）不算少見，患者經常因此筋疲力盡，面對疼痛無計可施。除了顏面外，還有其他部位，如薦骨、手臂、生殖器或肋骨的神經，都有可能受影響。當然了，還有位在大腿上、臀部和腳趾上，最為人知的坐骨神經（請參考 312 頁）。有神經之處，就可能發生神經痛！坐骨神經痛甚至可能沒有任何原因，或者只是壓迫到神經，無法回到正常位置而已。不過，它可是會時不時發作，反覆引發痛不欲生的感受。傳統的醫療方式經常令人失望，而且沒有針對性（如休息、消炎等），但某些精油反而能達到驚人的止痛效果。

芳香療法對策

塗抹／按摩

- 羅馬洋甘菊精油 2 滴
  →早晚塗抹在神經痛的部位，
  根據個人狀況調整療程。

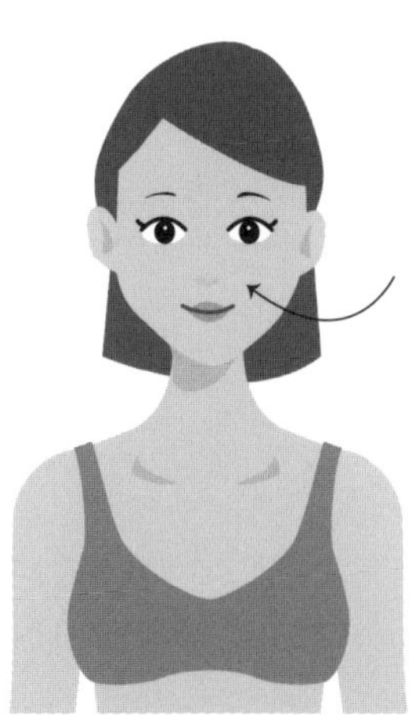

完整配方

塗抹／按摩

在 5ml 的玻璃瓶裡調和：

- 義大利永久花精油 10 滴
- 羅馬洋甘菊精油 10 滴
- 西洋蓍草精油 5 滴
- 超級醒目薰衣草精油 10 滴
- 聖約翰草浸泡油 5ml

→早晚 4-6 滴塗抹在疼痛處按摩。根據需求調整療程。

4 項額外叮嚀

＋ 運動物理治療、復健治療或者最簡單的伸展運動都可以預防顏面神經痛。如果經常受此症所擾，可以尋求這些治療師的協助。

＋ 神經痛不只發作的頻率很高，某些部位，如陰部神經痛（臀部和私密處）有時也會被誤診為其他疾病，進而導致治療不當（病患會帶著攝護腺、膀胱炎或其他疾病的處方回家），無法有效緩解。如果私密處有強烈的灼燒感，就像內部在「悶燒」，甚至覺得身體有點怪異，像是觸電一般，或者感覺到私密處痙攣，就有可能是陰部神經的問題。坐姿會加重病情（坐骨神經），隨一日時序流轉，愈晚也會愈痛。除了這些外，有時還會有排尿、排便或性行為的問題，這就是難以診斷的原因。

＋ 神經疼痛可能影響結腸的狀態，必須給予適當的治療，特別是避免太強烈的香料，並改善腸道環境……。

+ 可以同時參考〈肋間神經痛〉（262 頁）和〈坐骨神經痛〉（312 頁）

健康 3 步驟
1. 塗抹精油。
2. 精油按摩。
3. 運動物理治療、針炙、復健治療。

每日自主療癒生活提案

日	塗抹精油	精油按摩	體能活動
星期一	2 次	2 次	伸展
星期二	2 次	2 次	伸展
星期三	2 次	2 次	伸展
星期四	2 次	2 次	伸展
星期五	2 次	2 次	伸展
星期六	2 次	2 次	伸展
星期日	2 次	2 次	伸展

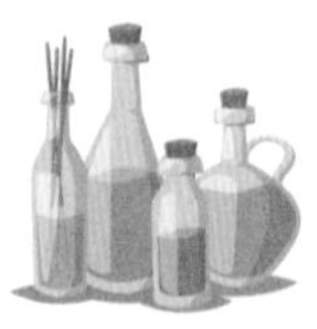

頸臂神經痛（NCB）

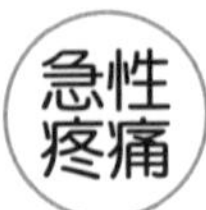

所謂的「頸神經根壓迫」或「臂神經根壓迫」就是頸部到手臂的神經發炎引發劇烈疼痛，只發生在單邊頸部，不一定會復發（端看你如何處理）。這種病症基本上是源自位於頸部的神經根受到感染（C5、C6、C7、C8）。作用在不同的神經根上時，疼痛傳遞的位置也會有些不同。例如：枕神經痛會讓人痛入心脾，而且因為經常在半夜發作（或變嚴重），患者會有突然被襲擊的感覺。頸臂神經痛和枕神經痛相似，會像觸電般「灼燒」，疼痛感一路延伸到肩胛骨、頭顱等，直到我們分不清「究竟有多痛」。疼痛發作時，芳香療法的對策是止痛和消炎配方。頸臂神經痛通常沒有其他跡象，可能是前一天姿勢不良，或是脖子受到創傷（如騎摩托車，或在寒冷的天氣裡讓脖子「受寒」了等）引發。如果發現有病症，一定要到醫療院所找出病因並治療。

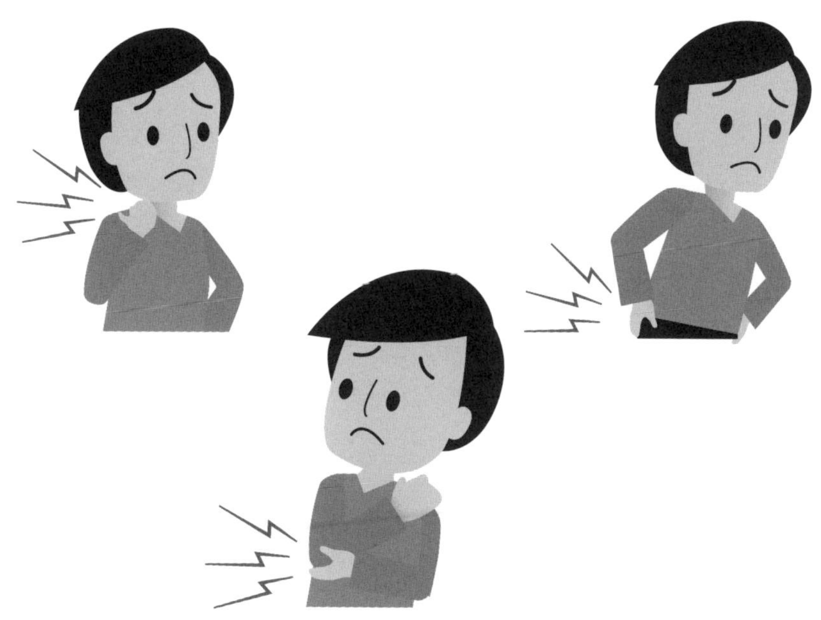

芳香療法對策

※精油外敷

在一片沾過熱水的敷料上，滴上：

- 西洋蓍草精油 2 滴
- 月桂精油 2 滴
- 羅馬洋甘菊精油 2 滴
- 聖約翰草浸泡油 5 滴

→敷在疼痛點上，放置一段時間，每日 3 次。

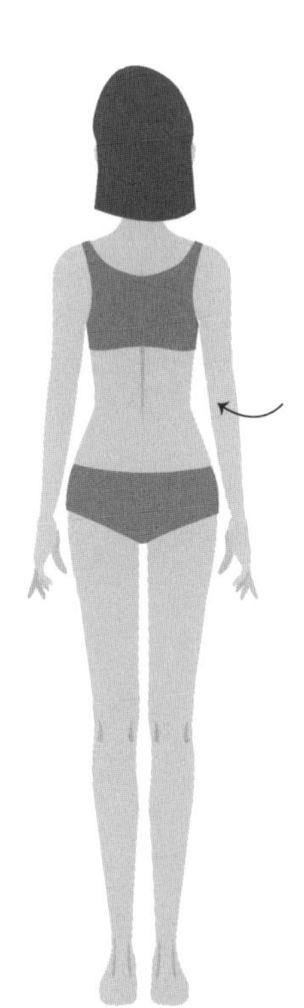

塗抹／按摩

調和：

- 西洋蓍草精油 2 滴
- 月桂精油 2 滴
- 羅馬洋甘菊精油 2 滴
- 瓊海棠海 1／2 茶匙

→使用這個配方按摩手臂，沿著疼痛的部位按摩，每日 3 次。

6 項額外叮嚀

+ 疼痛發作時不要驚慌：異常的感覺（如麻痺、發麻、疼痛四起、頭暈等）都是正常的，過一段時間就會恢復正常了。
+ 熱敷。把熱敷袋或「熱源」放在後頸部，暫時躺下來不動，盡量以最舒服的姿勢，保持平靜、深呼吸。
+ 緩慢地伸展頸部是最好的預防方式。事實上，針對這個症狀的療法經常是物理性的（如運動物理、復健、脊骨神經醫學等）。預約復健科醫師看診是個好辦法，他可以幫助你放鬆背部，同時調整一些受到影響的消化器官。保護脖頸也是不可忽略的重點，特別是不要做任何會傷害頸部的事（請參考 165 頁）。強烈建議鍛練肌肉，預防再次復發。還有一些瑜伽動作也能達到預防效果，更重要的是在感覺到疼痛時能有效緩解，目標在於維持整個頸部足夠的機動性。但在開始瑜伽課程前，記得先告知你的身體狀況，讓瑜伽老師能提供合適的姿勢與建議。
+ 高齡者風險較大的原因在於骨關節炎是最常見的誘因之一。

請參考〈頸椎骨關節炎〉（156 頁）和〈椎間盤突出〉（219 頁），這兩種病症也是誘發頸臂神經痛的主因。除此之外，還有其他生理因素，比如代謝問題、自體免疫系統等，都有一定的關係，因此，如果症狀沒有立即緩解，一定要澈底查明原因。

+ 一般創傷（如運動、車禍等）也會引發這種神經痛。就這一點而言，所有年齡層，包括年輕人都是潛在患者。
+ 可以使用佩帶項練，掛在脖子上十二小時。

健康 5 步驟
1. 精油外敷。
2. 精油按摩。
3. 復健治療。
4. 磁石。
5. 溫暖／放鬆／深呼吸。

每日自主療癒生活提案

日	精油外敷	精油按摩	體能活動
星期一	3 次	3 次	伸展
星期二	3 次	3 次	伸展
星期三	3 次	3 次	伸展
星期四	3 次	3 次	伸展
星期五	3 次	3 次	伸展
星期六	3 次	3 次	伸展
星期日	3 次	3 次	伸展

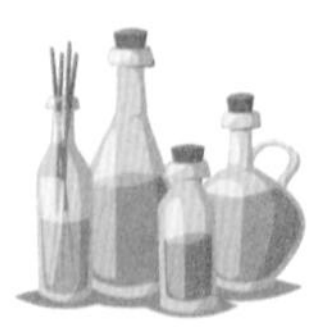

肋間神經痛

急性疼痛

肋間神經痛發作時會感覺到胸腔疼痛，但大部分時候並沒有顯著的誘因。發作當下，第一時間可能會以為是心肌梗塞，最好馬上檢查確認。這種疼痛感會擴散，但會有一個確切的中心點（有點像側腹疼痛），發作的次數不定，沒有規律，也沒有固定的強度和持續時間。某些時候「攻擊」短暫密集，某些時候散播的範圍比較大，但要幾個小時後才會緩和下來。一般醫生的處方以消炎藥、止痛藥和肌肉鬆弛劑為主，沒什麼意義，而且還有副作用，必須提出來說清楚。相較之下，運動物理治療合適多了，但不可能天天找治療師報到。因此，到頭來，自主芳香按摩是患者在日常生活中可以擺脫這個痲煩的最佳方案。

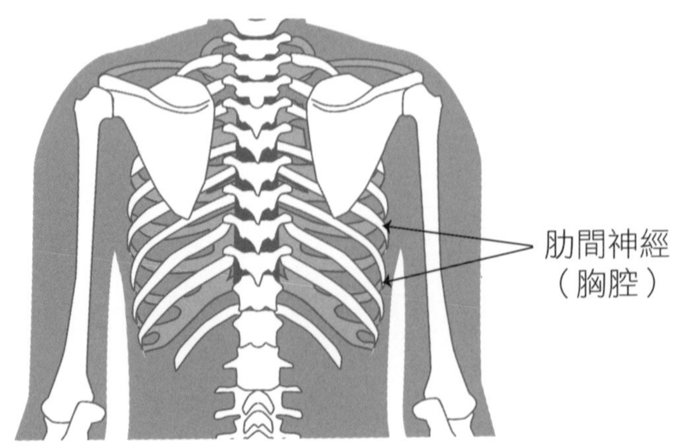

芳香療法對策

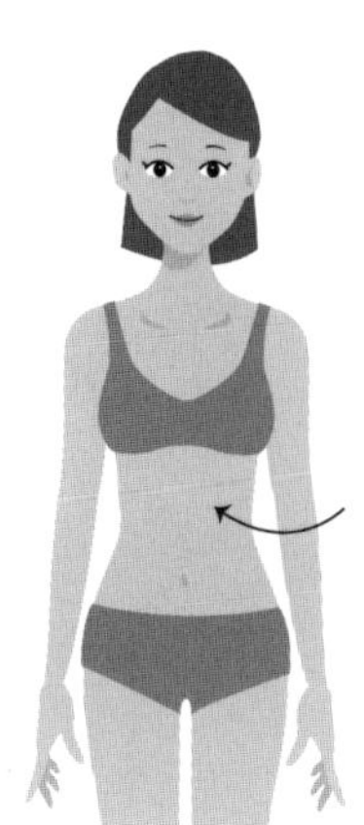

塗抹／按摩

在 5ml 的玻瓶裡調和：

- 羅馬洋甘菊精油 5 滴
- 西洋蓍草精油 10 滴
- 聖約翰草浸泡油 5ml

→取幾滴塗抹在痛處，每日 3 次。

同場加映

保健品補給建議

・海洋鎂 B6

→每日服用 400mg 的海洋鎂 B6，持續 10 天。

植物藥學療癒配方

植物甘油萃取配方（Phytostandard 或 SIPF 新鮮植物完整萃取物）

❀ EG 小白菊

❀ EG 白柳樹皮

以上成分混合至 150ml

→用 1 小杯水稀釋 1 茶匙，每日服用 3 次，直到情況改善。

3 項額外建議

+ 絕大多數的患者在發作時會感到劇烈疼痛，但事實上並沒有那麼嚴重。通常在壓力過大或過於疲憊的情況下會發作。
+ 某些肋間神經痛的案例是被病毒感染，還有肋骨骨折、肋骨撞傷，或是骨關節炎、椎間盤突出而引起。其他因素，幸虧比較少見，包括癌細胞、何杰金氏淋巴瘤壓迫、脊椎壓迫性骨折、僵直性脊椎炎等。如果疼痛一再復發，最好前往醫療院所查明原因。

+ 如果你屬於心臟病的高危險族群，最好做個心電圖檢查，排除心肌梗塞的風險。

健康 3 步驟
1. 精油按摩。
2. 海洋鎂 B6。
3. 植物藥學。

每日自主療癒生活提案

日	精油外敷	保健品補給 鎂（膠囊）	植物萃取
星期一	3 次	✓	3 次
星期二	3 次	✓	3 次
星期三	3 次	✓	3 次
星期四	1-3 次	✓	3 次
星期五	1-3 次	✓	3 次
星期六	1-3 次	✓	3 次
星期日	1-3 次	✓	3 次

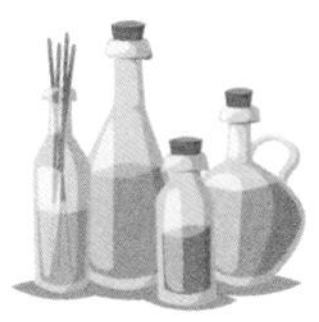

摩頓氏神經瘤

摩頓氏神經瘤指的是神經受到腳趾根部（通常是第三、四趾間）壓迫。穿著可恨的鞋子走了二十分鐘後，第三趾的趾間突然痛了起來，愈走愈痛，並且幅射到其他腳趾，直到你扯下鞋子丟向遠方。呼，總算解脫了。剛才像有電流穿過般麻痺的感覺隨之消失。鞋子不合腳時就會發生這種事。治療的方法是除去壓迫神經的因素，可是有時就連脫了鞋子後，疼痛還是持續不散，這時，自主芳香按摩就派上用場了。

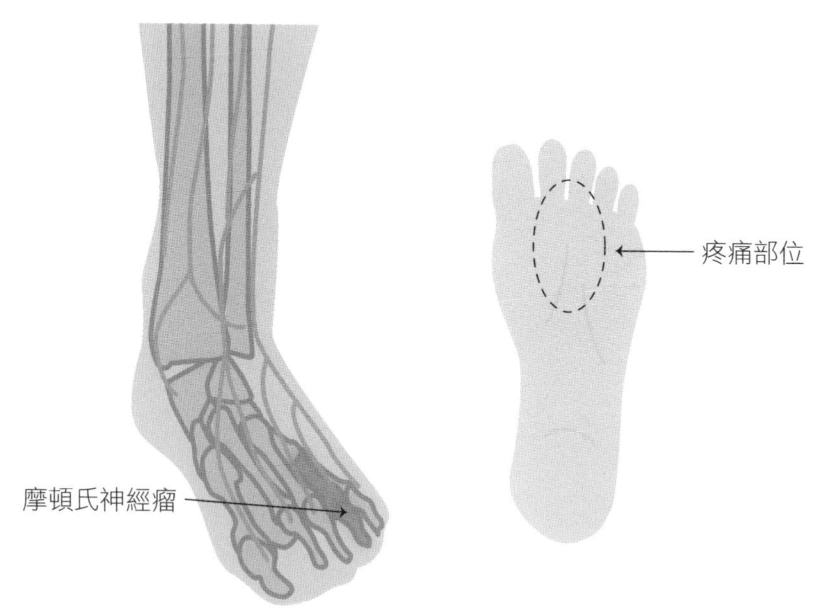

芳香療法對策

※精油外敷

在一片沾過熱水的敷料上，滴上：

- 羅馬洋甘菊精油 3 滴
- 聖約翰草浸泡油 10 滴

→使用下列配方按摩腳板前 10 分鐘，把敷料敷在腳上或腳下一段時間，每日 3 次。

塗抹／按摩

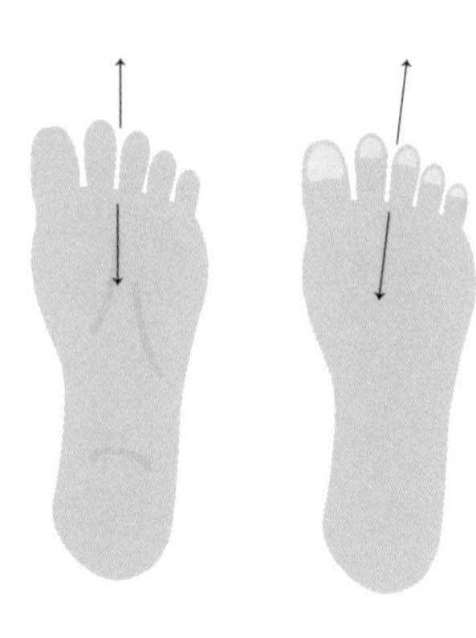

在手心調和：

- 羅馬洋甘菊精油 2 滴
- 西洋蓍草精油 2 滴
- 聖約翰草浸泡油 5 滴

→使用這個配方局部按摩，力道要輕柔、緩慢，每日 3 次。

4 項額外叮嚀

+ 只要穿上寬一點，甚至是前端沒有包覆的鞋子，就足以緩解症狀，甚至完全療癒。
+ 即早反應，一開始感覺到疼痛就要想辦法。當然了，光腳是最好的選擇。
+ 把腳綁死的尖頭鞋是叛徒。可是過緊的平底鞋（如走路鞋、快走鞋、跑步鞋、時下流行的帆布鞋等）或是鞋跟過高的鞋也都是罪魁禍首。

+ 如果你堅持穿上那些罪惡的鞋子，症狀可能會愈來愈嚴重，腳部也會變得更痛，就連光著腳時也會痛。如果已經發展到這個地步，就只有動手術才能解決了。已經先警告你囉！
+ 如果沒有其他辦法，市面上可以找到特殊的鞋墊，專門用來解決這個問題，這種鞋墊可以把腳趾分開。如果你是運動員，請找足科醫生幫忙，最好找相關的專家。

健康 3 步驟
1. 溼敷＋精油按摩。
2. 丟掉該死的鞋子。
3. 足科醫生（如果前 2 項不足以緩解疼痛）。

每日自主療癒生活提案

日	精油外敷＋按摩
星期一	3 次
星期二	3 次
星期三	3 次
星期四	3 次
星期五	3 次
星期六	3 次
星期日	3 次

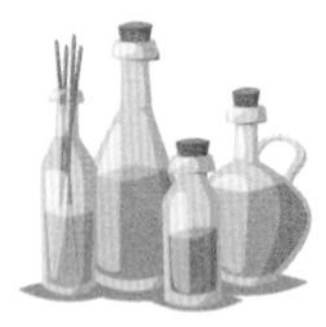

肩胛骨
（疼痛）

慢性疼痛

咳嗽、打哈欠、甚至是呼吸都能讓肩胛骨疼痛。事實上，儘管感覺起來是如此，但疼痛很少來自肩胛骨本身，而是背部。這也是意料之中的事，一般說肩胛骨疼痛的人，意思其實是頸部僵硬，因為這兩個部位十分接近，也有一些共同的作用。這兩處疼痛通常都是因為姿勢不良引發，有時是看電腦螢幕，有時是頭往前傾（如滑手機、看書、看報、收銀員等）的時間過久，這就是肩胛肌症候群，除了影響肩胛骨以外，亦是第三、四節頸椎也會疼痛的原因。然而，這種病症也可能源自脊椎或其他部位。

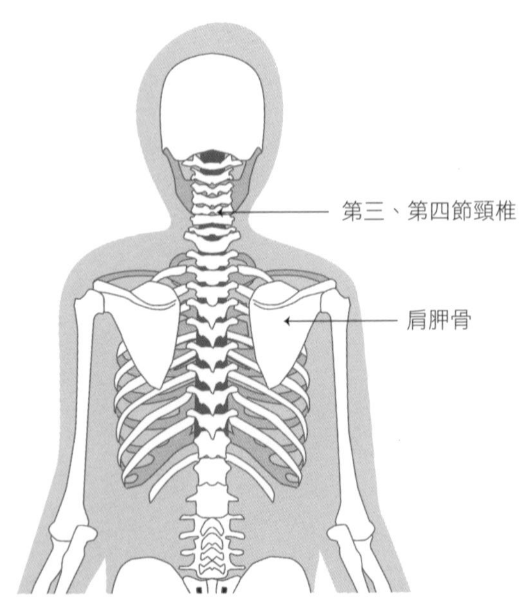

芳香療法對策

泡澡

- 月桂精油 10 滴
- 海岸松精油 5 滴
- 沐浴基底油 1 茶匙

→混合精油與基底油後，倒入準備好熱水的浴缸中（38.5℃），泡進水裡 20 分鐘，整個背都要泡進去，出浴後不必沖洗。每天泡澡，直到改善症狀。

※精油外敷

在一片沾過熱水的敷料上，滴上：

- 月桂精油 3 滴
- 檸檬尤加利精油 3 滴

→敷在疼痛點上，放置一段時間。每日 2-3 次。

11 項額外叮嚀

+ 伸展、伸展再伸展，這是短期治療的首要方法。肩胛骨疼痛經常是因為小菱形肌「捲縮」造成的。這一小塊肌肉位於上背，夾在頸部和肩胛骨之間，離大菱形肌不遠，是連結胸椎和肩胛骨的肌肉。它的特點包括：你很難「碰」到它，也很難找到讓你感覺不適的起始點，可是你還是會痛，感覺它在拉扯（如肩膀、頸部），很僵硬，而且會讓你無法好好地轉頭。
+ 交叉使用冰敷（消炎、麻醉）和熱敷（止痛、鬆弛）。
+ 根據 111 頁的五個條件，檢查你的椅子和姿勢是否合格。否則，就做個簡單的算式：每日 8 小時 X 365＝每年 2920 小時姿勢不良。

+ 確認你的床墊是否足以支撐你的身體，還有枕頭會不會過高，以免「折斷」你的脖子。再算一次：每日 8 小時睡眠 X 365 ＝ 每年 2920 小時姿勢不良……。姿勢不良的時間很多吧，如果還要加上白天姿勢不良的時間……。
+ 鍛練背部肌肉，特別是脊椎兩側的肌肉。背部疼痛大多時候是因為背部和腹部肌肉不足，這是最佳的長期解決之道。
+ 使用合適的動作鍛練肩胛骨的肌肉。
+ 避免只給身體一側負重，如郵差包。這種包很漂亮，但會引發背部疼痛。相同的道理，不要拿裝了一堆工具，像裝了金條的手提包，記得時不時要換邊。
+ 避免使用消炎藥，無論是不是醫生開的處方，都要避開！試著使用書裡的消炎精油配方按摩（至少沒有副作用）。
+ 找運動物理治療師、脊骨神經治療師或復健科醫師，確認所有的骨頭和關節都在正確的位置上。
+ 如果疼痛非常密集，突然發作（如肩膀肌腱炎，是的，也有這種可能），馬上到醫療院所檢查，是心臟疾病？骨頭疾病？或是發生意外、創傷（如骨折、肩膀脫臼等）。有時遠處的器官也可能引發疼痛，比如膽囊或肝臟。
+ 千萬不要拖延，肩胛骨疼痛會讓整個背部緊繃，進而影響脊椎，無法正常呼吸……最後你就會在壓力、失眠、不安、肌肉疼痛等因素的惡性循環中打轉。

練肩胛骨的肌肉

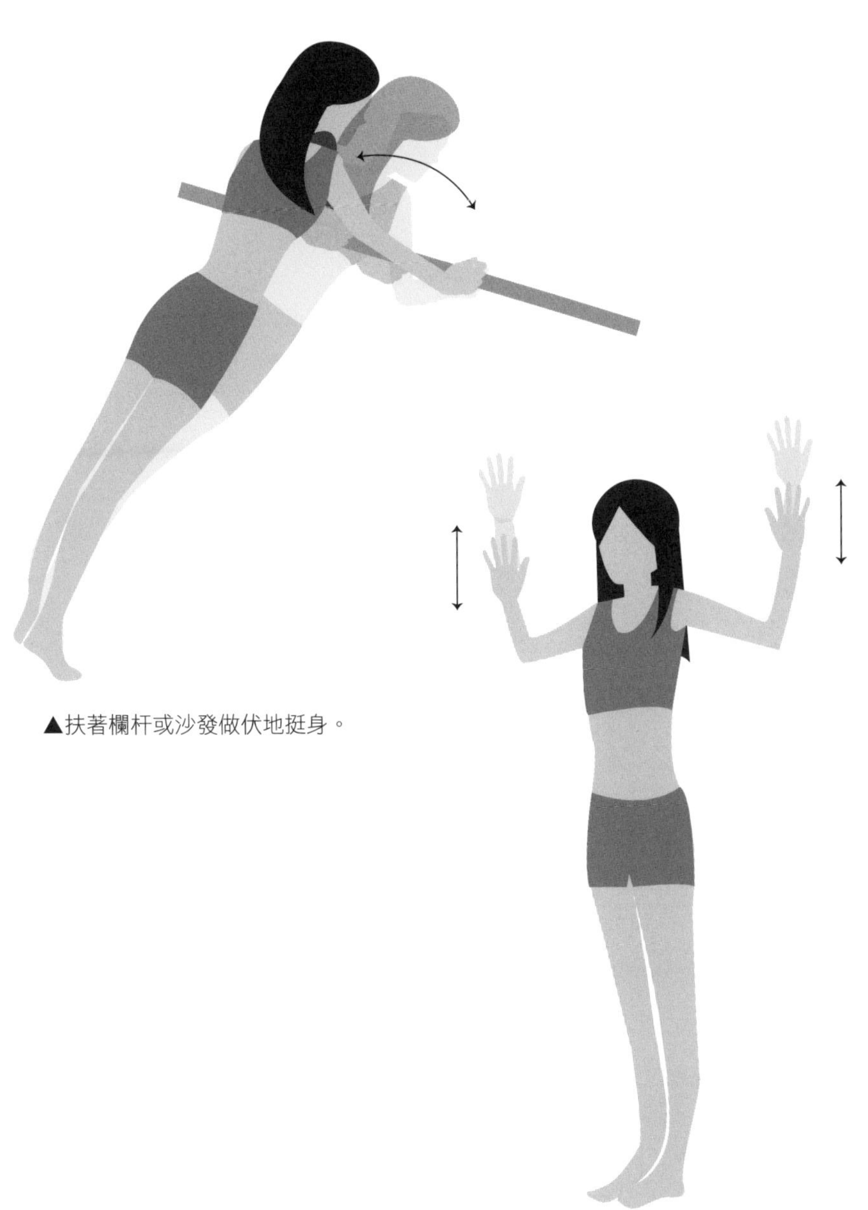

▲扶著欄杆或沙發做伏地挺身。

▲背部靠牆，雙臂張開上下移動。

健康 4 步驟
1. 精油泡澡。
2. 精油外敷。
3. 伸展。
4. 運動物理治療或復健治療。

每日自主療癒生活提案

日	精油泡澡	精油外敷	體能活動
星期一	✓	2-3 次	伸展
星期二	✓	2-3 次	伸展
星期三	✓	2-3 次	伸展
星期四	✓	2-3 次	伸展
星期五	✓	2-3 次	伸展
星期六	✓	2-3 次	伸展
星期日	✓	2-3 次	伸展

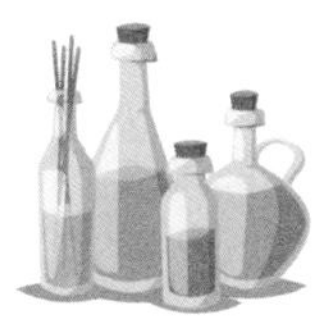

髕骨疼痛症候群（跑者膝）

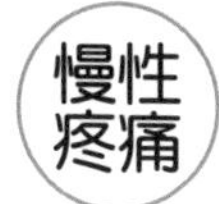

髕骨股骨症候群通常發生在女性身上。有時，人體的髕骨會錯位（X 型腿），因而造成不適甚至疼痛，特別是在過度運動，例如：長時間健行或在崎嶇不平的路上行走後。疼痛感經常不會在當下出現，而是在運動過後，但也不是所有的案例都如此。如果你很高大，卻要塞在窄小的電影院椅子裡，肯定非常不舒服。幸虧髕骨的軟骨是所有骨頭中最厚實的，能夠作為支撐重物的槓桿，耐力極佳。可是如果逼人太甚……膝蓋也是會脫臼的。關節腔可能會積水，或引發軟骨鈣化（鈣結晶沉澱在關節內）[23]。

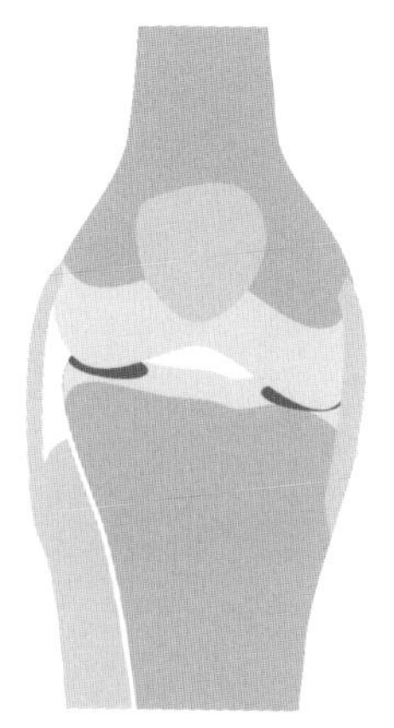
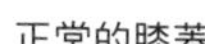
正常的膝蓋

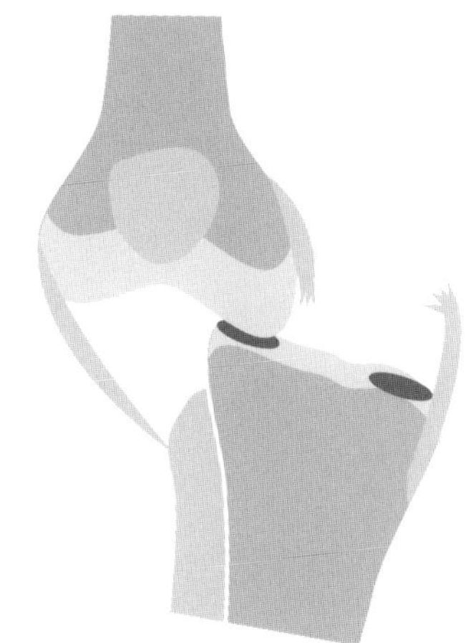
脫臼的膝蓋

23 微結晶風溼，過去被稱為「假性痛風」。

芳香療法對策

※精油外敷

◢ 綠黏土（註：也有人稱綠石泥）

→將綠黏土敷在膝蓋上 20 分鐘，再使用下列精油配方按摩，每日 2-3 次。

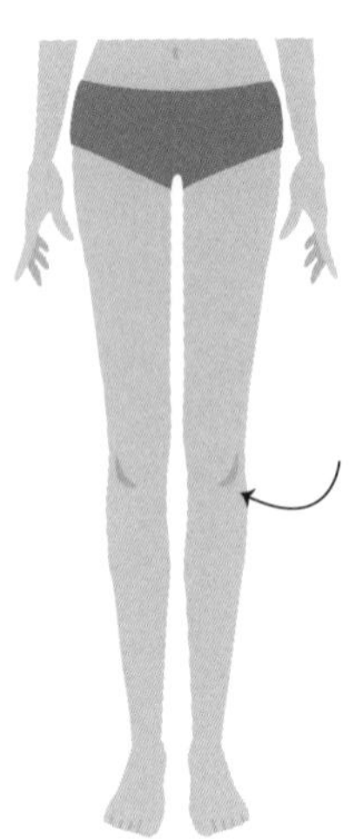

 **塗抹／按摩**

調和：

- 白珠樹（冬青）精油 3 滴
- 薑精油 3 滴

◢ 蘆薈膠 1 茶匙

→敷完綠黏土後，使用此配方按摩，每日 2-3 次。

同場加映

植物藥學療癒配方（深層治療）

❀請藥局藥劑師幫忙調配魔鬼爪[24]（200mg）和繡線菊花[25]（200mg）膠囊。

→早晚各 2 粒，每個月 20 天，持續 2 個月。

---

24 英文名 Devil's Claw；拉丁學名 *Harpagophytum procumbens*。

25 英文名 Meadowsweet Herb ，拉丁學名 *Filipendula ulmaria*。

5 項額外叮嚀

+ 控管平衡身體酸鹼值：確實提高新鮮（或冷凍）綠色蔬菜、新鮮（或無添加冷凍）水果的攝取量，特別是富含鉀元素的蔬菜，如南瓜、香蕉和栗子。
+ 必要時請減重。
+ 靜待疼痛高峰期結束，重啟運動模式，喜歡跑步也可以，但不要過於激烈，並選擇平坦的地區。別忘了伸展股四頭肌。如果害怕疼痛復發，可以先騎自行車幫助關節適應。

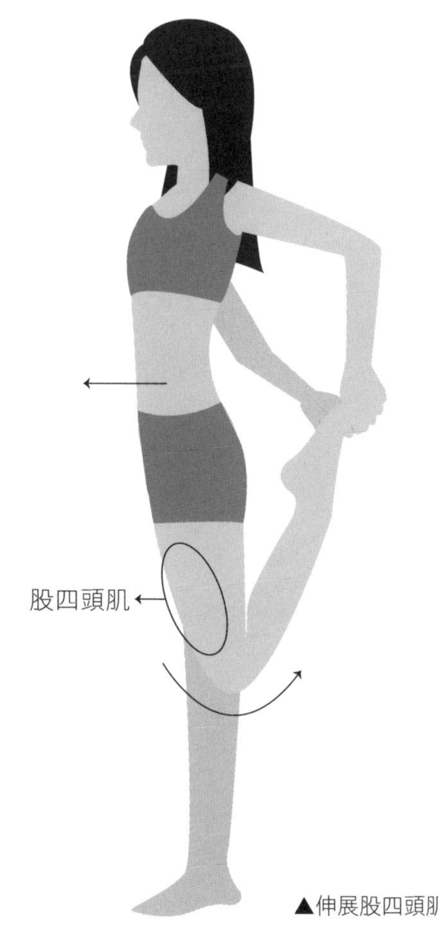

▲伸展股四頭肌。

+ 跑步時，避免上坡／下坡（如越野、樓梯、登高跑等）、zumba、階梯有氧……。
+ 跑步是可以的，但一定要確實伸展股四頭肌。
+ 伸展大腿後肌。

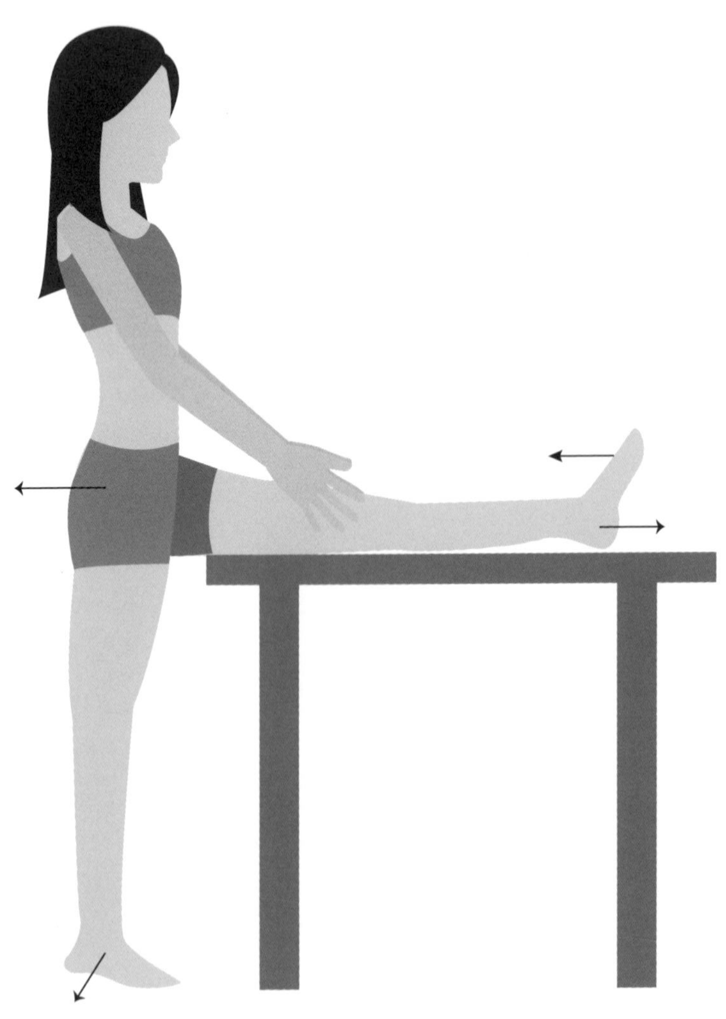

▲伸展大腿後肌。

健康 5 步驟
1. 綠黏土泥敷。
2. 精油按摩。
3. 植物藥學。
4. 鹼化體質。
5. 在平坦的地區運動。

每日自主療癒生活提案

日	綠黏土泥敷＋精油按摩	植物萃取	體能活動
星期一	2-3 次	✓	在平坦的地區騎自行車測試
星期二	2-3 次	✓	平地
星期三	2-3 次	✓	平地
星期四	2-3 次	✓	平地
星期五	2-3 次	✓	平地
星期六	2-3 次	✓	平地
星期日	2-3 次	✓	平地

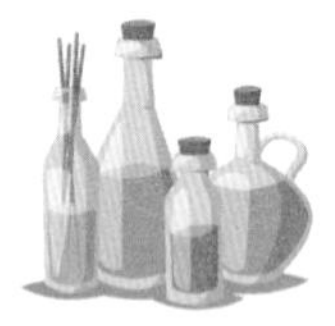

肩關節炎

慢性疼痛

當肩關節發炎演變為慢性炎症時，醫學上稱之為 périarthrite scapulo-humérale（註：scapulo 即肩部，humérale 是有肱骨的關節），或是黏連性肩關節囊炎（adhesive capsulitis）、冰凍肩，總之，就是那個部位感到愈來愈痛，似乎卡住、冰凍了，比起關節炎／類風溼，更像是肌腱炎發作。比起其他承受身體重量的部位（如髖關節），肩關節的特點是「薄」、「弱」、「曝露在外」。因為這些特點，肩關節才能做出大幅度的動作，而我們也因此無節制地濫用它的能力。經年累月，肌腱變得脆弱，輕微的肌腱炎找上門，情況不嚴重，也沒有真的疼痛，頂多是有點不對勁而已。直到有一天，災難降臨，一個大動作，引發肩關節炎。如果還是繼續不在乎的話，整個肩關節可能都會動彈不得。像洗澡或穿衣服，這些簡單的動作其實不簡單，但對身體來說卻是非常重要的，尤其是對四十歲以上的人而言。曾經發生意外的人也要小心後遺症。一般醫療會以消炎藥加上運動物理治療雙管其下，很簡單！只要使用精油按摩取代或輔助即可。

芳香療法對策

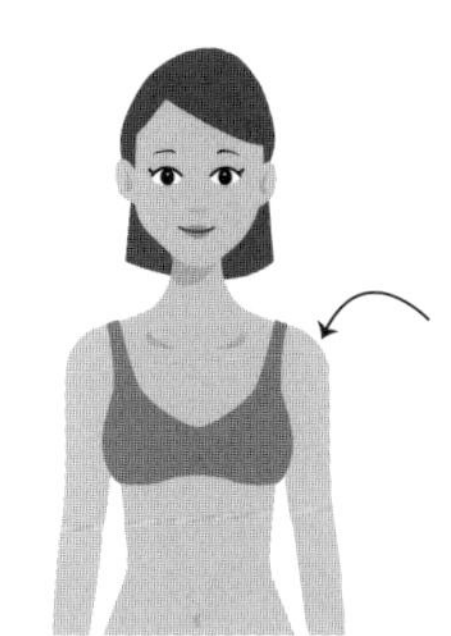

塗抹／按摩

在 5ml 的玻璃瓶裡調和：

- 白珠樹（冬青）精油 10 滴
- 檸檬尤加利精油 10 滴
- 聖約翰草浸泡油 5ml

→取十幾滴以上配方按摩肩膀，每日 3 次。

同場加映

保健品補給建議

・Omega3（深海魚油膠囊）

→疼痛發作時，隨三餐服用 3 粒 500mg 的膠囊，持續 4-5 天。接著減少到 6 粒（早 3 晚 3），一樣隨餐服用，持續 6 天。最後再減少到晚餐時 3 粒，持續 2 個月。

・抗氧化綜合錠

→每天早上一片含維他命 A、C、E、硒、鋅和高多酚的抗氧化綜合錠。

7 項額外叮嚀

＋ 請運動物理治療師提供在家也可以做的復健動作。保持耐心，需要一點時間才看得到成果。在那之前，至少可以避免它又突然發作，不適感會逐漸消失，但這件事絕非一朝一夕就可達成。

＋ 避免所有會傷害肩膀且沒有用處的事。現在不是學習高爾夫的好時機，也不急著重新粉刷衣櫃，也別想著游泳，過一段時間再說吧。

+ 冰凍肩是滑囊炎的前兆（147 頁）。肩膀變得僵硬（發炎），無法做出動作（冰凍肩），這種狀況會持續好一陣子。突然有一天，症狀全都消失了，你甚至不知道為什麼。一般來說，冰凍肩的症狀需要半年至一年的時間才會好轉，如果有其他疾病（如糖尿病、甲狀腺問題等），病程可能會拉長至一年半。
+ 手術對這種情況沒什麼幫助，畢竟最後它還是會自行解決。只需要一點耐心。
+ 疼痛高峰期時，不建議運動，盡量讓關節休息並以精油按摩。反之，一旦情況緩和或消失後，建議進行活動。
+ 可以將磁石放在肩膀上 12 個小時。
+ 可以參考〈肩滑囊炎〉（147 頁）

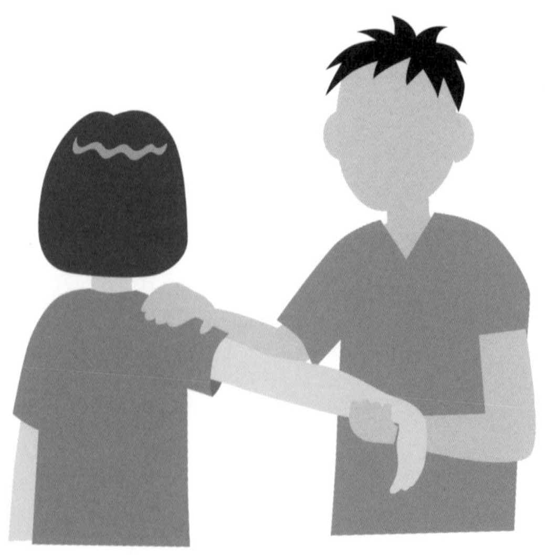

▲可至物理治療所接受診療，減輕疼痛。

健康 5 步驟
1. 精油按摩。
2. Omega3 ＋抗氧化綜合錠。
3. 運動物理治療。
4. 磁石。
5. 關節休息。

每日自主療癒生活提案

日	精油按摩	Omega3
星期一	3 次	9 粒
星期二	3 次	9 粒
星期三	3 次	9 粒
星期四	3 次	9 粒
星期五	3 次	9 粒
星期六	3 次	9 粒
星期日	3 次	9 粒

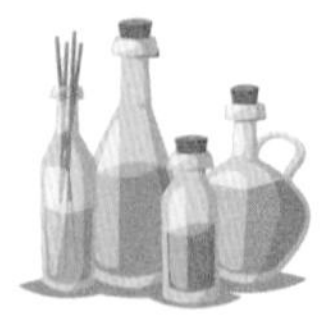

骨膜炎

慢性疼痛

骨膜炎是包覆著骨頭的薄膜發炎。這個情形最常發生在脛骨，是典型的運動傷害，例如：跑步、跳高、網球、足球和其他團體運動，只要彼此碰撞就很可能發生。每當腳踩板觸地，衝擊波就會一路「上升」到腿部，引發骨膜炎。只要運動的時間一長，骨膜炎就會不請自來，沒有進一步治療的話，最後連躺著也會痛。這種時候，按摩不會太舒服，但卻是最有效率的方式。難得有這種機會，按愈大力，感覺愈痛，就愈有效（很抱歉這麼說）。

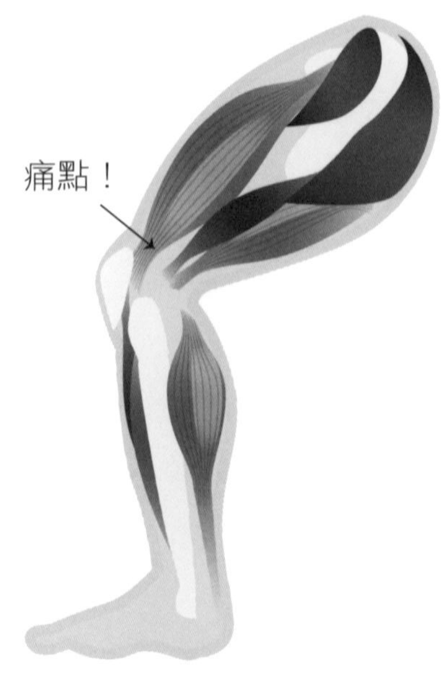

▲骨膜的痛點最常在脛骨。

芳香療法對策

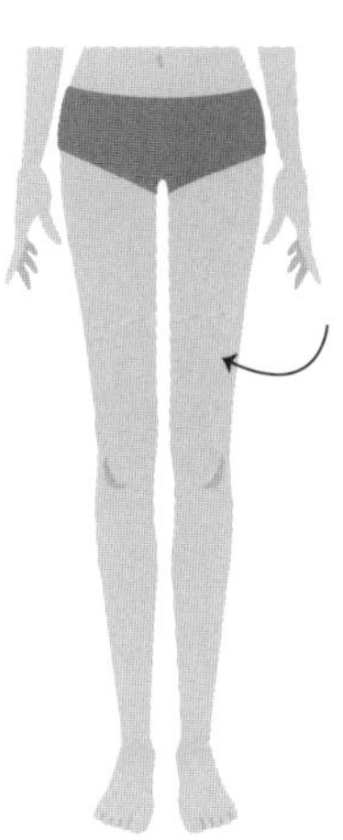

※精油外敷

- 白珠樹（冬青）精油 3 滴

→從冷凍庫拿出冰敷袋，滴上精油後敷在痛處，每日 2-3 次。

塗抹／按摩

在 5ml 的玻璃瓶裡調和：

- 白珠樹（冬青）精油 5 滴
- 檸檬尤加利精油 5 滴
- 月桂精油 5 滴
- 聖約翰草浸泡油 5ml

→取 10 滴以上配方，使勁按摩痛處，每日 3 次。

7 項額外叮嚀

+ 不合腳／太舊／減震效果差的鞋子都不要，尤其體重過重的人更要注意。
+ 愈堅硬的地面產生的衝擊力愈大。不要在柏油路上跑個不停！最好是在有土的地方或是在運動場上。
+ 請一個朋友看你跑步的姿勢。如果技巧不對，請他鞭笞一下，趕緊改正。請一個教練幫忙也是好主意！
+ 控制飲食。多喝水，攝取大量蔬菜平衡體內酸鹼值。酸化的體質（蛋白質過多，蔬果過少），關節、肌肉和肌腱受傷的機率都會提高。
+ 不建議服用消炎藥，特別是沒有其他生理機能監測的時候，更不用說注射藥物了。不如把骨膜交給運動物理治療師，至於你自己，也不要吝於使用芳香精油自主按摩改善狀況。

+ 還是要鍛練局部肌肉，平躺不動並不是個好方法。雖然骨膜炎並不適合跑步，但自行車、游泳和其他水中運動都是很有用的。
+ 盡量想辦法減少腳部衝擊力和振動，護腿、壓力襪、運動專用的鞋墊（腳跟處有一小點矽膠的，不要整個腳跟，踩這種鞋墊腳步不穩）。

健康 5 步驟
1. 精油按摩＋精油鵝卵石。
2. 矯正姿勢。
3. 鹼化體質。
4. 多喝水＋＋＋。
5. 合適的運動。

每日自主療癒生活提案

日	精油按摩
星期一	3 次
星期二	3 次
星期三	3 次
星期四	3 次
星期五	3 次
星期六	3 次
星期日	3 次

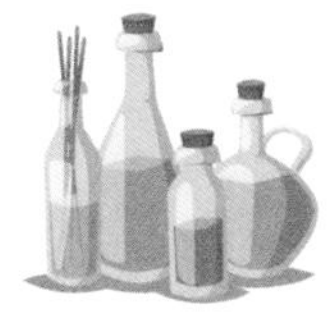

打石膏

扭傷或是骨頭斷裂了嗎？得上石膏了。石膏的作用在於固定受傷的肢體或部分肢體，確保斷骨再生時能長「正」。雖然是必要的療程，但卻令人困擾。而且上了石膏不代表可以馬上緩解疼痛，這時精油又派上用場了。

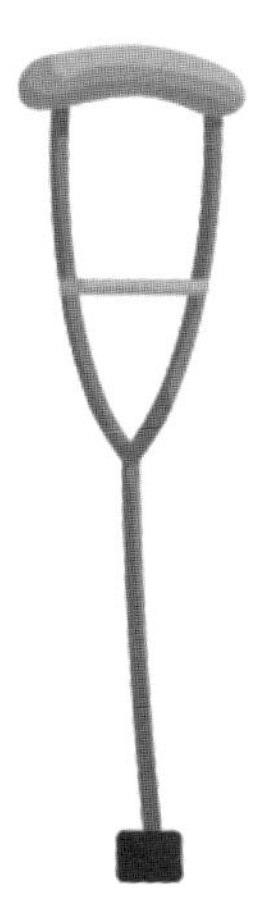

芳香療法對策

塗抹／按摩

- 義大利永久花 3 滴
  →意外發生後，盡快用冰塊（或其他冰冷的東西）降低發炎的機率，再把精油滴在患處（比如腳踝）。動作要盡量輕柔，不要讓疼痛加劇了。

完整配方（必要時）

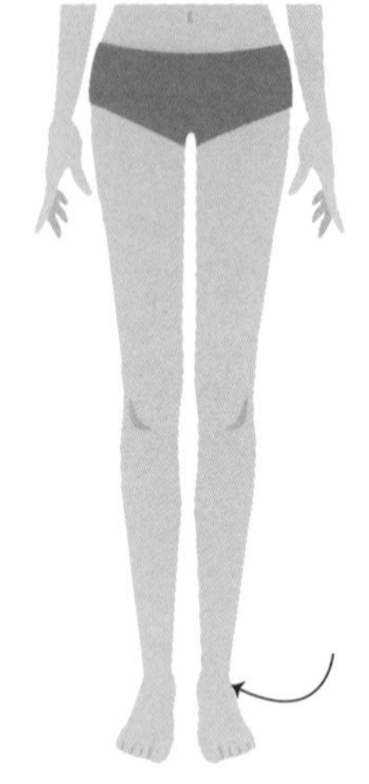

塗抹／按摩

在手心調和：

- 義大利永久花精油 1 滴
- 胡椒薄荷精油 1 滴
- 月桂精油 1 滴
- 白珠樹（冬青）精油 1 滴
- 山金車浸泡油 5 滴

→可以的話，把手指伸進樹脂（石膏）下，幫助腳／腳踝／患處消腫。每天至少 3 次。精油可以防止細菌滋生和異味。

| 同場加映 |

植物藥學療癒配方

Phytostandard 植物甘油萃取配方或 SIPF 新鮮植物完整萃取物。

- EG 七葉樹
- EG 金縷梅
- EG 草木樨

以上成分混合至 200ml。

→用 1 小杯水稀釋 1 茶匙，每日早、晚喝下，持續 3 星期後，休息 8 天。再服用 3 個星期。

保健品補給建議

・強骨配方：鈣＋鎂

→早、晚各服用一粒，持續 2 個月。

・有機口服矽

→早、晚各 2 湯匙，持續 2 個月。

5 項額外叮嚀

+ 時不時收縮石膏下的肌肉，幫助血液循環。儘管無法動彈，還是要想辦法鍛練，強迫自己每天都要做一點合適的運動。預防各種併發症的方法很簡單，時不時動一動。如果不能離床太遠，試著在房間裡走幾步，什麼都好，動就對了！
+ 石膏下的皮膚因為空氣不流動會變得潮溼，讓細菌有機可趁，雖然不太嚴重，但會有異味，而且會發癢。與其笨手笨腳地塗抹止癢藥膏，而且得不到任何效果，不如保持乾燥。只要定時倒一點小蘇打粉到石膏裡，甚至用吹風機（冷風）把粉末吹進去就可以了。
+ 如果沒有需要真的上石膏，只是很緊的繃帶而已，可以輕輕地在患處滴上前面提到的精油，用力纏緊繃帶（可能會有點不適，但能有效抑制疼痛加劇）。每天兩次。
+ 上石膏的人需要受到特別的關注。上石膏的併發症很多，包括皮膚、血液循環等，精油可以提供各方面的協助。但也別太大意，如果對優碘（或其他消毒藥水）過敏，可能也會對棉花和精油過敏。總之，小心為上。
+ 如果覺得異常疼痛，或是手指的顏色有異，盡快就醫。

健康 5 步驟
1. 精油按摩。
2. 植物藥學。
3. 強骨＋有機矽。
4. 小蘇打粉＋吹風機（用來保持石膏內乾燥）。
5. 收縮石膏內的肌肉（促進血液循環）。

每日自主療癒生活提案

日	精油按摩	植物萃取	體能活動
星期一	3 次	早晚各一次	收縮局部肌肉
星期二	3 次	早晚各一次	收縮局部肌肉
星期三	3 次	早晚各一次	收縮局部肌肉
星期四	3 次	早晚各一次	收縮局部肌肉
星期五	3 次	早晚各一次	收縮局部肌肉
星期六	3 次	早晚各一次	收縮局部肌肉
星期日	3 次	早晚各一次	收縮局部肌肉

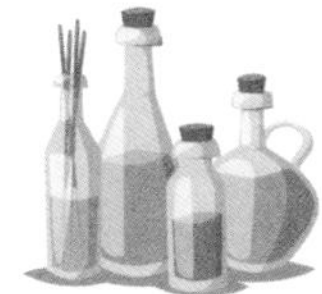

手腕
（疼痛）

反覆細微的肌肉收縮（滑鼠可能就是凶手）和創傷（起床或健身時，將全身重量壓在手上）都會導致手腕疼痛。這種疼痛感會持續好一段時間，伴隨手掌發麻，手腕外側腫脹，手腕無力（奶油手）等症狀，有時會引發肌腱炎、腱鞘炎（狹窄性肌腱滑膜炎，俗稱媽媽手）和大拇指腱鞘發炎。一般來說，治療方式為「消炎＋護腕」。完全可以使用「芳香精油自主療法＋護腕」取代，但使用護腕休息的時間要適度，情況允許時最好盡快伸展。

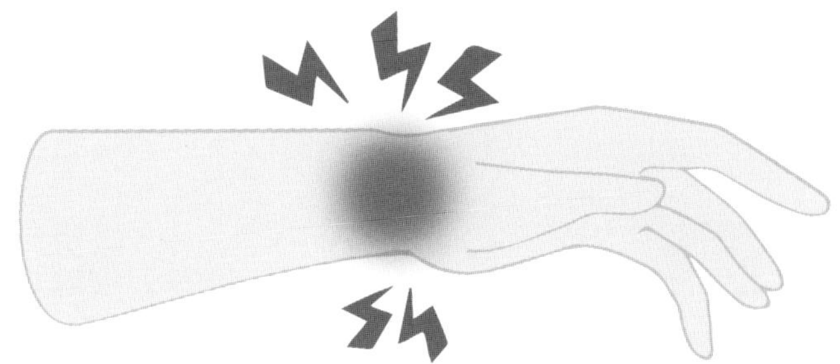

｜芳香療法對策｜

精油手浴

- 月桂精油 4 滴
- 海岸松精油 2 滴
- 沐浴基底油 1 茶匙

→裝一盆熱水（38.5℃），倒入以上配方，把手放進水裡，手腕也要泡到，持續 10 分鐘。結束後不必沖洗，再使用以下配方按摩。每日 1-3 次，直到情況改善。

塗抹／按摩

調和稀釋：

- 樟腦迷迭香精油 2 滴
- 檸檬尤加利精油 2 滴
- 白珠樹（冬青）精油 2 滴
- 聖約翰草浸泡油 1/2 茶匙

→按摩手掌、側邊和手腕，一日 3 次，結束後戴上護腕（如果有的話）。

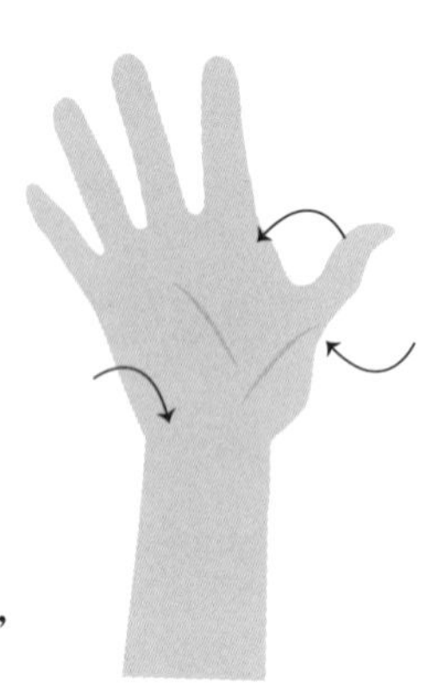

6 項額外叮嚀

+ 第一件事是緩解疼痛，否則會不斷加劇。讓關節休息，這就是使用護腕的目的，相信它，它能改變你的人生。
+ 可以嘗試將磁石放在手腕側邊五至六小時。
+ 女性的手腕比男性脆弱一些。因此，健身的時候也可以考慮做一些調整，如果教練忘了提醒，可以提出要求。
+ 務必確實治療以預防肌腱繼續受到傷害，情況會變得更複雜。
+ 大拇指向內彎時會感到疼痛嗎？絕對是媽媽手了。不需要照 X 光，看不出所以然的。也不需要超音波，只會看到加厚的肌腱和腫脹積水。
+ 我們很常忽略放鬆和伸展手腕，可是這麼做會讓你感到舒服許多！

手腕柔軟、伸展操

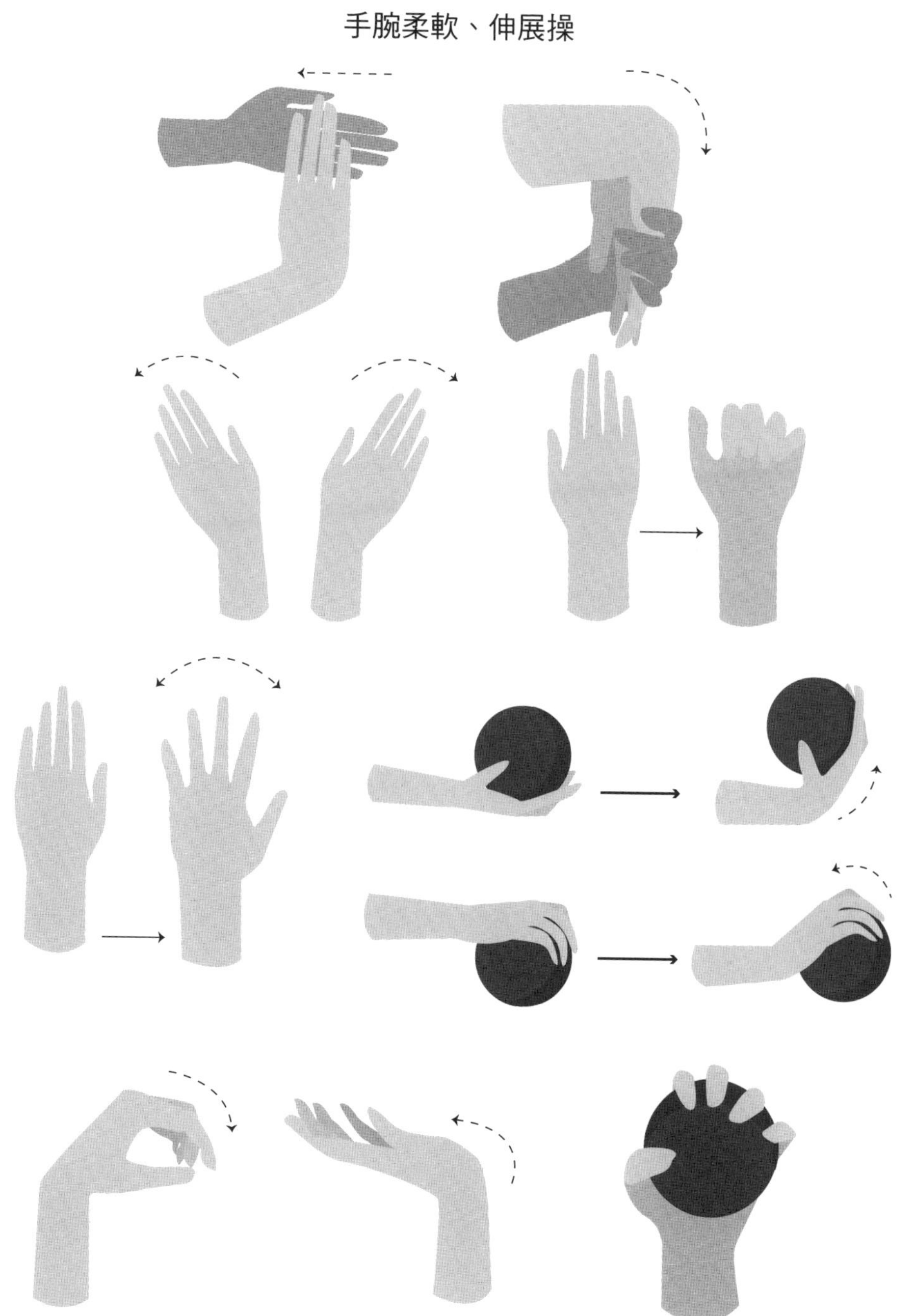

健康 5 步驟
1. 精油手浴。
2. 精油按摩。
3. 護腕。
4. 磁石。
5. 時常伸展手腕（預防）。

每日自主療癒生活提案

日	精油按摩	精油手浴	體能活動
星期一	1-3 次	1-3 次	溫和伸展
星期二	1-3 次	1-3 次	溫和伸展
星期三	1-3 次	1-3 次	溫和伸展
星期四	1-3 次	1-3 次	溫和伸展
星期五	1-3 次	1-3 次	溫和伸展
星期六	1-3 次	1-3 次	溫和伸展
星期日	1-3 次	1-3 次	溫和伸展

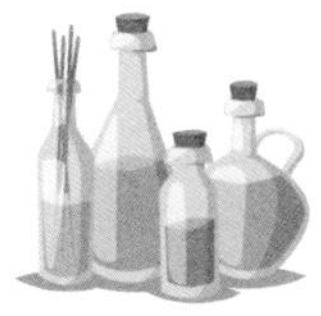

類風溼性關節炎

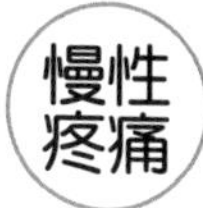

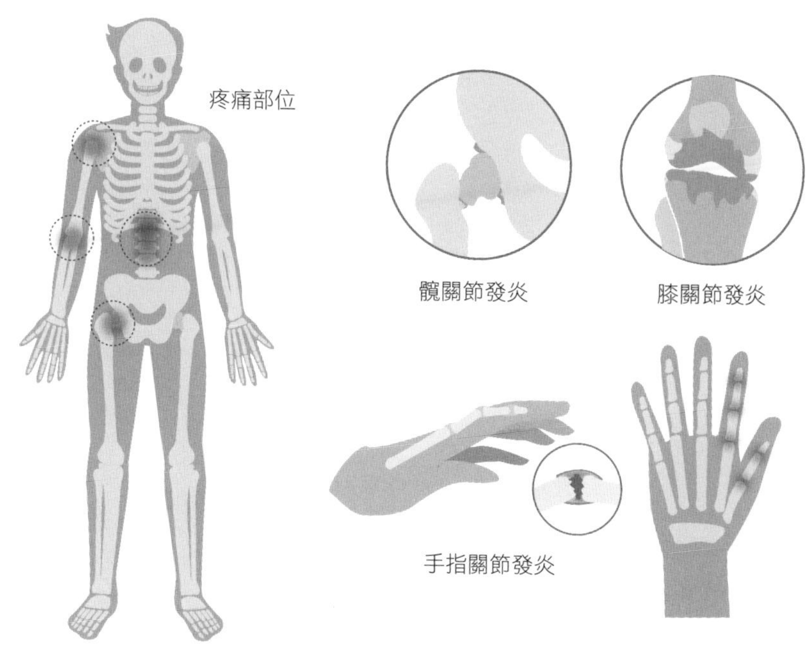

正如法文名稱 poly（多發）arthrit（關節炎）所示，類風溼性關節炎會影響許多關節，一般而言大約是三至四個，主要集中在手部、手腕上，下顎也很常見。類風溼性關節炎是最常見的風溼性發炎，因為牽涉到自體免疫系統，是現行治療最困難的地方。除了關節發炎外，軟骨也會受到侵犯（損壞變形），還有肌腱也是，每一次發作，都會讓前一次的損傷更嚴重，逐漸變得扭曲難耐。總之，這種程度不

輕不重的疼痛會影響到對應的關節，特別是在夜裡，隨時間拉長，就會讓人行動困難。精油按摩可以緩解疼痛，但無法治療這種多重且複雜的疾病，必須尋求醫療協助。女性罹患類風溼性關節炎的機率較男性高，四十至五十歲後為好發期。Lady Gaga 就是積極對抗此症、尋求正常生活的經典案例。你可能沒有她那麼出名，但也不要輕易被打倒了！

芳香療法對策

泡澡

- 白珠樹（冬青）精油 5 滴
- 月桂精油 5 滴
- 海岸松精油 5 滴
- 沐浴基底油 1 茶匙

→混合精油與基底油後，倒入準備好熱水的浴缸中（38.5℃），泡進水裡 20 分鐘，出浴後不必沖洗。每個星期兩次。

塗抹／按摩

在 5ml 的玻璃瓶裡調和：

- 檸檬尤加利精油 10 滴
- 義大利永久花精油 10 滴
- 超級醒目薰衣草精油 10 滴
- 聖約翰草浸泡油 5ml

→取用幾滴按摩疼痛部位，每日 2-3 次。

| 同場加映 |

保健品補給建議

・抗氧化綜合錠

→每天早上一片含維他命 A、C、E、硒、鋅和高多酚的抗氧化綜合錠。

・Omcga3（深海魚油膠囊）

→緩和期時，每日隨晚餐服用 3 粒，發作期時最多可以服用 9 粒（隨三餐服用）。

・益生菌

→益生菌（如乳酸桿菌、比菲德氏菌等）和左旋麩醯胺酸（Glutamine，一種氨基酸）可以修復受損的腸道黏膜與菌群（特別是在療程期間受損）。服用 2 個月、休息 2 個月。

10 項額外建議

+ 戒菸。抽菸是關節的死敵，對類風溼性關節炎患者來說更是致命，甚至會影響藥物（滅殺除癌錠 methotrexate）的效率。
+ 補充維他命 D，特別是住在缺乏陽光地區的人。如果你的醫生沒有提到，請主動提出，並堅持主張。
+ 至少暫時停止攝取麩質（主要是麥類產品）、動物奶，並減少攝取肉類；同時，也要增加綠色蔬菜的攝取量，生、熟皆可，還有水果也是，然後觀察變化。
+ 早上起床時覺得全身都動彈不得。慢慢來，給自己三十分鐘慢慢起身，然後沖個熱水澡。
+ 類風溼性關節炎是個惱人的疾病，但絕不是放棄所有體能活動的藉口。反之，應該要堅持下去，特別是對在確診前沒有打算理會病情的人而言。原因如下：缺乏運動永遠是加重病情的主因之一，活動身體能維持骨頭、肌肉和關節的狀態，對抗疾病的侵襲。每跨一步、每走一程、每踩一下踩板，你都在對抗襲擊關節的惡魔，並延緩病情加重，抵抗肌肉僵硬、潤滑關節、刺激細胞生長等。此外，類風溼性關節炎也會侵犯其他器官，如心臟，唯有運動才能阻止它。當你進行健行、自行車、慢跑這些活動時，身體將伴你玩樂，為你帶來愉悅，不再只是一個「需要治療的病體」，這麼一來，焦慮的心情也會降低，你也可以從不同的角度看待自己。更不用說運動時人體會分泌抗壓激素了，它能安撫你的情緒，讓你重展笑容。

這裡所說的運動都是溫和的活動，是在合理的範圍內而且病症緩解的期間進行的，例如：游泳、高爾夫球、馬術、跑步、水中律動、騎自行車、瑜伽、健行、舞蹈等。當然要避開會對關節造成嚴重傷害或有「有風險」 的活動，例如：跳傘、超級越野、拳擊等。無論如何，每天走一萬步是「基礎保健」應該做到的，也應該是所有人的指標。

+ 一般醫生經常（至少在一開始）會開立「消炎、止痛、可體松」雞尾酒處方。這些藥物有時可以緩解症狀，但絕對不是治療的根本之計，甚至可能會加重病情：消炎藥對肌腱有害，可體松會讓你水腫，止痛藥讓肚子不舒服……。

+ 類風溼性關節炎是慢性疾病，可能會造成殘疾、退化，而且無法痊癒（至少目前無法）。患者必須學會接受它，試著投入更多精力尋找緩解的方式，並且延遲惡化。好消息是，醫學在進步，愈來愈多創新的療法問世，如果能抑制發作，就目前而言已經是很大的進展了。幸虧生技治療不斷發展，我們才能討論緩解病症的可能，保持樂觀的態度！

+ 再仔細檢視一次你的生活習慣，每一個小細節都會影響，如飲食、影響內分泌的環境汙染、睡眠品質、人際關係、社會活動與職業活動等。你不只是一個小關節，而是一個複雜完整的生物。當自體免疫系統有所反應時，代表你的身體正在合成基因對抗某些蛋白質，但外在環境絕對也會有所影響。
+ 不要輕忽心理治療能帶來的幫助，藝術活動（如藝術治療、寫作、攝影、繪畫等）甚至是樂器，或者至少要嘗試抗壓力的精油，太陽神經叢是最適合你的自主按摩穴位。
+ 根據一項發表在《風溼病學刊》[26]（Journal of Rheumatology）裡的研究成果顯示，每個星期至少練兩次瑜伽，可以有效降低疼痛和發炎的機率，日常生活也會因此更舒適順利。進行兩個月的瑜伽練習後，受試者都表示變得較有精神，心情和體能也都改善很大，特別是步行的速度都變快了。在研究測試結束後九個月，受試者仍然感覺得到效果。如果你願意開始這場冒險，改善你的身體狀況，也別只做兩個月，應該持之以恆！這裡所說的瑜伽，是溫和的瑜伽動作，而且要和跟著教練一起。

---

26 該研究以骨關節炎和類風溼性關節炎患者為研究對象。

健康 5 步驟
1. 精油按摩。
2. 精油按摩。
3. 抗氧化＋Omega3＋益生菌／麩醯胺酸。
4. 舒壓活動。
5. 運動＋瑜伽。

每日自主療癒生活提案

日	精油按摩	精油泡澡	營養補給 。Omega3＋抗氧化＋益生菌＋麩醯胺酸	體能活動	體能訓練
星期一	2-3 次	✓	✓	10000 步	✓
星期二	2-3 次	休	✓	10000 步	休
星期三	2-3 次	休	✓	10000 步	瑜伽
星期四	2-3 次	休	✓	10000 步	休
星期五	2-3 次	✓	✓	10000 步	瑜伽
星期六	2-3 次	休	✓	10000 步	休
星期日	2-3 次	休	休	休	休

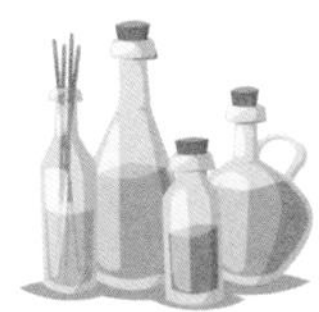

手肘內轉
（6 個月至 5 歲幼童）

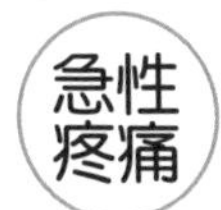

一瞬間，孩子的手肘彎不起來了。這種情況非常疼痛，手肘內轉即肘關節脫臼（有時候是肩關節）（註：台灣也叫牽拉肘），通常是拉扯受到的外傷，例如：大人為了把小孩拉向自己、阻止小孩過馬路或玩「手臂盪鞦韆」時，猛然拉起小孩的手造成的。因為過度用力，橈骨或鎖骨從原本的位子中脫出，遠離韌帶。這種情況一定要就醫，由醫生把骨頭「喬」回來。除非你的孩子經常發生這種問題，醫生也確實解釋過如何處理，否則父母千萬不要試著自己把骨頭扳回原位。

媽媽應該避免的動作

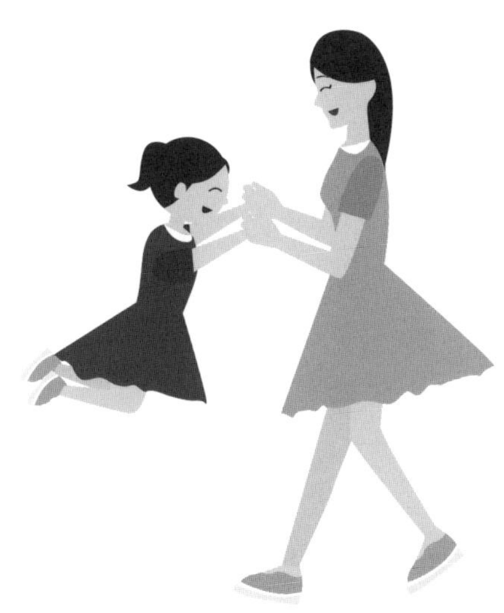

芳香療法對策

醫生一個動作把手肘「喬」回來後（幾乎不會痛的！），回到家中可以使用下列配方繼續保養，當然還要搭配好多溫柔的抱抱……。

泡澡

- 檸檬尤加利精油 10 滴
- 沐浴基底油 1 茶匙

→混合精油與基底油後，倒入準備好熱水的浴缸中（38.5℃），泡澡 20 分鐘。每天泡澡，直到改善症狀。

塗抹／按摩

調和：

- 義大利永久花精油 1 滴
- 羅馬洋甘菊精油 1 滴
- 甜杏仁油 3 滴

→早晚塗抹在手肘並輕柔按摩。

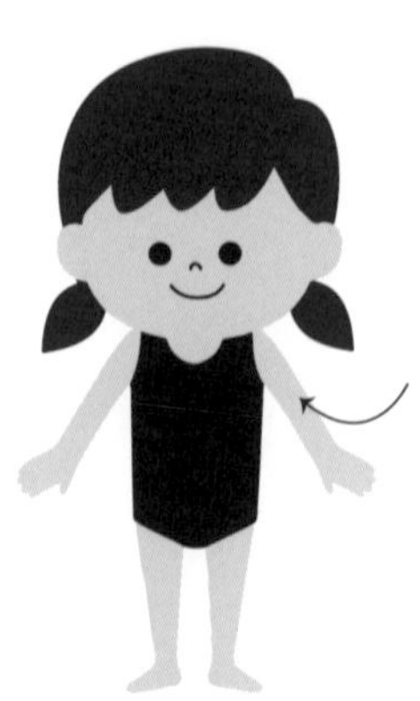

4 項額外叮嚀

+ 請注意：兒童的骨頭很脆弱，最好不要牽住手拉扯他們的手臂，最好由腋下抱起。
+ 同樣的，孩子想跑開時，不要拉住他們的手臂，最好是拉背包，或是比較靠近身體的部位。
+ 如果孩子手臂非常疼痛，可能是骨折，應該趕緊到醫院掛急診。在日常生活中跳舞或玩樂的時候，如果需要「拉手臂」，也不要太暴力。這麼做很好玩，但有時候實在太過頭了！
+ 機率很小，但有的時候事情沒有那麼容易解決，換句話說，不是手肘內轉的問題而已，而是幼兒關節疾病，這種情況當然要趕緊到醫療院所就醫。

健康 3 步驟
1. 精油按摩。
2. 泡澡。
3. 擁抱、親親。

每日自主療癒生活提案

日	精油按摩	體能活動
星期一	✓	✓
星期二	✓	✓
星期三	✓	✓
星期四	痛痛飛走了！	痛痛飛走了！
星期五	痛痛飛走了！	痛痛飛走了！
星期六	痛痛飛走了！	痛痛飛走了！
星期日	痛痛飛走了！	痛痛飛走了！

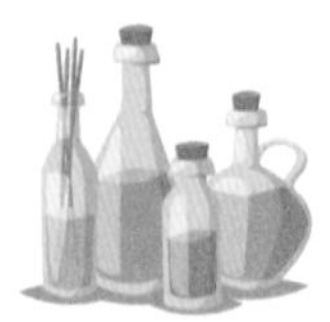

脊柱疼痛
（背痛）

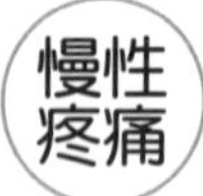

疼痛在脊椎兩側「衝擊」、「燃燒」著，無止盡的疲憊，一整天的活動後，甚至會逐漸加劇。雖然引發頸椎、背脊、下背等背部疼痛的因素很多，但基本上都和肌肉緊縮有關，也就是情緒過於「緊張」。法國約有 70%的人有這樣的問題。如果不是因為退化導致，首要任務應是放鬆肌肉和情緒，而不是使用消炎藥抑制，更不是動手術處理。唯有健康的生活習慣、正確的姿勢和溫和的精油按摩才能為你解決問題。

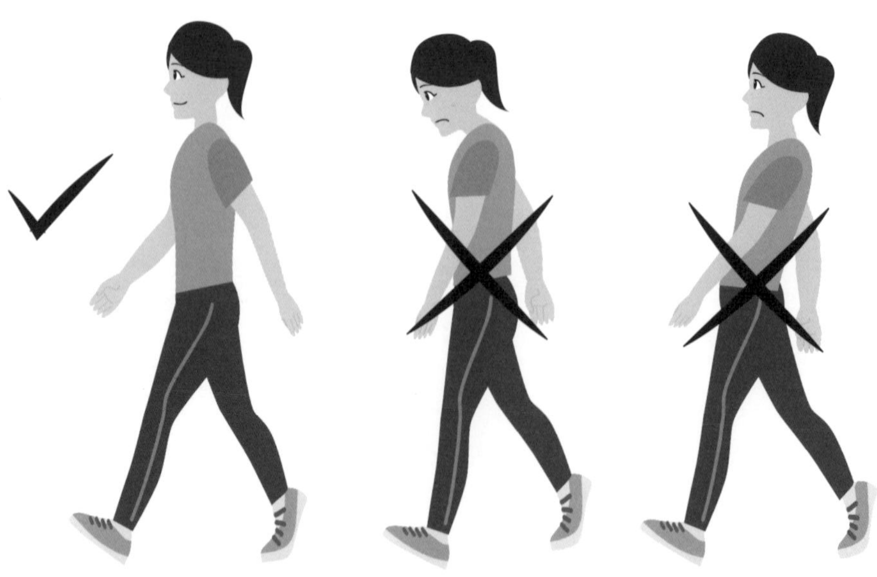

芳香療法對策

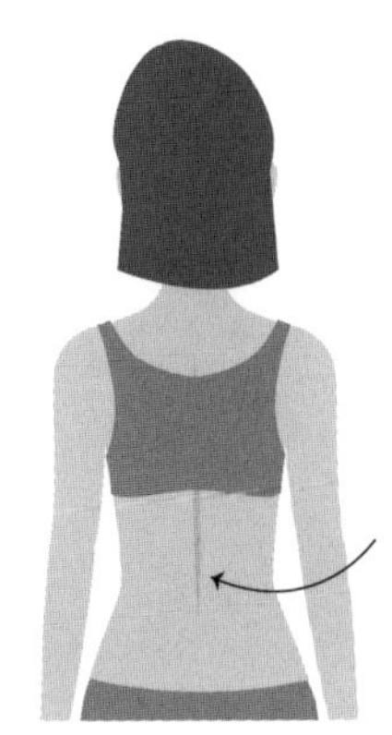

機械性疼痛[27]

 塗抹／按摩

在 5ml 的玻璃瓶裡調合：

- 樟腦迷迭香精油 10 滴
- 超級醒目薰衣草精油 10 滴
- 檸檬尤加利精油 10 滴
- 山金車浸泡油 5ml

→每晚睡前取幾滴按摩患處，持續幾天。

發炎引起的疼痛

 塗抹／按摩

在 5ml 的玻璃瓶裡調和：

- 羅馬洋甘菊精油 10 滴
- 超級醒目薰衣草精油 10 滴
- 檸檬尤加利精油 10 滴
- 山金車浸泡油 5ml

→每天早上取幾滴按摩患處，日間再追加兩次。

同場加映

保健品補給建議

・海洋鎂 B6

→每日攝取 400mg，也就是至少早晚各 2 錠。

27 機械性疼痛：指的是因力學異常導致的疼痛，會因動作或姿勢改變而影響疼痛的感受。

4 項額外叮嚀

+ 絕大多數的背痛並不嚴重，但也有可能會造成殘疾。無論如何，都不應默默承受，特別是在嘗試了這本書的建議後仍然沒有任何起色的話，應該立即就醫。
+ 發燒、身體虛弱？請立即就醫，醫生可以檢查是否有感染或其他問題。
+ 壓力和缺乏體能活動都是很不好的生活習慣，會讓你的情況變得更嚴重，甚至引發疾病。
+ 運動，特別是鍛練肌肉的運動都是非常好的，甚至是預防復發或惡化要素。

健康 4 步驟
1. 精油按摩。
2. 海洋鎂。
3. 合適的體能活動。
4. 正確的姿勢（參考 109-114 頁）

每日自主療癒生活提案

日	精油按摩	鎂（補給）	體能活動
星期一	1-4 次	✓	溫和伸展＋運動
星期二	1-4 次	✓	溫和伸展＋運動
星期三	1-4 次	✓	溫和伸展＋運動
星期四	1-4 次	✓	溫和伸展＋運動
星期五	1-4 次	✓	溫和伸展＋運動
星期六	1-4 次	✓	溫和伸展＋運動
星期日	1-4 次	✓	溫和伸展＋運動

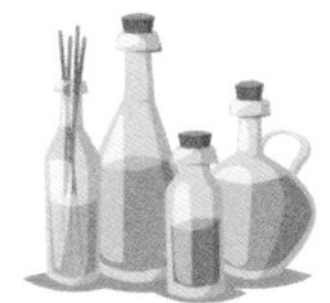

風溼
（與年齡相關，但年齡不是單一因素）

覺得身體柔軟度降低，腿部、髖骨和手臂關節疼痛，特別是早上起床時，你需要十幾分鐘才能正常活動，是時候做出反應了，不要讓身體就此老去。風溼的症狀包括局部發炎（紅腫、疼痛）、關節活動幅度變小（動作受到限制）、手指關節僵硬（無法做出細微的動作）、早期骨關節炎（照射 X 光時可看見關節變得脆弱），也有可能是全身性的發炎，照射 X 光時可以看到關節或椎間盤受到壓迫。至於關節炎和其他類似疾病（如類風溼性關節炎……）都是軟骨磨損的退化性疾病，代表有時也會出現在年輕的運動員身上，如進行貓跳滑雪的人。風溼的特徵是骨頭相連處疼痛腫脹。

關節的問題經常會伴隨肌肉疼痛，肌肉也會變得僵硬，最極端的例子是肌肉痠痛，代表體內累積了毒素（主要是乳酸），還有微發炎和微撕裂。肌肉纖維間的無用酸性物質有一部分是因為酸鹼沒有平衡導致的，攝取過多肉品，但蔬菜水果卻不足。更不用提久坐不動了，動得愈少，痛得愈久。

肌肉和關節，這兩者就像狼狽為奸的惡徒，把我們釘死在扶手椅，甚至是床上。不只如此，更年期時雌激素驟降，女性體內更是缺乏保護骨頭的荷爾蒙。雌激素是一種類固醇，就像天然的可體松，也就是有消炎的能力。幸虧我們還有可以擊退風溼的武器，但一定要動起來，活動關節和肌肉，否則絕對是做不到的！

小知識：某些精油有特殊的親性，適合用於不同的關節，如白珠樹（冬青）精油完全適合膝蓋。別再只是選擇止痛的精油了，選擇能針對特定關節的功能。

100%純精油適合部位

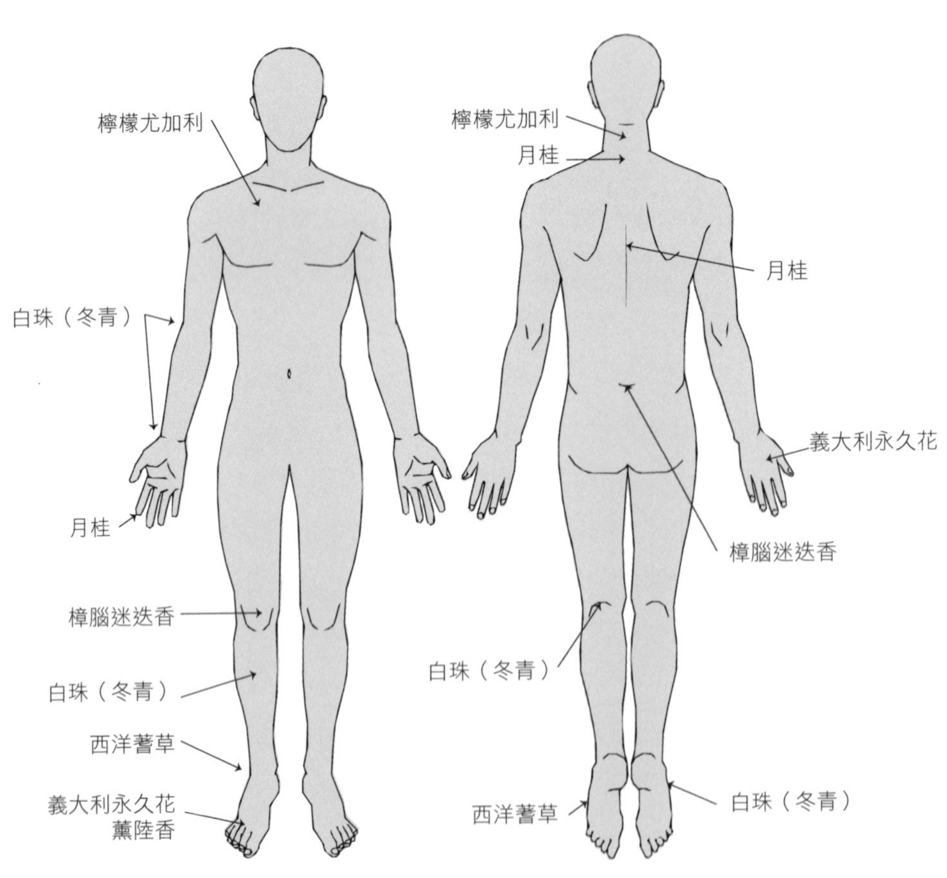

芳香療法對策

 塗抹／按摩

1 敷泥

→塗上一層厚厚的綠黏土，用棉質繃帶纏住 20 分鐘。可以在晚間睡覺前進行。

2 精油按摩

- 黑雲杉精油 2 滴

→早晨在腎臟的部位塗上精油，持續 15 分鐘。這支精油能刺激促腎上腺皮質激素分泌（體內天然分泌的消炎物質）。

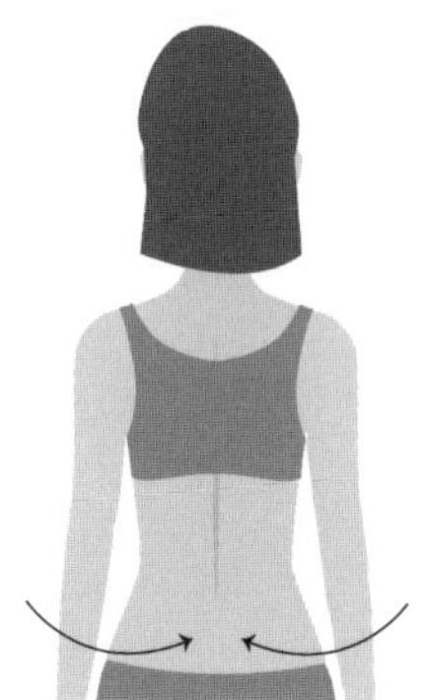

止痛按摩

- 白珠樹（冬青）精油 2ml
- 月桂精油 2ml
- 樟腦迷迭香精油 2ml
- 檸檬尤加利精油 2ml
- 杜松精油 2ml
- 山金車浸泡油 30ml

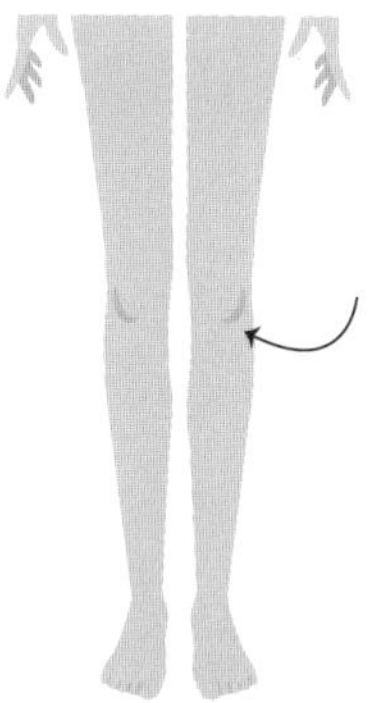

→取用幾滴，早晚各一次用力搓摩疼痛的關節。

→每天早、中、晚按摩從導引術發展出來的止痛穴位。
可以搭配精油，也可以單純按壓。

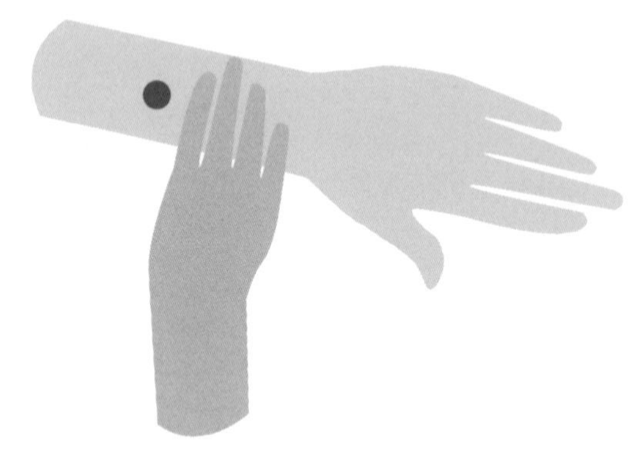

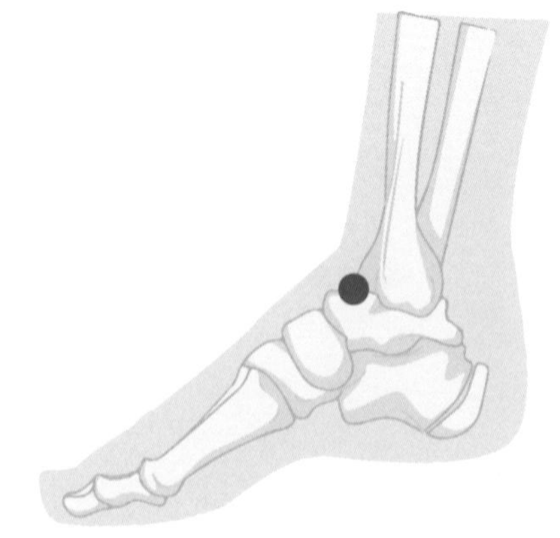

消炎浴

調和：

- 海岸松精油 5 滴
- 杜松精油 5 滴

♦ 超級醒目薰衣草精油 5 滴

◢ 沐浴基底油 1 茶匙

→每個星期泡精油浴兩次，每次 20 分鐘，出浴後不必沖洗。

| 同場加映 |

植物藥學配方

植物甘油萃取配方（Phytostandard 或 SIPF 新鮮植物完整萃取物）

❀ EG 林生玄參

❀ EG 薑黃

❀ EG 白柳樹皮

❀ EG 黑醋栗

以上成分混合至 200ml

→此配方有消炎、保護軟骨和止痛的效果。

→用 1 小杯水稀釋 1 茶匙，發作期時每日早、中、晚喝下，接著每日兩次，每個月以 20 日為限。

保健品補給建議

・Omega3（深海魚油膠囊）

→每日服用 6 粒共 500mg（每餐 2 粒），持續 20 日。接著降低至晚餐時 3 粒，持續 2 個月。

・抗氧化綜合錠

→每天早上一片包含維他命 A、C、E、硒、鋅和高多酚的抗氧化綜合錠。

6 項額外叮嚀

- ＋ 任何消炎藥都會對骨骼造成傷害。無論什麼理由，口服或外用，使用消炎藥前一定要思考清楚。有些情況一定要使用消炎藥，可是這種情況少之又少。絕大多數的發炎反應都可以藉由植物萃取、精油、Omega3 解決，而且更快更有效率。更不用說不會對骨頭造成傷害了。
- ＋ 保養關節的要點很容易理解，但做起來很難：一是發作時完全休息，二是溫和鍛練（如溫和體操、游泳、水中有氧等），每天維持身體柔軟度。如果反覆發作，也許可以嘗試針灸。熱療法（主要是以泥漿熱敷）對每年都會發作的患者而言很有效。
- ＋ 維持酸鹼平衡，盡量攝取蔬果，減少動物蛋白質和酸性食物。（如肉類、乳酪、奶類製品、內臟、糖、麥等）
- ＋ 注意酒、紅茶、咖啡、巧克力、甜的點心、蕃茄的攝取量，這些食物會提高風溼復發的機率，並延長發作時間。
- ＋ 大量飲水，排毒消水腫。
- ＋ 肌肉風溼請參考〈纖維肌痛症〉（203 頁）

健康 6 步驟
1. 精油泡澡。
（方案二）泥敷。
2. 精油按摩。
3. 植物藥學：消炎植物萃取。
4. Omega3＋抗氧化綜合錠。
5. 合適的運動。

每日自主療癒生活提案

日	精油塗抹＋按摩	泥敷	精油泡澡	體能活動
星期一	✓	每晚	✓	溫和伸展＋運動
星期二	✓	每晚	休	溫和伸展＋運動
星期三	✓	每晚	休	溫和伸展＋運動
星期四	✓	每晚	休	溫和伸展＋運動
星期五	✓	每晚	✓	溫和伸展＋運動
星期六	✓	每晚	休	溫和伸展＋運動
星期日	✓	每晚	休	溫和伸展＋運動

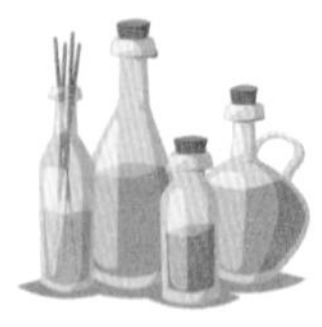

坐骨神經痛
（一般坐骨神經／股神經痛）

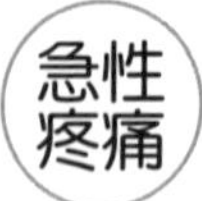

當坐骨神經因為椎間盤突出、骨關節炎引起的骨頭增生或姿勢不良而受到壓迫時，劇烈的陣痛會先從下背部開始，擴散到臀部，接著衝擊大腿、小腿，然後是腳板，最後再擊潰腳趾。每個動作，無論多小，這種煎熬都會再來一次。

如果受到壓迫的是腰椎的第四節和第五節，疼痛部位會延伸到腿部外側；如果是在第五節和薦骨之間，疼痛感就會順著腿部後方的神經直到腳跟；如果壓迫到的是比較高的部位，那麼受到影響的就是股神經，疼痛感也會從腿部前方延伸。這種「前方的坐骨神經痛」又稱為股神經痛，發作的機率比坐骨神經低很多。

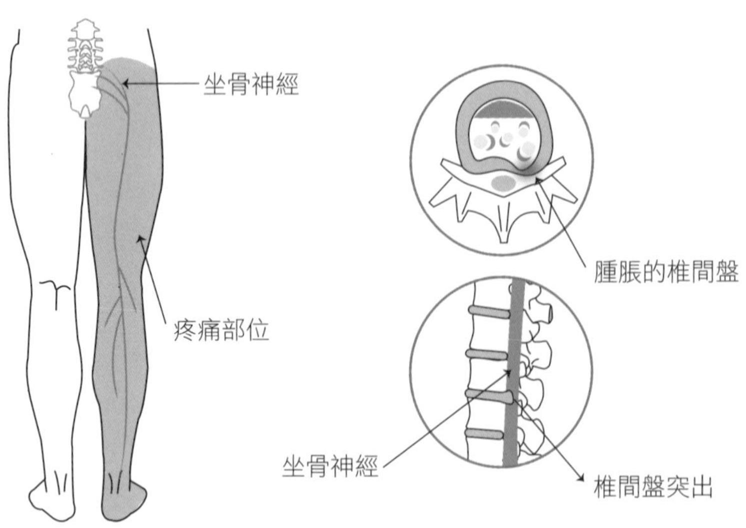

一般來說，除了移動時要小心外，疼痛感只需要等待幾天就會過去，不需要特別處理。可是為什麼要讓身體默默承受這種痛苦呢？

芳香療法對策

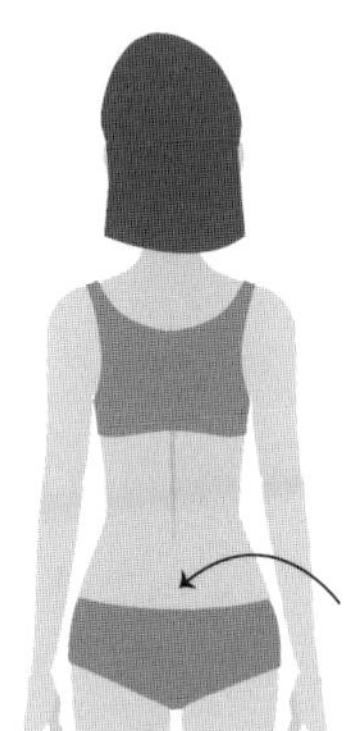

塗抹／按摩

在 5ml 的玻璃瓶裡調和：

- 西洋蓍草精油 2 滴
- 聖約翰草浸泡油 5ml

→使用此配方緩緩按摩下背部，不要按壓，以免加重疼痛感。

完整配方

塗抹／按摩

在 5ml 的玻璃瓶裡調和：

- 西洋蓍草精油 10 滴
- 白珠樹（冬青）精油 10 滴
- 月桂精油 10 滴
- 超級醒目薰衣草精油 10 滴
- 羅馬洋甘菊精油 10 滴
- 山金車浸泡油 5ml

→取用十幾滴沿著神經按摩，慢慢來，不要弄痛自己了。

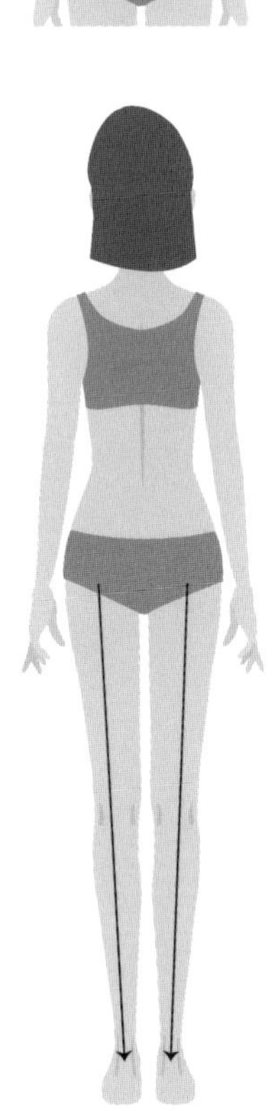

| 同場加映 |

植物藥學配方

植物甘油萃取配方（Phytostandard 或 SIPF 新鮮植物完整萃取物）

❀ EG 林生玄參

❀ EG 小白菊

❀ EG 繡線菊花

以上成分混合調配 200ml

此配方有消炎、止痛和保護關節的效果。

→用 1 小杯水稀釋 1 茶匙，每日早、中、晚喝下，持續 10 天。

4 項額外叮嚀

+ 長期以來，醫生都會建議坐骨神經痛和腰痛的患者多休息，但現在我們已經知道應該完全相反。發作高峰期時，密集的疼痛當然需要休息，可是一旦緩和下來，就不應該採取這種作法。坐骨神經痛會讓你臥床幾天，但絕不會長達兩個星期或更久。休息是無用的，甚至是有害的！哪怕要花掉很多力氣，首要目標絕對是恢復正常的活動。
+ 懷孕時，由於體重增加（九至十二公斤），骨盆肌肉和韌帶過度放鬆（身體在為生產做準備），自四個月起，有可能會引發坐骨神經痛。注意身體變化，調整姿勢，避免危險的動作。
+ 坐骨神經痛也可能來自基因遺傳。沒錯，又是一個惱人的遺傳性疾病。這一類的高危險群務必特別小心，例如：避開錯誤的姿勢。

+ 三分之二的坐骨神經痛源自椎間盤突出，通常會在已經受損的椎間盤上發作。除非病症持續好幾個星期或經常復發，否則不太需要照射 X 光，只有醫生可以判定是否有必要照射。

健康 3 步驟
1. 精油泡澡。
2. 止痛植物。
3. 體能活動（靜態的）。

每日自主療癒生活提案

日	精油按摩	植物萃取	體能活動
星期一	2-3 次	✓	溫和伸展＋運動
星期二	2-3 次	✓	溫和伸展＋運動
星期三	2-3 次	✓	溫和伸展＋運動
星期四	2-3 次	✓	溫和伸展＋運動
星期五	2-3 次	✓	溫和伸展＋運動
星期六	2-3 次	✓	溫和伸展＋運動
星期日	2-3 次	✓	溫和伸展＋運動

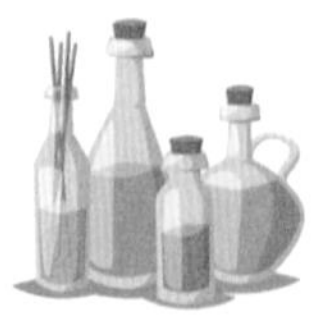

多發性硬化症

這種慢性疾病十分複雜，牽涉到自體免疫的問題，顯然不是精油可以解決的。然而，發炎引發疼痛時，精油卻是最寶貴的配方，能夠緩解痙攣、肌肉攣縮、「觸電般」的疼痛發麻（神經）、高度疲勞等狀況。炎症發作時，圍繞著神經纖維的髓鞘脂會被自體免疫系統摧毀，有點類似電線外包的絕緣皮損壞後電線露出。這些部位訊息傳達的速度會變慢，身體因此失調。這層髓鞘脂可能復原，但也會留下後遺症。年輕人和女性最常罹患這種疾病。接下來，我們介紹的是能緩解肌肉和關節疼痛的精油配方。

近幾年來，臨床治療上多出了十多種新的藥品。科技進步了，特別是在使用的方式上已不像從前需要每日注射，愈來愈多口服藥劑，對患者而言舒適得多。

每個多發性硬化症患者的症狀都不同，有些人的病情雖然不斷惡化，但卻不會感覺到顯著發作（原發進展型）。對於 60%左右的病患來說，緩解電衝動、灼燒感、僵硬的方式不難，需要關注的是處理情緒焦慮的問題，因為患者會一直承受壓力。芳香按摩就是個好方法，還有呼吸技巧、放鬆舒壓練習和運動也都有所幫助。也可以和醫生討論，使用經皮神經電刺激儀（TENS）緩解。

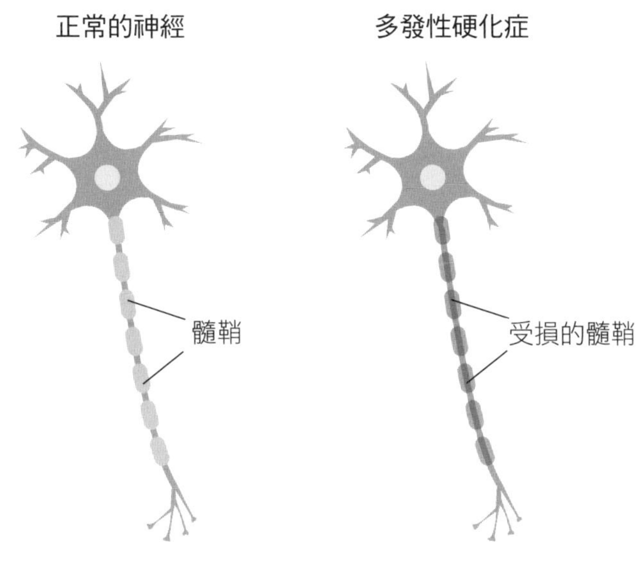
正常的神經
多發性硬化症
髓鞘
受損的髓鞘

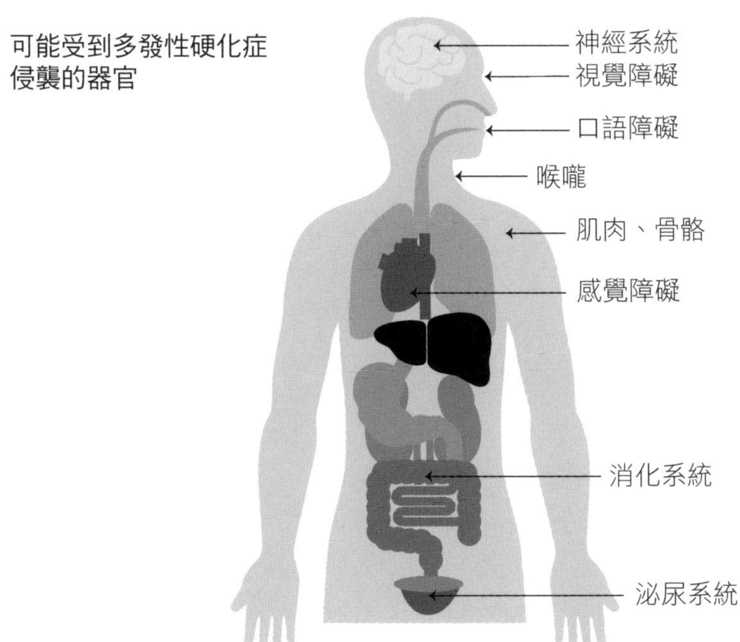
可能受到多發性硬化症
侵襲的器官
神經系統
視覺障礙
口語障礙
喉嚨
肌肉、骨骼
感覺障礙
消化系統
泌尿系統

芳香療法對策

泡澡

- 白珠樹（冬青）精油 5 滴
- 月桂精油 5 滴
- 岩玫瑰精油 5 滴
- 海岸松精油 5 滴
- 沐浴基底油 1 茶匙

→混合精油與基底油後，倒入準備好熱水的浴缸中，泡澡 20 分鐘，出浴後不必沖洗。每個星期兩次。

塗抹／按摩

在 5ml 的瓶子裡調和：

- 樟腦迷迭香精油 10 滴
- 檸檬尤加利精油 10 滴
- 白珠樹（冬青）精油 3 滴
- 義大利永久花精油 10 滴
- 聖約翰草浸泡油 5ml

→使用此配方按摩疼痛部位，力道要輕柔、緩慢，每日 3 次。

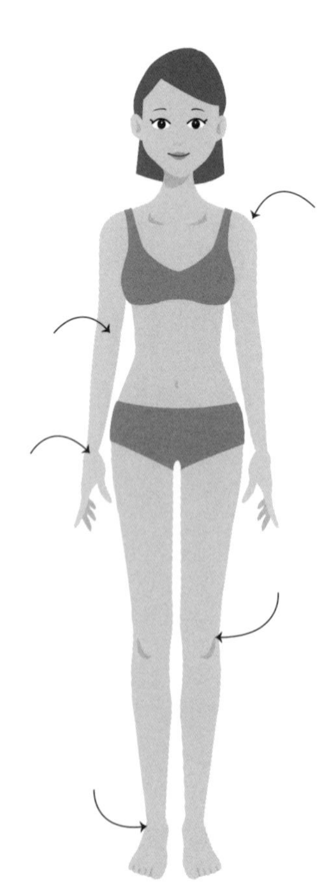

| 同場加映 |

植物藥學配方

植物甘油萃取配方（Phytostandard 或 SIPF 新鮮植物完整萃取物）

❀ EG 林生玄參

❀ EG 甘草

❀ EG 薑黃

以上成分混合至 200ml

→症狀發作時，用 1 小杯水稀釋 1 茶匙，每日早、晚喝下，持續 10 天。

保健品補給建議

- Omega3（深海魚油膠囊）

→兩次症狀發作之間，隨三餐服用 3 粒 500mg 的膠囊；症狀發作時提高到 9 粒（即每餐 3 粒）。

- 抗氧化綜合錠

→每天早上一片包含維他命 A、C、E、硒、鋅和高多酚的抗氧化綜合錠。

- 益生菌

→服用益生菌（乳酸桿菌）重整腸道菌群，每日 1 次，於早晨空腹時服用，持續 2 個月，接著每星期兩次。

4 項額外叮嚀

+ 又是一個自體免疫系統的疾病，可能源自感染（目前只是推測，並未證實）、基因遺傳和環境問題。和其他炎症一樣，又是一個似乎又跟腸道菌群有關的疾病。又是一個應該限制甚至停止攝取麩質（麥類）、乳製品、糖和碳水化合物（如甜點、過多的澱粉等）的好理由。
+ 目前臨床醫療多以減少復發的次數為主，然而療效參差不齊，但我們可以期待未來的發展。在找到根治的方式前，患者可以尋求協助，試著正常生活，這也是本書提供建議的目標。
+ 體能活動，還是要提這件事，我們就來談談吧！過去，在面對多發性硬化症病人時，因為擔心加速惡化和過度疲勞的問題，臨床上傾向「嚴禁」所有身體活動。但今日這個概念已經逐漸轉變了。在「情況很差」時，所有的活動當然都會帶來困擾，但其實長期溫和的運動，在體溫不會上升的情況下（很重要！），患者的身心都能獲得改善。更廣泛地說，規律的體能訓練能止痛、抗憂鬱、增加柔軟度、提升肢體協調和平衡感、加強肌耐力。總之，動一動會讓皮膚下的身體變得「強壯」。反之，靜止不動的時間拉得愈長，患者的身體就會愈虛弱。建議選擇游泳和其他水上活動，待在「清涼」的環境裡比較好。溫度升高會增加肌肉痙攣的機率，請注意環境的溫度、季節，並購買涼感科技服裝……。根據你的症狀，還有其他方式可以活動筋骨。舉例來說，如果有平衡的問題，可以練習氣功、騎馬散步、騎自行車（室外或室內都可以）或是滑板車。視力受到影響的患者，最好可以進行室內運動，或在自家藉助機器運動（如踏步機、跑步機）等。

如果需要有人彼此打氣，可以報名北歐式健走，或是其他健走／健行團體。划船也是個很適合的選擇，患者可以坐者，沒有程度限制，特別是在進行「保健運動[28]」的患者。請跟你的醫生討論。

＋ 瑜伽加上水中律動似乎是大多數多發性硬化症患者的最佳選擇。這兩種運動實在應該作為輔助療法加入處方籤內，至少在《Medicine & Science in Sport & Exercice》雜誌中是這麼建議的。目的在減少疲勞的同時，也改善憂鬱和感覺異常的問題，這是多發性硬化症患者常見的症狀。每個星期運動三次（如兩場瑜伽、一場水中律動或是相反），持續八週，你會發現效果驚人，憂鬱的情緒會降低三十五倍，所有的症狀也都會緩解許多。

健康 5 步驟
1. 精油泡澡。
2. 精油按摩。
3. 植物萃取＋Omega3＋抗氧化綜合錠＋益生菌。
4. 伸展。
5. 運動（避免讓體溫過高＋＋＋）。

28 保健運動指的是由專門的教練指導病患運動，像是癌症、多發性硬化症、心臟疾病等。可以至 www.sport-sante.fr 查看更多訊息。

每日自主療癒生活提案

日	精油按摩	精油泡澡	植物萃取與益生菌	體能活動
星期一	1-3 次	✓	✓	溫和伸展＋運動
星期二	1-3 次	休	✓	溫和伸展＋運動
星期三	1-3 次	休	✓	溫和伸展＋運動
星期四	1-3 次	休	✓	溫和伸展＋運動
星期五	1-3 次	v	✓	溫和伸展＋運動
星期六	1-3 次	休	✓	溫和伸展＋運動
星期日	1-3 次	休	✓	溫和伸展＋運動

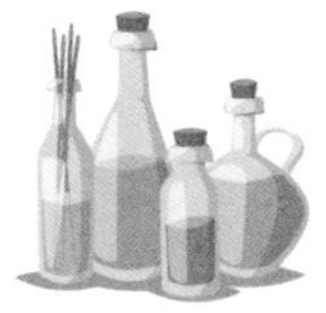

脊椎側彎

精油當然無法治癒脊椎側彎的問題，但卻是緩解症狀的最佳方式。雖然大部分的案例都是成長中的兒童，但五十歲以上的成人也可能發生這種情況，在患有骨關節炎並承受其他疼痛的情況下，引發退化性腰椎側彎。這種情況下，因為會壓迫到骨盆兩側、斜方肌和其他部位，肌肉攣縮是無可避免的。除了每個星期由運動物理治療師調整按摩外，強烈建議使用精油按摩，並且在家進行由治療師指定的練習（當然必須配合個人脊椎側彎的狀況進行調整）。

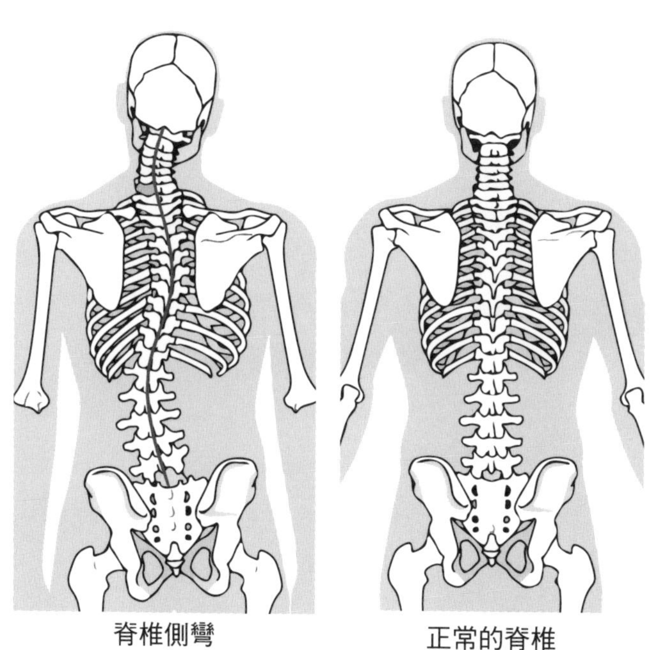

脊椎側彎　　正常的脊椎

芳香療法對策

塗抹／按摩

在 5ml 的瓶子裡調和：

- 樟腦迷迭香精油 10 滴
- 檸檬尤加利精油 10 滴
- 山金車浸泡油 5ml

→取用 10 滴，按摩疼痛部位，每日 1-3 次。

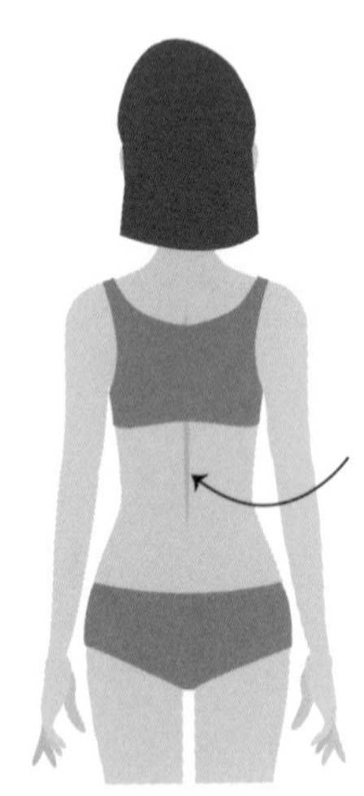

4 項額外叮嚀

+ 脊椎側彎的患者並不是只有背部會感到疼痛，還有手掌、腳板、肩膀等處也會感到不適。除此之外，人體的每個器官都有應該在的位子，因為脊椎側彎了，就會影響到呼吸和消化系統。當然也會引發神經系統的問題。患者必須定期復診，由風溼科醫師追蹤病情，也建議定期請肌理運動治療師協助（包括少數需要開刀矯正脊柱的患者也是）。
+ 可以嘗試把磁石放在緊繃的部位六至十二小時。

+ 儘管大部分的孩子都能忍受穿著背架，但睡覺時還是會感到不適。灰心喪氣時，請告訴自己你不會穿著背架一輩子。
+ 強烈建議脊椎側彎的患者運動（選擇合適的），強化背部肌肉。醫生會根據兒童的「脊椎側彎情況」和年齡建議適合的運動。但整體而言，七歲以下的孩子應該以遊戲、平衡和步行為主。七歲以上建議踢足球或打網球。十一歲以上就可以游泳了（背部肌肉、止痛、水按摩、保健運動）。最好等到十三歲以上再進行舞蹈或格鬥。跑步則是對十五歲以上的孩子來說非常有用，也很激勵身心，是強化骨骼最好的選擇。

健康 4 步驟
1. 精油泡澡。
2. 鍛練肌肉（合適的運動）。
3. 日常體能活動（合適的活動）。
4. 磁石。

每日自主療癒生活提案

日	精油按摩	鍛練肌肉	體能活動
星期一	1-3 次	休	溫和伸展＋運動
星期二	1-3 次	✓	溫和伸展＋運動
星期三	1-3 次	休	溫和伸展＋運動
星期四	1-3 次	✓	溫和伸展＋運動
星期五	1-3 次	休	溫和伸展＋運動
星期六	1-3 次	✓	溫和伸展＋運動
星期日	1-3 次	休	溫和伸展＋運動

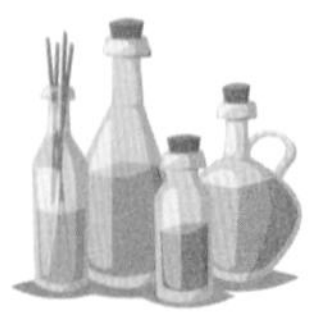

僵直性脊椎炎

西元 2017 年有位罹患僵直性脊椎炎的女性跑完馬拉松，並以 Nimoot 為帳號在 Instagram 上分享她的熱情（與遭遇的困難）。對罹患這種慢性自體免疫疾病的病人來說，這是一道曙光。是的，患者可以過「正常」的生活，並從事喜愛的運動，甚至達到很高的水準！當然了，也不能陷入天使主義的夢幻想像，這種疾病時好時壞，壞的時候做什麼都沒用，但請盡一切努力讓好日子變多，拉長間歇期，並緩解症狀。

這種病俗稱竹竿病，主要是脊柱和下背罹患風溼而造成，好發於十五至四十歲，男性患者的比例較高。而女性也沒有倖免，通常女性的僵直性脊椎炎會比較輕微，但她們並不會因為這樣就過得比較好。最令人灰心的是，這種疾病非常疼痛，有時甚至痛入骨髓，背部會變得極為僵直，就像根竹竿。

背部失去柔軟度後，患者無法正常生活，是個沉重的負擔。更糟的是，這種因發炎引起的疾病是慢性且會逐漸惡化的。換句話說，因為炎症發作時會損壞關節和軟骨，年復一年病情就會惡化。然而，病情的演變非常慢，我們可以延緩惡化的速度，定期由熟悉這種病症的醫生診斷並協助，就能減少復發的機率。

可能受僵直性脊椎炎影響的器官

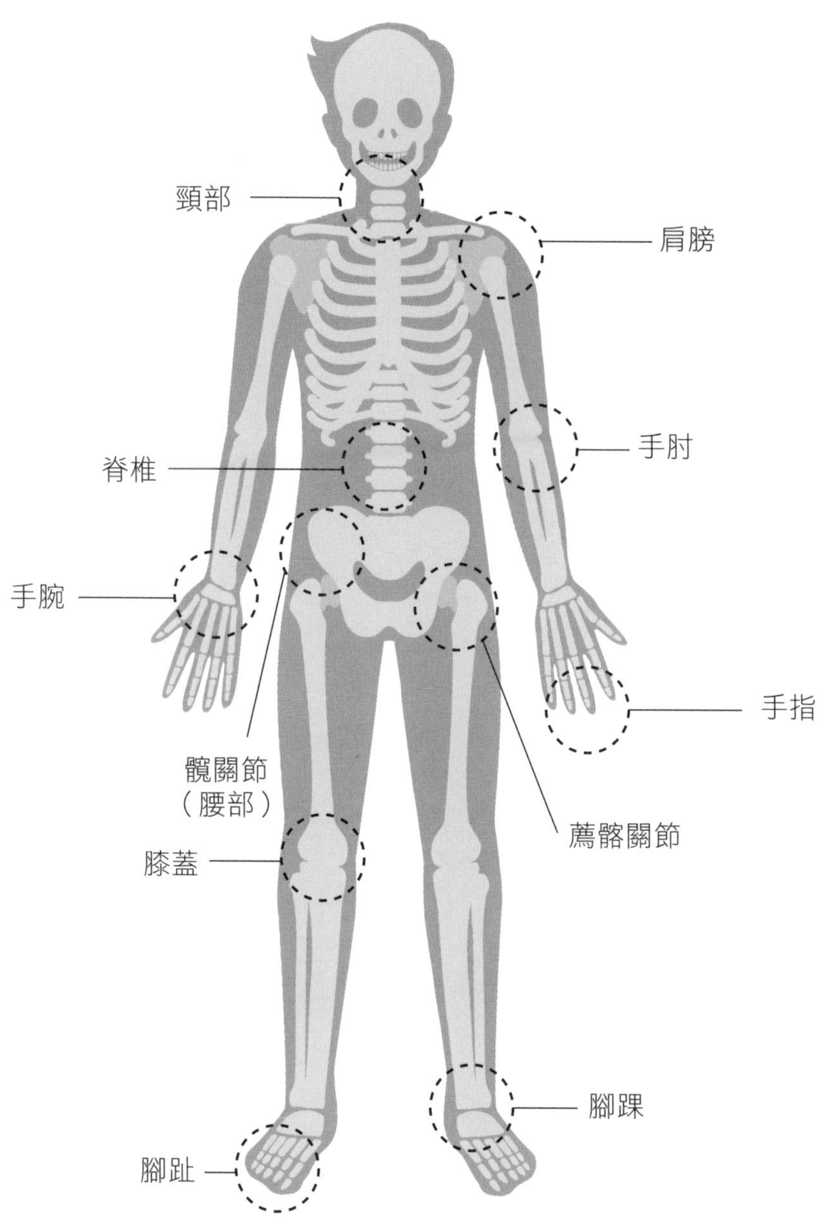

芳香療法對策

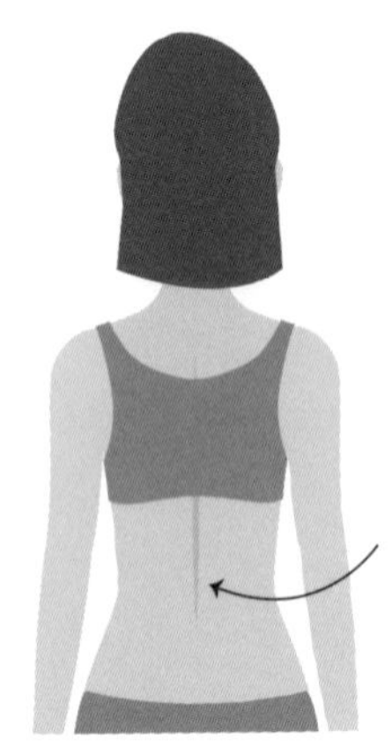

塗抹／按摩

在 5ml 的瓶子裡調和：

- 白珠樹（冬青）精油 10 滴
- 檸檬尤加利精油 10 滴
- 岩玫瑰精油 10 滴
- 聖約翰草浸泡油 5ml

→取 10 滴按摩疼痛部位，每日 3 次。

同場加映

植物藥學配方

植物甘油萃取配方（Phytostandard 或 SIPF 新鮮植物完整萃取物）

- EG 林生玄參
- EG 薑黃
- EG 黑醋栗
- EG 繡線菊花

以上成分混合調配至 150ml

→發作時，用 1 小杯水稀釋 1 茶匙，每日早、中、晚喝下，持續 10 天。緩解期時，每日喝一次。

保健品補給建議

・Omega3（深海魚油膠囊）

→發作期時，隨三餐服用 3 粒 500mg 的膠囊（一天 9 粒），持續 4-5 天。緩解期時每日 3 粒，一樣是隨餐服用。

・益生菌

→服用益生菌改善腸胃菌群（如乳酸桿菌、比菲德氏菌等），每日 1 錠，持續 1 個月，休息 1 個月，重複維持這個節奏。

・左旋麩醯胺酸

→服用 500mg 的左旋麩醯胺酸修復腸道 膜，一日兩餐隨餐服用 1 錠，持續 1 個月。

・抗氧化綜合錠

→每天早上一片包含維他命 A、C、E、硒、鋅和高多酚的抗氧化綜合錠。

5 項額外叮嚀

+ 和其他發炎性疾病一樣，僵直性脊椎炎也需要妥善控制，因為某一處的關節發炎時，表示還有其他器官正在微發炎，因此心臟病（和其他病症）的機率也會提高。因此，臨床上的治療方式多以減緩炎症為主，而不是只有緩解脊椎疼痛而已。
+ 還有其他僵直性脊椎炎，也就是其他發炎性風溼疾病。你確定自己罹患了哪一種嗎？這件事沒有那麼容易。
+ 第一次炎症發作時（也就是那個把你推入疾病深坑的炎症）似乎都是接在生殖器或消化系統發炎之後。鑑於僵直性脊椎炎和遺傳有關，如果你的家族裡有這種病史，而你自己也受感染之苦，也許保護腸道菌群會是個不錯的策略。比如盡可能避免使用抗生素（大部分的時候，我們是不需要的！）並以適合的益生菌維護腸道菌群。
+ 請採取酸鹼中和飲食（少量的肉和動物性蛋白質，大量綠色蔬菜和新鮮水果）加上經常攝取乳酸發酵的食物*[29]（和乳製品完全沒有關係，是使用乳酸菌的作用而天然發酵的食物）。只有好處沒有壞處，特別是對患有慢性發炎疾病的人來說。請注意：腸道菌群與免疫力和免疫反應的關係密切，腸道菌群失調時，很容易引發發炎反應。

+ 某些患者愛好低毒性飲食（如賽納雷提出的飲食原則），無麩質、無奶類製品、無過度烹煮的食材。可以試試，畢竟是個不太方便的飲食習慣，必須有成果支撐。

健康 5 步驟
1. 精油泡澡。
2. Omega3 ＋抗氧化綜合錠。
3. 益生菌＋左旋麩醯胺酸。
4. 植物藥學。
5. 維持一項日常體能活動。 情況允許的話，請選擇一項（合適的）運動。

每日自主療癒生活提案

日	精油按摩	植物萃取	營養保健品	體能活動
星期一	2-3 次	✓	✓	伸展＋走路
星期二	2-3 次	✓	✓	伸展＋走路
星期三	2-3 次	✓	✓	伸展＋走路
星期四	2-3 次	✓	✓	伸展＋走路
星期五	2-3 次	✓	✓	伸展＋走路
星期六	2-3 次	✓	✓	伸展＋走路
星期日	2-3 次	✓	✓	伸展＋走路

29 請參考 Leduc.s Éditions 出的《發酵食物聖經》（*Le grand livre des aliments fermentés*）

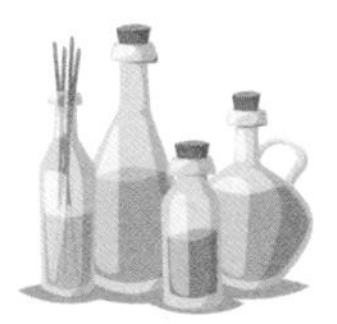

運動

運動本身當然不是一項疾病，反而強烈建議每個人，無論性別、年紀或身體狀況，都應該多少運動一下，只要根據個人情況調整運動的方式即可。然而，運動有時其實會對人體造成很大的不適，還是要注意一點才好。如果只看關節、肌腱、肌肉等部位，衝擊力大的運動（如跑步、跳舞、馬術或團體運動等）都可能引發疼痛，甚至是極度疼痛。以下舉出幾個例子：

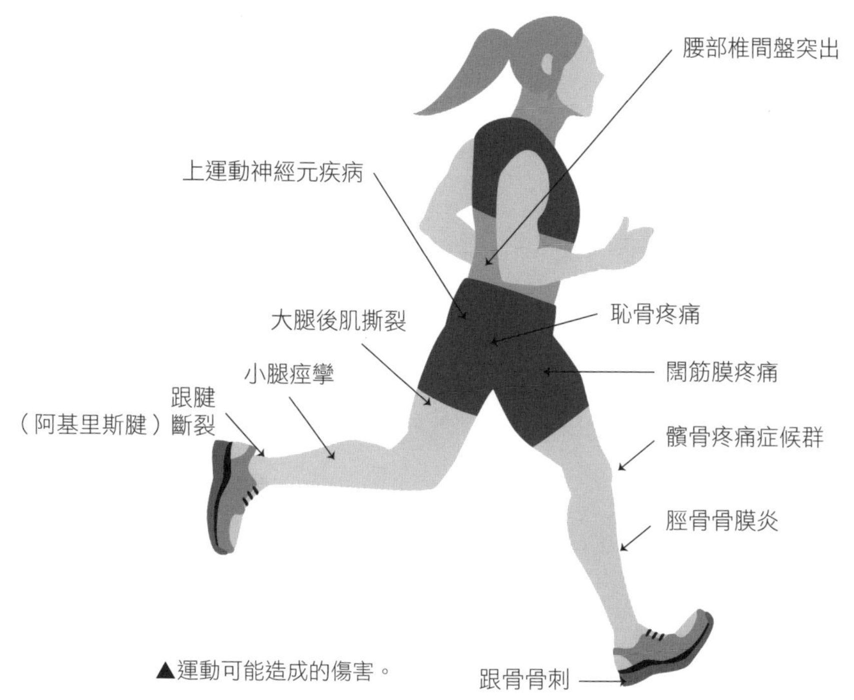

▲運動可能造成的傷害。

合理的運動能為你帶來許多好處，如降低心率、改善肌肉血管、增加體內好膽固醇、減少壞膽固醇、提高輔酶 Q10 含量（對身體有益）等。平常會運動的人也較能控制體重，進而減少心肌梗塞的機會，如果不幸發生這樣的事，致死率也較小。除此之外，運動也能達到舒壓的效果，讓偷走生命的壓力無機可趁。

為什麼總是建議慢性疼痛患者運動呢？
以下十七個理由為你解答。

1. 刺激分泌腦內啡和快樂激素。
2. 減少機械性疼痛（也是腦內啡的功能）。
3. 減少因治療（化學治療、放射性治療）產生的疼痛。
4. 改善身體平衡。
5. 鬆弛肌肉。
6. 強化骨骼和關節耐力。
7. 調整姿勢，進而減少疼痛發生的機率。
8. 消除疲勞。
9. 加強全身氧氣供應。
10. 增加體內血液循環與修復能力（如軟骨、肌腱、肌肉、關節等）。
11. 鍛練專注力與腦力，這兩項能力經常因為慢性疼痛變得遲鈍。
12. 睡得更深，修復力更好（慢性疼痛患者經常失眠）。
13. 能練習身體的不同部位（因此，連殘障人士或罹患慢性疾病，如纖維肌痛症或多發性硬化症的患者，都可以做到）。
14. 重新建立你和身體的關係，讓它成為你追求愉悅、移動的工具，而不是獨自受苦。
15. 幫助維持身材，讓你更有自信。

16. 幫助控制體重，也能減緩因體重過重造成的疼痛。
17. 激發所有健康和養生荷爾蒙。

反過來說，運動其實也會造成許多痠痛，特別是肌肉和關節。缺乏技巧、設備不適合或過度練習，都是經常引發疼痛的因素。

何時停止運動？何時重拾？
儘管身體疼痛或有關節／肌肉的問題，90%的情況下，都建議患者運動，當然也要按個人狀況調整。然而，當關節發炎或積水時，也就是說，腿／手臂動不了時（就像充氣床墊氣太多無法摺起來一樣），務必完全休息，也要立即檢查，確認積水的原因，了解是關節、軟骨、半月板或韌帶出問題。靜下來，停止所有的活動，等待醫生看診。

芳香療法對策

在小面積區域直接塗抹／按摩
（手指、「疼痛點」）
- 白珠樹（冬青）精油 2 滴
  →將精油塗在疼痛部位，輕輕按摩，不要弄痛自己。

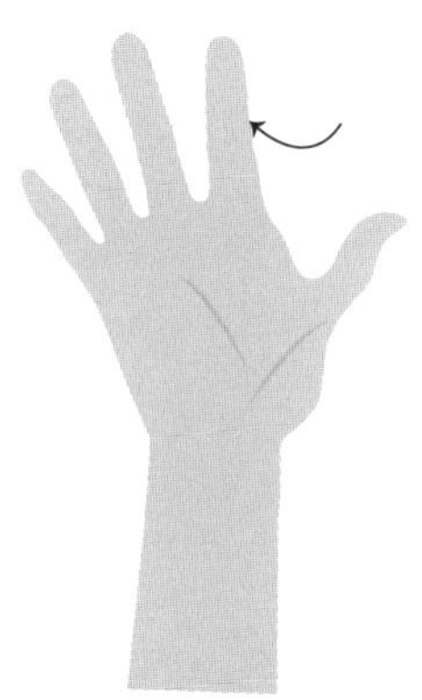

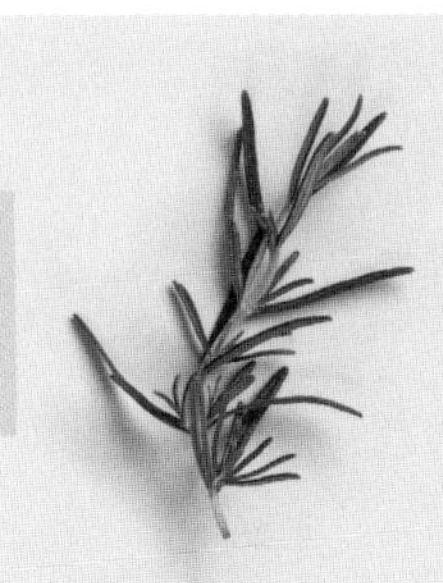

你知道嗎？
160-180：
跑步時，腳板每分鐘接觸地面的次數。

完整配方

 塗抹／按摩

運動前

在 5ml 的玻璃瓶裡調和：

- 檸檬尤加利精油 5 滴
- 超級醒目薰衣草精油 5 滴
- 薑精油 5 滴
- 榛果油 5ml

→按摩運動需要用到的部位，鬆弛並「喚醒」肌肉。

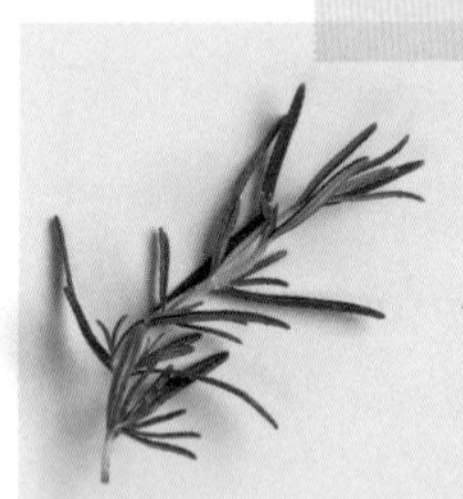

你知道嗎？

75%：

軟骨（組成關節最重要的部位）含水量。

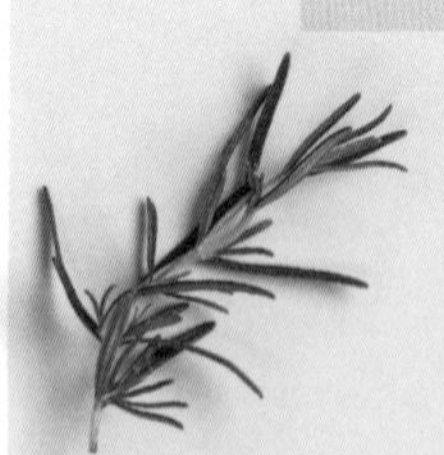

你知道嗎？

3：

跑者體重乘以 3 後，就是每次踩地時腿部接受的衝擊力。也就是說，70 公斤的跑者足部衝擊力是 210 公斤。而跳躍時（如跳舞、排球等），就要乘以 7 倍。

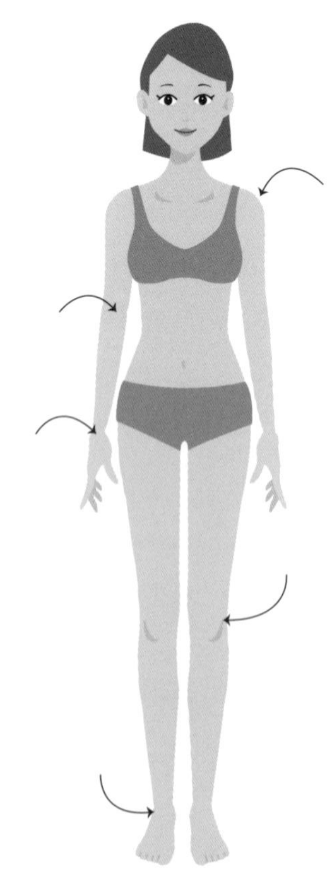

運動後（受傷浮腫或身體無法恢復）

在 5ml 的瓶子裡調和：

- 檸檬尤加利精油 5 滴
- 白珠樹（冬青）精油 5 滴
- 義大利永久花精油 3 滴
- 樟腦迷迭香精油 5 滴
- 胡椒薄荷精油 2 滴
- 山金車浸泡油 5ml

→按摩受傷的部位，每日 2-3 次，持續 2-3 天。

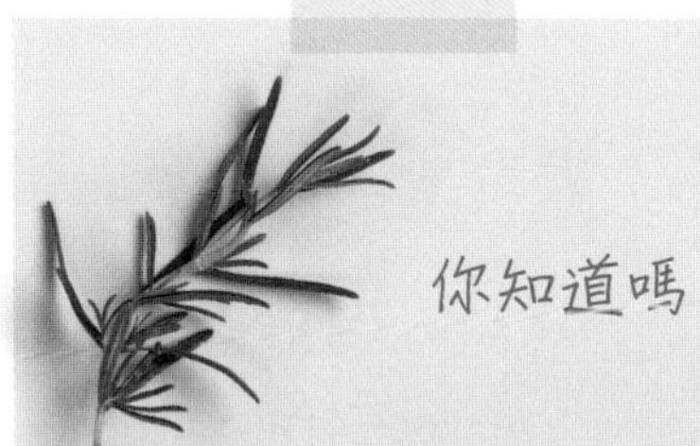

800-1000 公里：

每雙跑步鞋最多可以跑的距離。超過這個距離，你的關節就會不舒服了。

泡澡

- 超級醒目薰衣草精油 15 滴
- 沐浴基底油 1 茶匙

→混合精油與基底油後，倒入準備好熱水的浴缸中（38.5℃），泡進水裡 20 分鐘，出浴後不需沖洗。

8 項額外建議

＋ 運動後如果感覺到疼痛或非常疲憊，並不一定是運動過度，有可能只是保護不足。因為除了那些職業運動員外，很難「運動過度」。最佳運動「量」是根據每人身體可以承受的狀況而決定的，因此是因人而異。有的人可能每天做三十分鐘就過量，另一些人可能三個小時還不累！應該要減少（或增加）的不是運動的量，要調整的是運動和身體承受量之間的比例。然後提升承受量後讓運動量也能同時上升。合適的運動、智力和循序漸進是幫助我們成功達到目標的三大要素。

+ 不一定要遵守神聖原則，在用餐後三小時才開始運動。完全沒有道理！這麼做唯一的結果就是讓你「突然乏了」。用餐後只要休息三十分鐘至一小時即可。

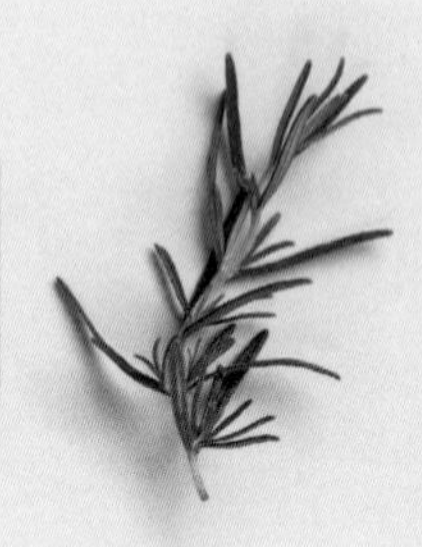

你知道嗎？

75%：

肌肉含水量。剩下的 25%則是蛋白質（如肌動蛋白、肌凝蛋白）、肝醣（碳水化合物）和脂肪（三酸甘油酯）。

+ 小心高山運動，高海拔時會產生大量自由基。務必提高抗氧化劑攝取量，即使你一年只去划雪一週也一樣。
+ 80%的人在運動時不會喝水，難以相信卻是真的！運動期間不喝水的後果，表現較差，疼痛較明顯（如抽筋、肌腱炎、撕裂、痠痛等）和腎結石。關節和肌肉對脫水非常敏感，運動過程中很容易脫水，儘管天氣很冷或我們感覺不到在流汗也會發生。
+ 消化系統敏感時，不會只表現在消化問題上。儘管這是最常見的問題，其實肌肉、關節也會疼痛，還有鼻竇炎、心理疲憊或是情緒不佳。如果你想鍛鍊肌肉，就要好好照顧腸道菌群。吞下大量的蛋白質可以讓你擁有粗壯的手臂和胸膛，但也是消化道過敏的起因，最好可以提早服用益生菌預防過敏。
+ 如果你的消化問題很嚴重，應該完全停止吃麵、麵包、pizza（所有麥類製品）和乳製品。許多運動的人攝取過多這兩類食物，精確地說，是麩質（麥類）和乳糖（奶類）造成的問題。暫時以米、藜麥、蕎麥（無麩質）、植物奶製品（如杏仁奶、榛果奶、米漿等）和水果（或水果泥……）代替。如果你因此覺得身體好轉，就知道接下來應該怎麼做了。只要減少攝取量，就能改善身體狀況，減少肌腱炎、關節疼痛、肌肉疼痛和皮膚問題。

+ 克制蛋白質（如肉類、蛋、魚、火腿等）的攝取量……每餐只需要 100-150 克就足夠了。超過這個量的話，身體一定會酸化，並引發肌肉、肌腱和關節疼痛。應該要多攝取的是綠色蔬菜（煮熟後比較好消化）和新鮮水果（如煮熟蘋果泥，或者其他新鮮水果汁）這些食物都是讓你提升運動表現，並在運動後輕鬆復原的保證。如果平常不習慣這麼吃，就循序漸進，特別是生食（慢下來，慢下來）！
+ 參考〈棘下肌肌腱炎〉（354 頁）。

健康 5 步驟
1. 精油按摩。
2. 回春浴。
3. 足夠的水＋＋＋（天氣非常熱／流汗時可以加鹽）。
4. 良好的飲食習慣＋＋＋。 （沒有酒精＋酸鹼中和飲食）。
5. 運動前（準備）後（修復）的睡眠充足。

每日自主療癒生活提案

日	精油按摩	精油泡澡	體能活動
訓練日	運動前 1 次 運動後 1 次	運動後 1 次	一定要暖身、伸展（1 小時後再做，比立即伸展的效果好）

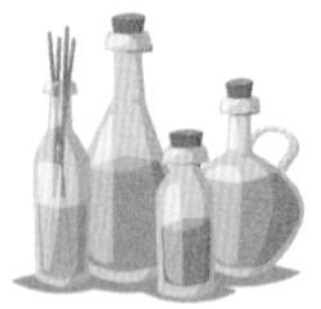

肩手症（複雜性局部疼痛症候群、反射性交感神經失養症）

慢性疼痛

現代稱複雜性局部疼痛症候群（神經失養症）為「肩手症」，這個名稱對病患來說較好理解，也比較符合各種意外（如創傷、骨折、脫臼、扭傷等）或在手腕、手臂或手掌開刀後造成的整體病症。所有的症狀，包括疼痛、腫脹、發紅、僵硬或皮膚、指甲、毛髮異常反應等，最奇怪的地方是從手指尖到肩膀，看上去卻和先前的意外和手術沒有任何關係。患者可能會注意到它們和先前事件的關聯，或抱怨身上多處異常，可是卻無法真的確認起因。在等待身上所受的僵硬、疼痛、困擾自行緩和前，不如想點辦法緩解這些可能會持續一年或一年半的症狀吧！此疾會影響關節，並導致輕微失去功能或是局部（或整體）殘疾。病患受局部發炎、關節灼熱、疼痛、腫脹之苦，疼痛會因動作加劇，夜裡更是激烈。接著，身體會進入冰冷狀態，如四肢冰冷、皮膚泛白、毛髮掉落等。

目前最有效的療法還是按摩或自主按摩（這也是醫生通常會建議的方法），何不使用一點精油加強效果呢？

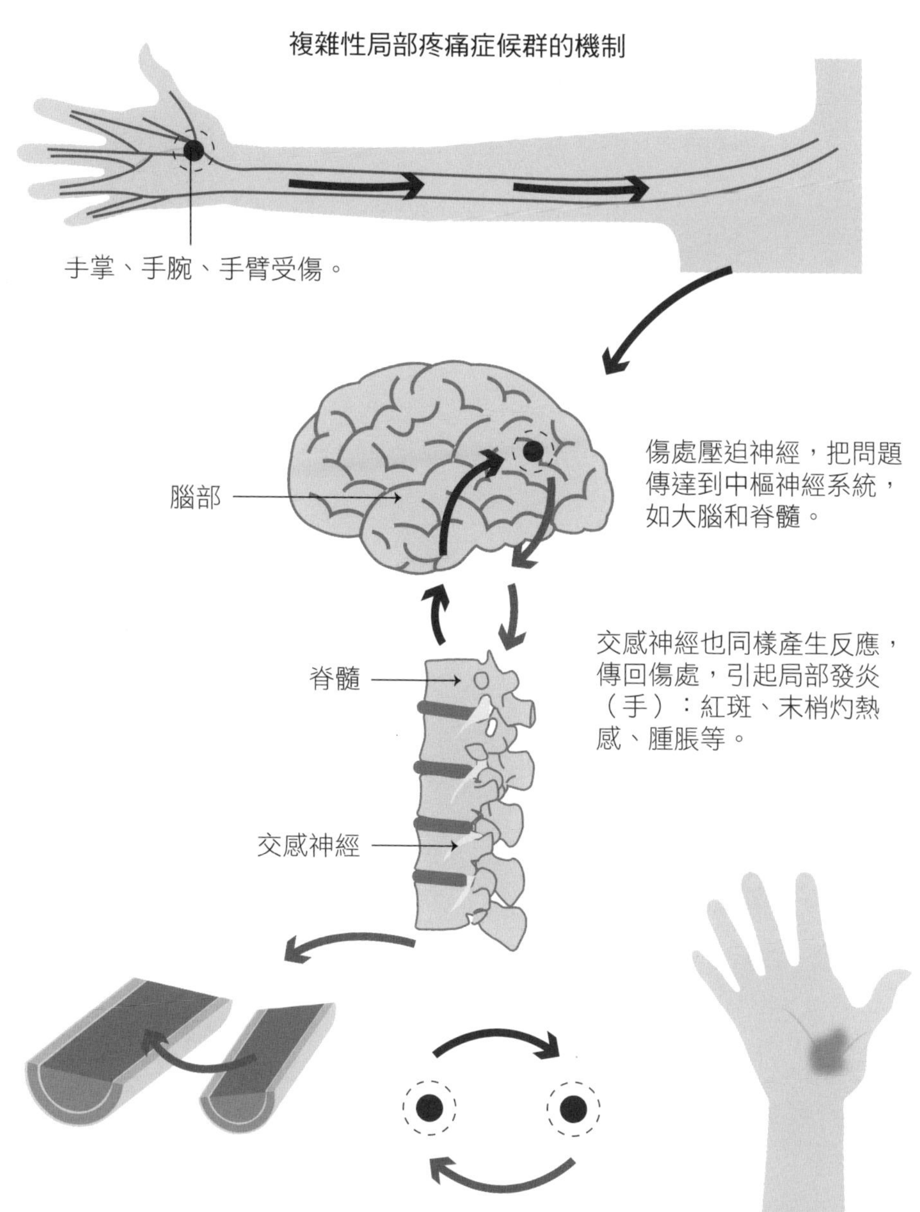
複雜性局部疼痛症候群的機制
手掌、手腕、手臂受傷。
傷處壓迫神經，把問題
傳達到中樞神經系統，
如大腦和脊髓。
腦部
交感神經也同樣產生反應，
傳回傷處，引起局部發炎
（手）：紅斑、末梢灼熱
感、腫脹等。
脊髓
交感神經

芳香療法對策

 塗抹／按摩

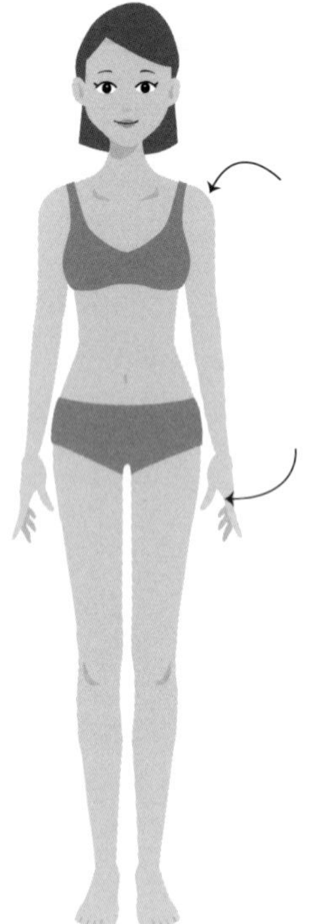

在 5ml 的玻璃瓶裡調和：

- 白珠樹（冬青）精油 20 滴
- 義大利永久花精油 10 滴
- 聖約翰草浸泡油 5ml

→取 10 滴按摩疼痛腫脹的部位，每日 2-3 次。

同場加映

保健品補給建議

・口服矽

→早晚各 2 湯匙，直到症狀改善。

・海洋鎂 B6

→早、晚各 2 粒。

植物藥學配方

植物甘油萃取配方（Phytostandard 或 SIPF 新鮮植物完整萃取物）

❀ EG 問荊

❀ EG 西番蓮

❀ EG 薑黃

以上成分混合調配至 200ml，需要時可以重新調配。

→用 1 小杯水稀釋 1 茶匙，每日早、晚服用，每月 20 次，持續 3 個月。

2 項額外叮嚀

+ 醫生認為複雜性局部疼痛症候群經常發生在容易焦慮、緊張，把情緒軀體化（Somatization）的人身上。事件對神經的影響（例如：手腕脫臼、腕隧道症候群）在這些人身上特別明顯。如果你接受了這一類手術，或者某處脫臼、手腕骨折，在治療關節／肌肉／骨頭的同時，也要調節神經系統。可以泡個澡舒壓或聞嗅薰衣草精油等。
+ 醫生應該會開立止痛藥和肌肉鬆弛劑給你。請注意，它們可能會帶來副作用。不如先試試可以達到相同目的的精油吧！

健康 5 步驟
1. 精油按摩。
2. 有機口服矽。
3. 鎂。
4. 植物藥學。
5. 運動物理治療（柔軟練習）／復健治療、氣功、太極……。

每日自主療癒生活提案

日	精油按摩	營養補給	體能活動
星期一	3 次	✓	伸展＋合適的練習
星期二	3 次	✓	伸展＋合適的練習
星期三	3 次	✓	伸展＋合適的練習
星期四	3 次	✓	伸展＋合適的練習
星期五	1-3 次	✓	伸展＋合適的練習
星期六	1-3 次	✓	伸展＋合適的練習
星期日	1-3 次	✓	伸展＋合適的練習

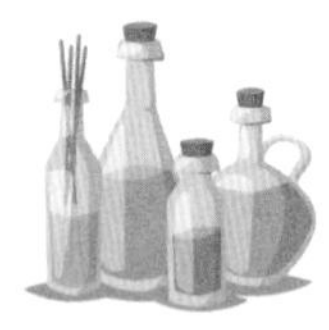

髂脛束（摩擦）症候群 急性疼痛

這種位於膝蓋外側疼痛是闊筋膜張肌（TFL）發炎的狀況，最常發生在運動員（特別是跑者）身上。而這究竟是什麼原因導致的呢？過度運動，特別是在高低不平的地區運動後，闊筋膜張肌過於緊繃，膝蓋就會像「雨刷」一樣滑動，必須照射超音波確認是肌腱炎或滑囊炎。這種情況必須完全禁止激烈運動，直到症狀消失為止。只有一件事要做：自主按摩舒緩闊筋膜張肌，讓纖維恢復正常，緩解疼痛並刺激循環。要使用深層橫向按摩技巧（MTP），與肌腱方向垂直按摩。因為肌腱位於手臂上，可以用大拇指和食指，由左至右來回用力按壓。按摩肌腱或韌帶五至八分鐘，手指壓在皮膚上，不要放開。這個動作不太舒服，但很有用。這是藉由搓摩刺激血液循環的原理，以緩解肌腱炎和其他肌肉傷害的關鍵，不這麼做就會卡住。也可以參考〈髕骨疼痛症候群（跑者膝）〉（273 頁）和〈骨關節炎〉（134 頁）。

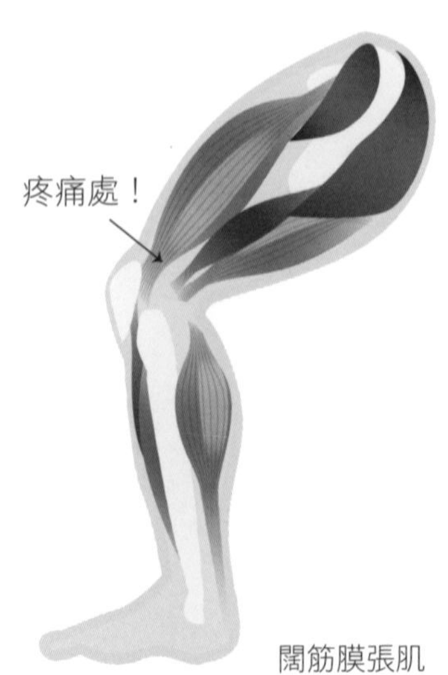

闊筋膜張肌

塗抹／按摩

在 5ml 的瓶子裡調和：

- 檸檬尤加利精油 30 滴
- 白珠樹（冬青）精油 30 滴
- 聖約翰草浸泡油 5ml

→取 10 滴按摩膝蓋，可以的話使用上面提到的深層橫向按摩技巧，每日兩次。

注意｜滑囊炎患者應避免肢體伸展和自主按摩。

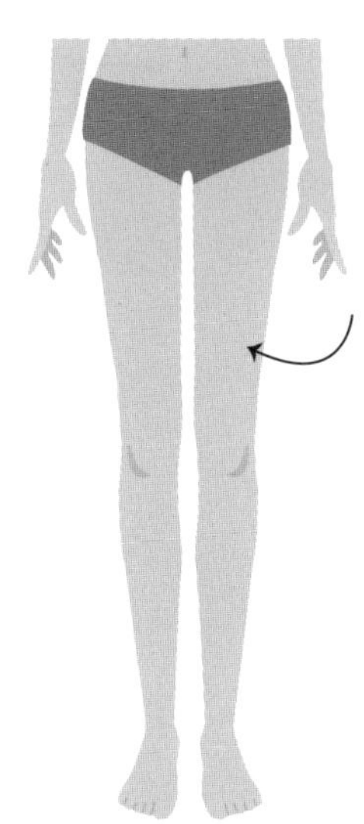

3 項額外叮嚀

+ 男性的大腿內側經常變型（O 型腿），因此特別容易發生這種狀況，特別是長跑者、騎自行車或是要長時跑步的人（如足球比賽）。肌腱炎這一類的疼痛會作用在膝蓋外側，而且總在一樣的距離時出現，逼得你不得不停下腳步。

+ 禁止到山林裡越野，但可以在平坦的地面上小心慢跑，只要不跑在路肩拱起的地方即可（這麼做會讓症狀惡化）。跑步時，也要使用專門的鞋墊，減少外側的不適，把重心移到膝蓋內側。
+ 返家後記得伸展闊筋膜張肌（交叉雙腿），及早預防。

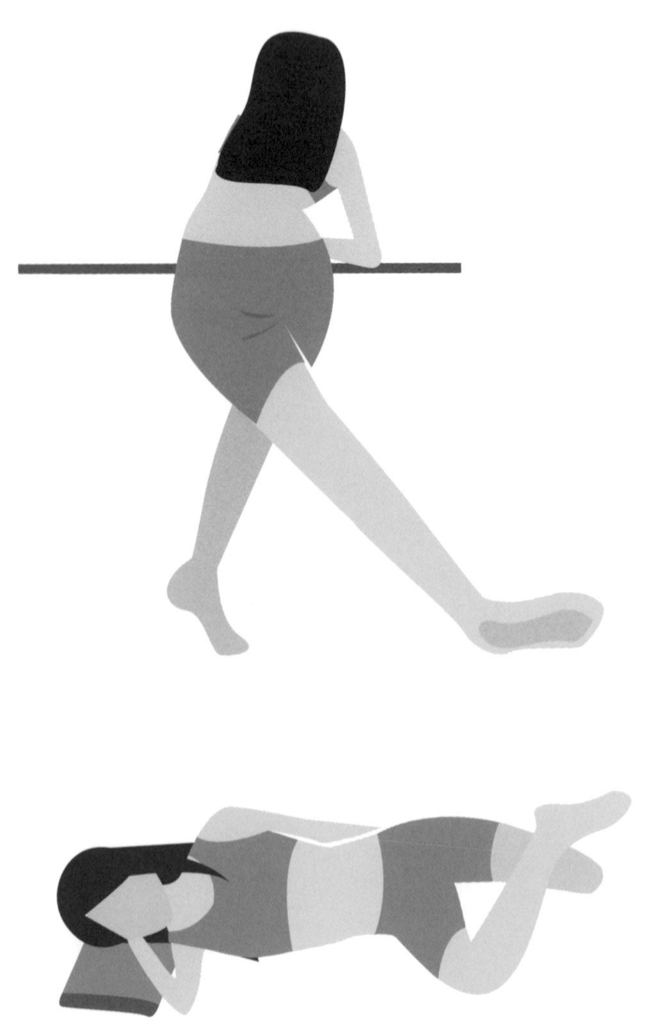

健康 3 步驟
1. 精油按摩。
2. 緩震氣墊鞋墊（必要的話）。
3. 針對各部位的伸展練習。

每日自主療癒生活提案

日	精油深層橫向按摩	體能活動	針對各部位的伸展運動
星期一	2-3 次	平坦的地區，溫和的運動	✓
星期二	2-3 次	平坦的地區，溫和的運動	✓
星期三	2-3 次	平坦的地區，溫和的運動	✓
星期四	2-3 次	平坦的地區，溫和的運動	✓
星期五	2-3 次	平坦的地區，溫和的運動	✓
星期六	2-3 次	平坦的地區，溫和的運動	✓
星期日	2-3 次	平坦的地區，溫和的運動	✓

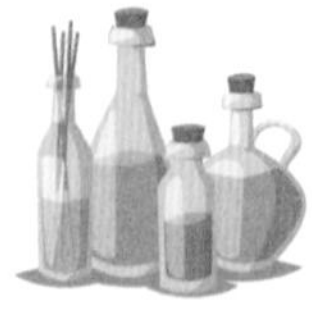

腳跟

（足底筋膜炎）

哎唷，腳跟好痛！這是一個無論男女老幼，運動不運動，多數人都曾經歷過的症狀，可能是筋膜（筋膜炎，或是足筋膜發炎）。當然了，在筋膜發炎後，接著會出現跟骨骨刺，也就是長期的炎症導致腳後跟骨細胞撕裂變成堅硬的骨刺。你會因此感覺到：

- 腳跟或是腳跟與腳心之間，甚至是整個腳板疼痛。
- 後腳跟會有一個三角地帶疼痛。
- 特別是腳跟觸地和推進時（也就是跑者的經典姿勢）會感到疼痛，而且需要彈跳的活動也會引發疼痛。有時，疼痛似乎會消失或緩解，等到下次練習或當天稍晚會再復發。
- 無論是試著用腳尖走路，甚至是先讓腳趾觸地都無法緩解疼痛。

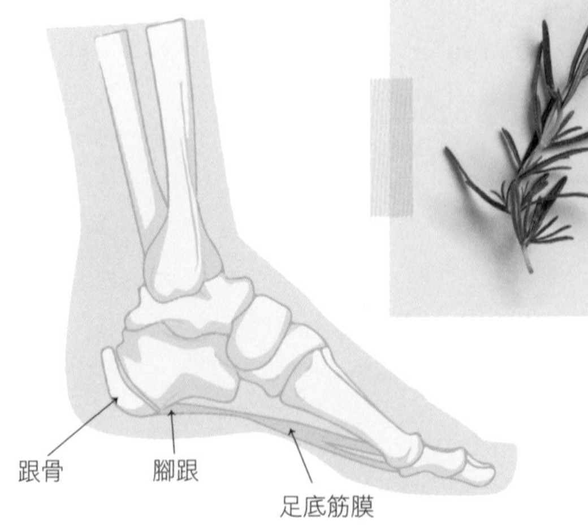

你知道嗎？

35%：

法國人都應該諮詢足病學醫生或是風溼科醫生，確認是否需要治療腳板問題。

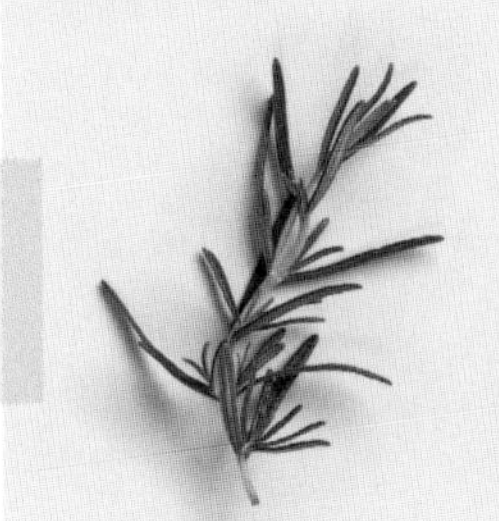

你知道嗎？

34 N/CM²：

每踏出一步作用在腳趾上的壓力。

有以下情況的人為高危險群：

- 扁平足，腳底接近扁平或過於凹陷：諮詢足科醫生不是一件奢侈的事，選擇一個合適的鞋墊也可以避免復發。
- 跑者，過度偏向使用旋後肌或旋前肌。總而言之，就是用腳內側或腳外側跑步的人，可以檢查鞋墊的形狀，是否有一邊磨損的情況較另一邊嚴重。
- 四十歲以上的女性。
- 整天站立：餐廳服務員、藥局藥劑師、接待員等。
- 短期內跑步「過度」，例如：從三公里跳到六公里（或是八公里跳到十五公里，也是一樣），或是每星期累積太多里程數。外出後，一定要讓腳充分休息，每天跑步絕不是個好主意，特別是對才剛開始跑步的人，或全身肌肉跟布丁一樣軟的人，另外，背部有點「脆弱」（腹部也是）、體重過重的人也是，弄痛腳底的因素有這麼多。
- 鞋子受損或不合適（地板類型或腳板）。請到跑步專門店諮詢購買鞋子，這是最基本的事。店員也可以觀察你踏步的狀況，也許你的方式是錯的？
- 每天都穿的鞋子是不是太平了？太高了？高到無可救藥？
- 近期內剛搬家，抬了重物。

芳香療法對策

塗抹／按摩

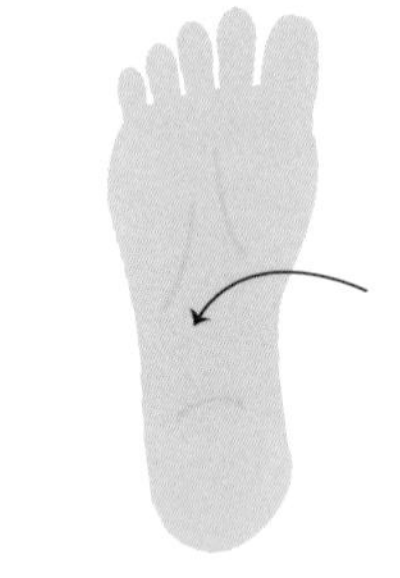

在 5ml 的玻璃瓶裡調和：

- 白珠樹（冬青）精油 20 滴
- 月桂精油 20 滴
- 胡椒薄荷精油 5 滴
- 聖約翰草浸泡油 5ml

→取用 5 滴，按摩疼痛的腳板，每天 3 次。按摩完後手要洗乾淨。

8 項額外叮嚀

＋ 使用冷水浸泡進行冷療非常適合你。找一個底部比兩個腳板放平還小一點的水桶，把腳放進去後，大腳趾會有點向上扳。注入非常低溫的水，再加上冰塊。水溫大概是 10℃。沒錯，不太舒服，但非常有效！這樣做疼痛就會立即緩解。就算之後又復發，至少也舒服了好幾個小時。每天泡一次，不想做也要做。一天若能做兩至三次就更好了。一至兩個星期後，你就能完全擺脫它了，不要一直拖，甚至拖好幾個月。當然了，這段期間內不應該運動。

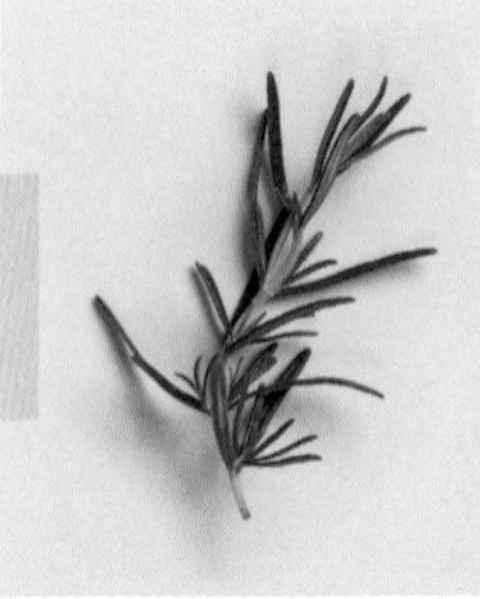

你知道嗎？

65%：

的法國人都有腳扳疼痛的問題（72%的女性、54%的男性）。

+ 沒有人限制你走出家門！只要避免在崎嶇不平的地面「彈跳」，導致整個身體的重量都壓在腳跟上。其他運動像自行車、游泳和大部分健身房裡的設施（除了跑步機）甚至是水中跑步，這些都是很好的運動。如果足底筋膜炎的狀況不嚴重，也可以快走。別忘了，如果腳跟還痛的話，連這些運動都不應該做。
+ 把冰涼的罐頭放在腳底來回滾動，如果可以用一瓶冷凍水更好，每天每天，藉此緩和炎症。雪、冰或是一包冷凍綠豆也可以，低溫是你的好朋友。
+ 伸展、伸展再伸展……就像你的腳抽筋時一樣。握住大腳趾，慢慢朝身體的方向拉開。每天都做。
+ 整個腳板可能都處在「蜷曲」的狀態：放鬆，按摩一下，輕輕扭轉，踩著一顆軟球滾動，或是如果承受得了，可以踩一顆網球。或者把腳放在腳底按摩板上。總之，盡全力恢復血液循環。
+ 請足科醫生建議「舒緩」鞋墊。否則，至少也要到運動用品店購買腳跟處加了矽膠的鞋墊，加到所有的鞋子裡。
+ 水分攝取不足：水分不足就會脫水，千萬不要忽視。同樣的，亂吃東西的當下可能很開心，可是一用力就會知道對腳產生什麼影響了。
+ 足底筋膜炎和跟骨骨刺完全不同，不要搞混了。

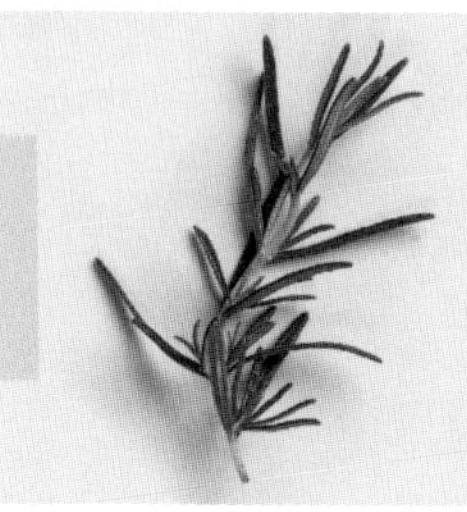

你知道嗎？

1 隻腳＝ 26 根骨頭、20 塊肌肉、107 條韌帶

健康 5 步驟
1. 精油按摩。
2. 浸泡冰水，腳部降溫。
3. 緩震氣墊鞋墊。
4. 伸展。
5. 喝水＋＋＋。

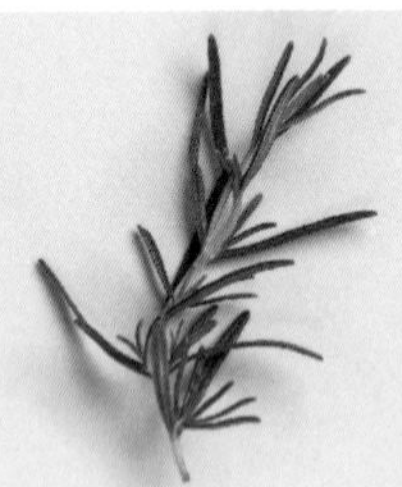

你知道嗎？

5-10%：

女性有拇趾外翻的問題

（學名為：拇趾滑液囊炎）

每日自主療癒生活提案

日	精油按摩	冰水泡腳	體能活動
星期一	3 次	✓	伸展運動
星期二	3 次	✓	伸展運動
星期三	3 次	✓	伸展運動
星期四	3 次	✓	伸展運動
星期五	3 次	✓	伸展運動
星期六	3 次	✓	伸展運動
星期日	3 次	✓	伸展運動

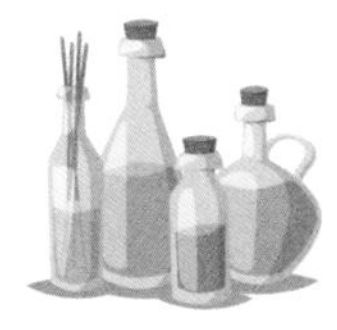

跟腱炎

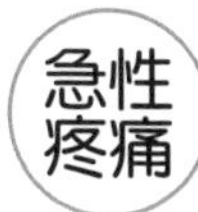

阿基里斯腱位於腳踝後側那塊微不足道的小東西……一發炎卻讓人動彈不得，就連巨人也抬不起腳！根據傳說，阿基里斯就是跟腱被射中而慘敗。無論如何，跟腱可以毀了一個運動員，特別是跑者，它能把人釘死在原地，一步也踏不出去。跟腱一旦發炎，就不會讓人有任何喘息的時間。很痛，愈來愈痛，有時打從早上睜開一隻眼開始就感覺到疼痛。在受它控制的情況下走路，肯定就只能跛著腳。這是正常的，畢竟阿基里斯腱連結了三頭肌和跟腱（也就是腳跟），極為敏感。必須慎重看待這個症狀，否則一不小心就會變成你的夢魘，一旦跟腱斷裂，可就是另一種災難了。總之，在合理的範圍內保護治療：停止運動、跑步和所有活動，直到跟腱痊癒。

拖了好幾個月都治不好嗎？因為方向錯了。到牙醫診所看看，也許是牙齒發炎，或可能是「假牙」的問題？有時不一定是蛀牙痛，而有時又可能沒有感覺。不過總之牙齦發炎、牙齒感染、斷牙、缺牙、假牙套尺寸不對（太大），這些會增加肌腱炎和關節疼痛的機率。

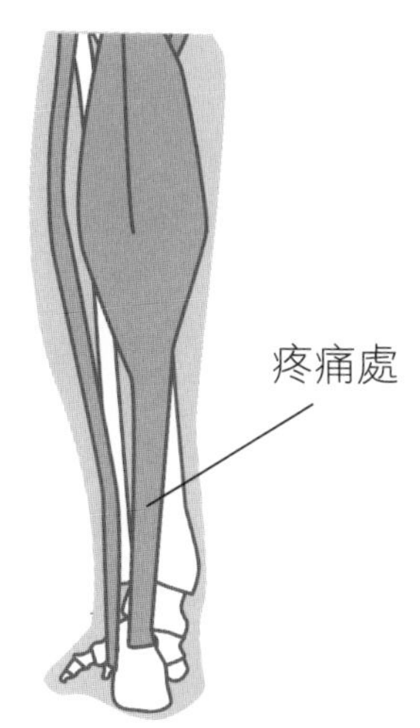

跟腱炎

芳香療法對策

塗抹／按摩

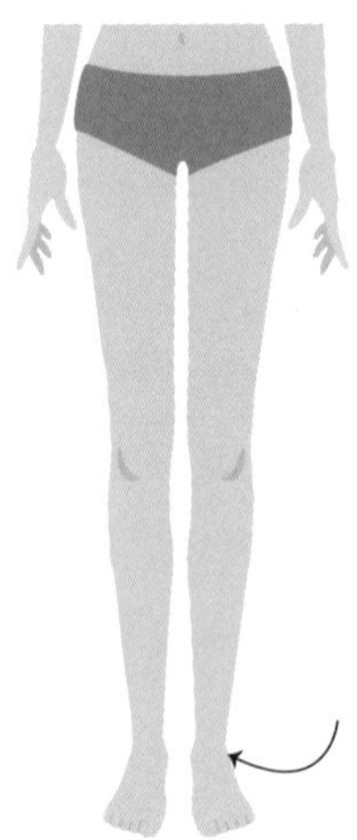

在 5ml 的瓶子裡調和：

- 檸檬尤加利精油 10 滴
- 卡塔菲精油 10 滴
- 白珠樹（冬青）精油 10 滴
- 胡椒薄荷精油 5 滴
- 山金車浸泡油 5ml

→敷上一層厚厚的綠黏土，用棉質繃帶包好，靜待 20 分鐘。清掉綠黏土後，取 10 滴配方精油按摩。

6 項額外叮嚀

+ 你完全可以藉由控制運動量避開跟腱炎，這是最常見的誘因。身體過勞絕對不只是傳說。
+ 如果運動習慣和平常一樣，只是換了一雙新鞋，那麼不要懷疑，凶手就是它，就只能跟新鞋說再會了。新自行車或其他新設備也一樣，不合適肌腱炎就會反覆發作，這種情況下就別再堅持了，很抱歉，它不屬於你。
+ 要小心現代輕巧鞋的時尚（鞋底很薄的鞋子），還有強調要用腳掌中心部分（mid-foot）著地的潮流。這種方式對專業和體重輕的跑者來說沒什麼不好，但對其他人來說，像是入門者或是體重較重的人，這種方式只是通往更多問題的直達車，包括肌腱炎。如果在堅硬的地板上跑步，那就更不用說了。

+ 再貴的設備也比不上正確的技巧。學習如何跑步、做出動作、調整腳和身體姿勢，這些是最能避免受傷的方法，特別是跟腱炎。
+ 缺乏睡眠、缺水（脫水）、不規律的飲食，這些都是歡迎跟腱炎的最佳方式。
+ 低足弓（扁平足）和高足弓的腳板都非常脆弱，應挑選品質好的設備、請足科醫生給予建議等。

健康 5 步驟
1. 綠黏土泥敷。
2. 精油按摩。
3. 大量喝水。
4. 運動鞋的鞋墊要夠厚，甚至非常厚（特別體重過重的人或新手跑者）。注意品牌和材質！。
5. 腳板情況特殊的人可以諮詢足科醫生。

每日自主療癒生活提案

日	泥敷＋精油按摩	體能活動
星期一	1 次	讓跟腱休息
星期二	1 次	讓跟腱休息
星期三	1 次	讓跟腱休息
星期四	精油按摩 1 次	讓跟腱休息
星期五	精油按摩 1 次	溫和伸展＋緩和簡單的動作
星期六	精油按摩 1 次	伸展＋簡單動作
星期日	精油按摩 1 次	伸展、拉長散步的時間（小心患處）

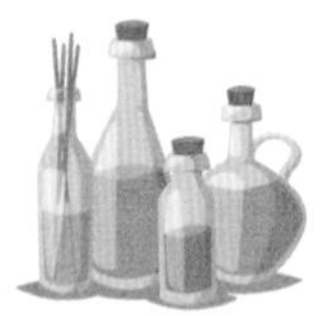

棘下肌肌腱炎／肩旋板（肩膀肌腱炎）

每日都要大量使用手臂的人經常罹患這種肌腱炎，例如：工人、在農場工作的人、搬運重物的人。或者更簡單的，比如你剛重新粉刷你的客廳而手臂感覺好痛，一開始只是在用力時才會有感覺，可是慢慢的，就連晚上睡覺也擺脫不掉了。手臂可以擺動的幅度變小，感覺有點撕裂。不幸的是，一旦罹患肌腱炎，得服用大量消炎藥、止痛藥好幾個星期才會緩和下來，但再一次搬運重物時又會復發。請小心，和其他肌腱炎一樣，肌腱會因此受到不可逆的傷害，治療起來也會非常棘手。

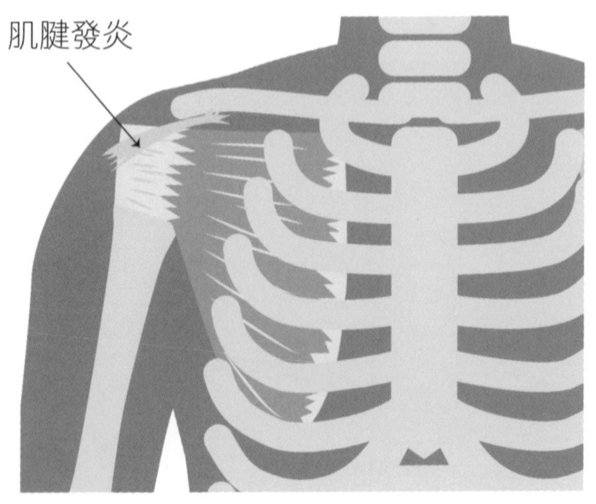

芳香療法對策

塗抹／按摩

在 5ml 的玻璃瓶裡調和：

- 白珠樹（冬青）精油 10 滴
- 檸檬尤加利精油 10 滴
- 山金車浸泡油 5ml

→取用 10 滴按摩肩膀，每日兩次。

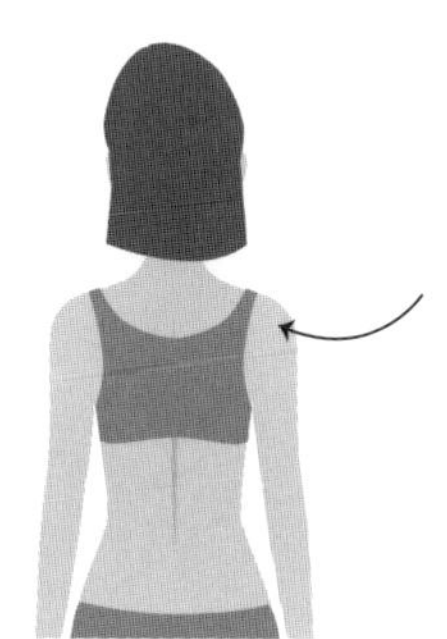

同場加映

保健品補給建議

・有機口服矽

→每日早、晚各 2 湯匙，持續 2 個月。

泥敷建議

・綠黏土

→敷上一層厚厚的綠黏土，使用棉質繃帶包著 2 小時。每日早、晚各 1 次，直到症狀消失為止。

6 項額外叮嚀

+ 小心使用會對肌腱造成傷害的消炎藥。精油應該可以幫助減少復發的機率，甚至完全抑制。
+ 症狀發作時，暫時讓關節休息。但別忘了盡快回復活動，靜止不動的肌腱會高速退化。
+ 適當的針灸可以救你一命，前提是你得認識好的針灸師……。

+ 和關節與肌肉一樣，只有運動才能真的讓肌腱恢復動力。面對這種疾病，唯一的解答是復健，尤其是每天自行復建，換句話說，就是鍛練肌肉（這裡指的是肩膀肌肉），並且努力伸展。
+ 避免任何需要使用到肩膀的動作。如果不是緊急情況，盡量不要使用肩膀的力氣。
+ 對於任何過於簡化的建議都要存疑，像是「消炎＋關節休息」。這種陳腐的建議不只無法舒緩症狀（或者只能稍微舒緩、短期舒緩），也無法治癒疾病。

健康 5 步驟
1. 精油按摩。
2. 綠黏土泥敷。
3. 口服矽。
4. 復建練習。
5. 喝水＋＋＋。

每日自主療癒生活提案

日	泥敷＋精油按摩	口服矽	體能活動
星期一	2 次	✓	復健＋溫和運動
星期二	2 次	✓	復健＋溫和運動
星期三	2 次	✓	復健＋溫和運動
星期四	2 次	✓	復健＋溫和運動
星期五	2 次	✓	復健＋溫和運動
星期六	2 次	✓	復健＋溫和運動
星期日	2 次	✓	復健＋溫和運動

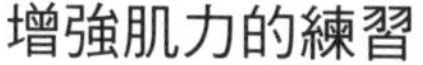
增強肌力的練習

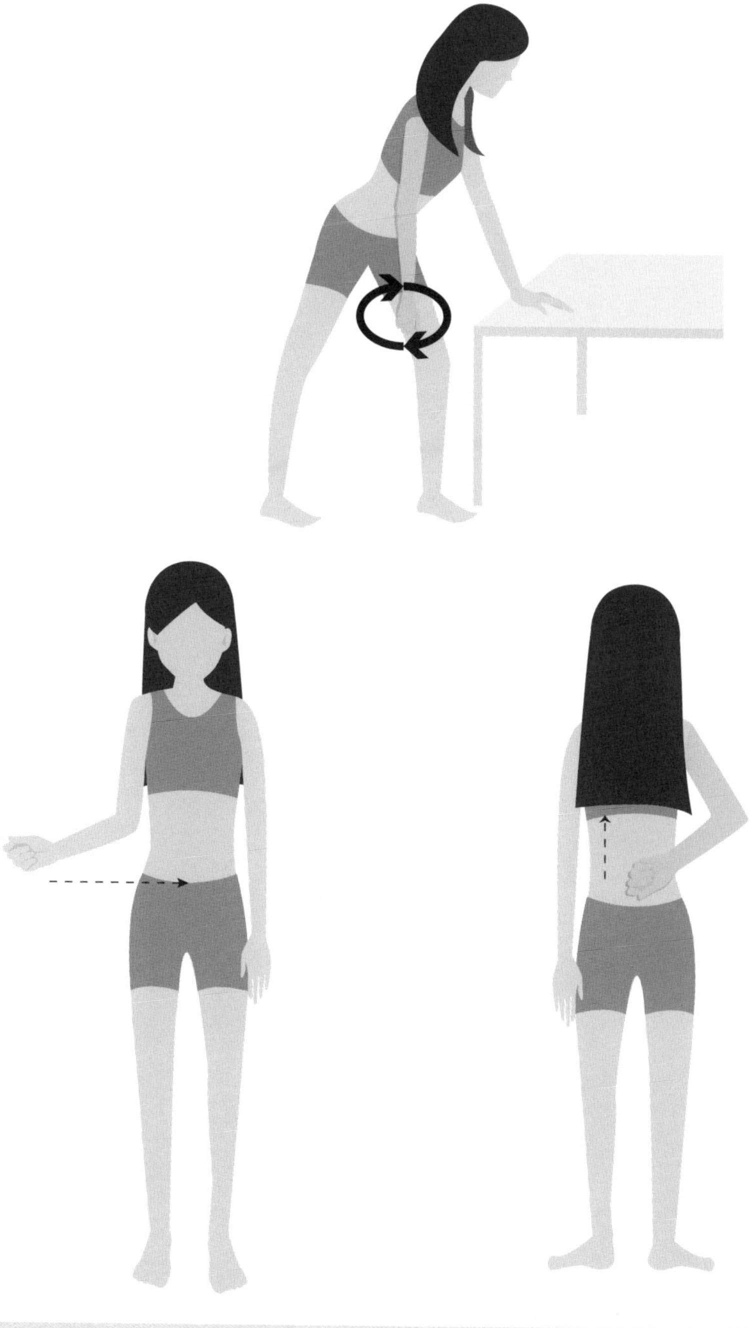

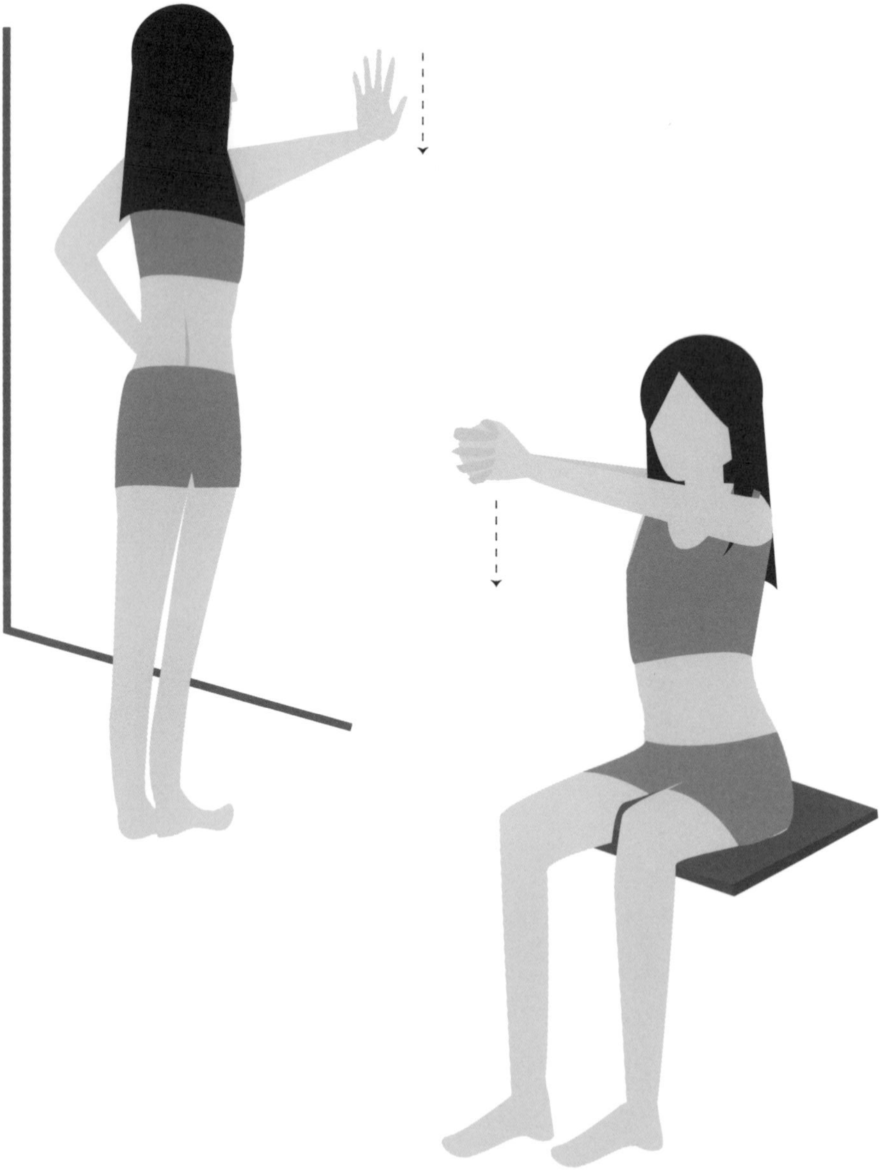

伸展運動

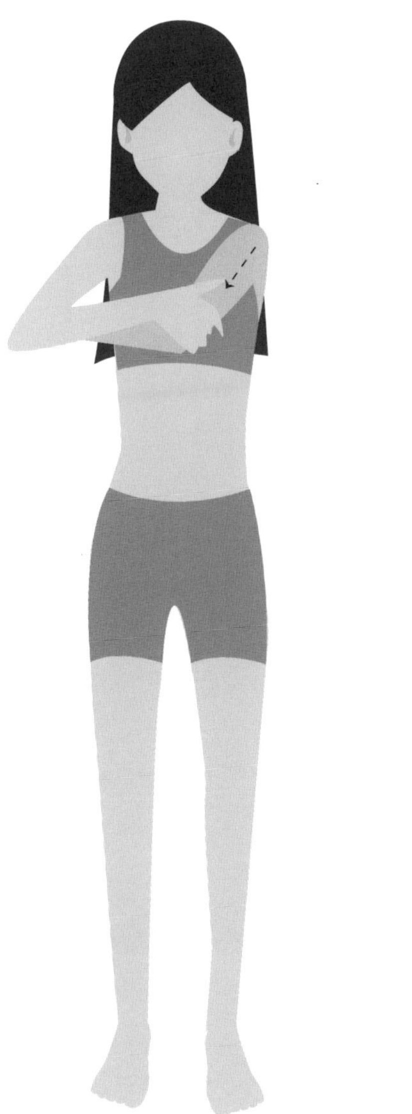

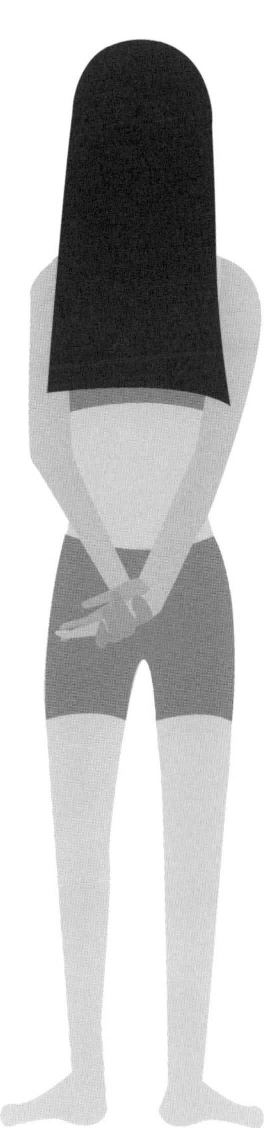

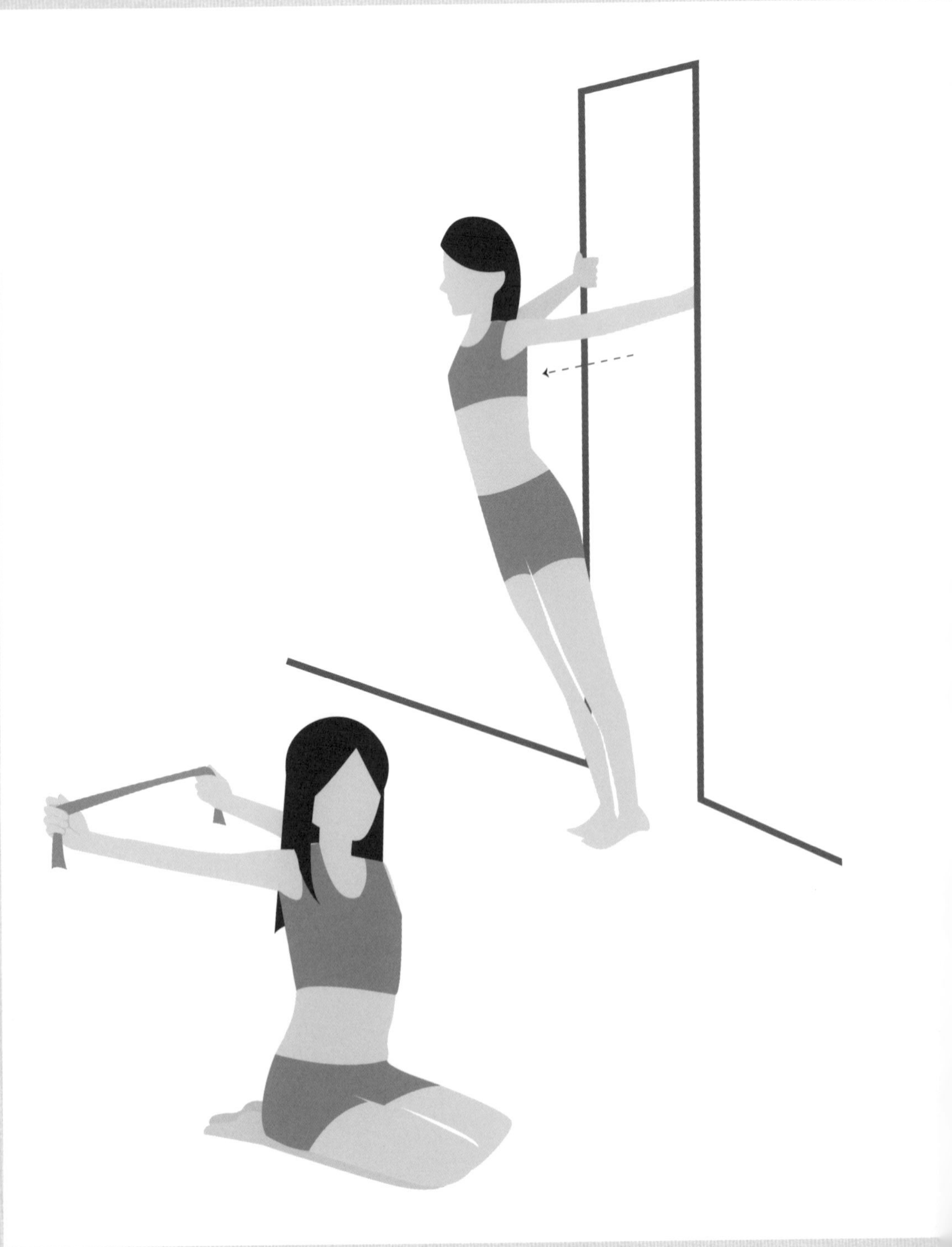

關於肌腱

關節疼痛最常見的原因的確是源自於軟骨互相摩擦，但也有可能是肌腱引發的問題。平常我們只有在肌腱發炎時才會提到它，彷彿它存在的目的只有一個：每當我們反覆做同一個小動作（如經常操作滑鼠的人、收銀員、網球員、羽球員、攀岩手等）時發炎疼痛。可是其實肌腱的作用是穩定關節，或多或少也防止了軟骨互相摩擦！而要做到這件事，它們必須時時保持「上油」、「溼潤」，也就是維持活動的能力，因為唯有活動才能讓它們變得潤滑且柔軟。所以，不要只是關注軟骨，我們談到關節時總是使用複數的原因就是它包含了好幾個部分，想想整個關節機制，肌腱也扮演了一個角色，只要做出不智的選擇，就會傷害到它……也就是整個關節受損。

4 個日常保養：

1. 活動：也就是要藉由各種姿勢牽動肌肉，並強化整個身體的肌腱，包括手和頸部。
2. 大量攝取水分。
3. 攝取 Omega3（如油脂多的魚肉、菜籽油、胡桃油等）和膠原蛋白（如燉牛肉、肉類高湯和魚高湯、骨髓等）。
4. 不要長期服用消炎藥。這種藥會對肌腱造成不可逆的傷害。

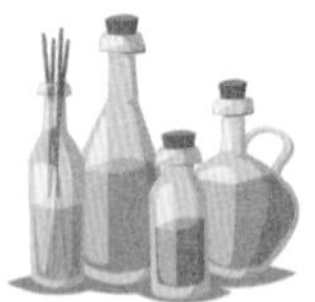

斜頸症
（落枕）

斜頸症的拉丁文學名為 Tortum collum（也就是扭曲的脖子），中文的名稱也是一看就明白！誰沒有感受過這種頸部的灼痛？這種痛有時會影響所有動作，還會擴散到下背！頭痛、背痛、到處都痛。斜頸症會讓頭部「卡住」，轉不了也低不下來，就連一釐米也不行……。一般來說，斜頸症的症狀最多會在幾天內就消失，如果不是太嚴重，而且馬上就使用精油進行治療的話，甚至可以在幾個小時內解決。

｜芳香療法對策｜

塗抹／按摩

- 樟腦迷迭香精油 2 滴。
  →按摩疼痛處。每日 3-4 次。

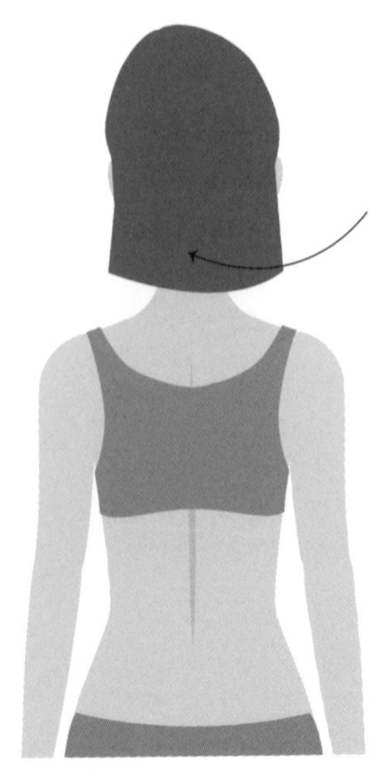

完整配方

淋浴

- 白珠樹（冬青）精油 5 滴
- 中性沐浴膠適量

→把精油加進沐浴膠裡，按摩頸部後緩緩沖水（溫度升高可以舒緩痙攣）

塗抹／按摩

在一個小碟子裡調和：

- 樟腦迷迭香精油 1 滴
- 義大利永久花精油 1 滴
- 胡椒薄荷精油 1 滴
- 白珠樹（冬青）精油 1 滴
- 聖約翰草浸泡油 3 滴
- 山金車浸泡油 1／2 茶匙

→使用這個配方按摩頸部，每日 3-5 次，有必要的話可以持續 2-3 天。

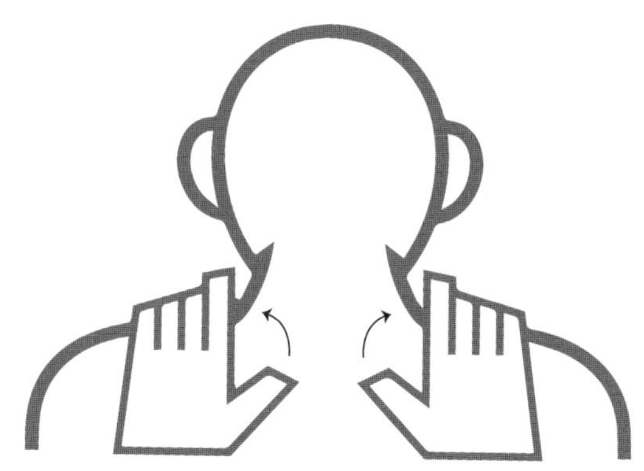

3 項額外叮嚀

＋ 即使沒有落枕，平常也應該保養脖子這個脆弱的部位。傷害最大的是風和臥床姿勢不對。先圍上一條絲巾保暖，並且選擇一個相對較低的枕頭。

＋ 脖子可能因為很多原因感到不適，如寒冷、壓力、高溫、疲勞、冷氣、突然的大動作、過高或過低的枕頭、靠窗小睡時扭曲（如飛機、火車……）、長途旅行等，這些事都會讓脖子變得緊繃，只有熱水淋浴、放了櫻桃籽的頸枕（可以放進微波爐或烤箱裡加熱）或其他熱源的輕撫，它才願意放鬆。請注意生活中的每個動作！

＋ 也可以把磁石放在緊繃的部位，使用十二個小時左右。

健康 5 步驟
1. 精油淋浴。
2. 精油按摩。
3. 合適的伸展運動（找運動物理治療師諮詢）。
4. 局部熱敷（如熱敷袋、櫻桃籽、絲巾等）。
5. 磁石。

每日自主療癒生活提案

日	精油按摩	精油淋浴	體能活動
星期一	3-4 次	✓	溫和伸展，否則也可以把頭放直
星期二	3-4 次	✓	溫和伸展，否則也可以把頭放直
星期三	3-4 次	✓	復健＋溫和運動
星期四	3-4 次	✓	復健＋溫和運動
星期五	3-4 次	✓	正常生活
星期六	3-4 次	✓	正常生活
星期日	3-4 次	✓	正常生活

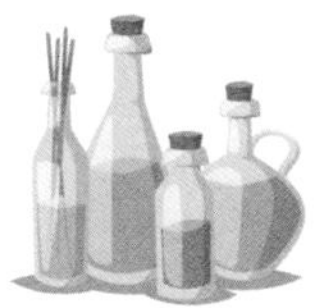

季節性情緒失調（TAS）

冬季來臨，對某些特別敏感的人來說，就連肌肉和關節都能感覺到光線不足。眾所皆知的冬季憂鬱可不是唯一的症狀，可是有些人一到秋冬就會發作。疼痛也是症狀之一。太陽光一減弱，大約在十月、十一月左右，你就開始覺得疼痛（特別是背部），而且還伴隨著悲傷的情緒，想跟土撥鼠一樣進入冬眠，可是卻又有睡眠障礙，再加上頭痛和強烈的食欲，大概就是罹患了 TAS。除了光療法（詳細請參考 5 項額外叮嚀，367 頁），精油和植物藥學也都可以幫上忙。前者是因為有各種刺激和「類荷爾蒙」的效果，後者則是因為會為身體補充養分。

芳香療法對策

激勵心靈的淋浴配方

- 檸檬精油 5 滴
- 平常習慣的沐浴膠

→混合精油和沐浴膠（最好是中性，也就是說避免一般大賣場裡含有人工香料的產品），正常沐浴。

塗抹／按摩

- 黑雲杉精油 2 滴

→早晨淋浴後，在腎臟周圍塗 2 滴精油。可以的話，同一天內再進行 1 次。以拳頭敲打整個「腎臟區域」，持續 30 秒到 1 分鐘，如下圖。

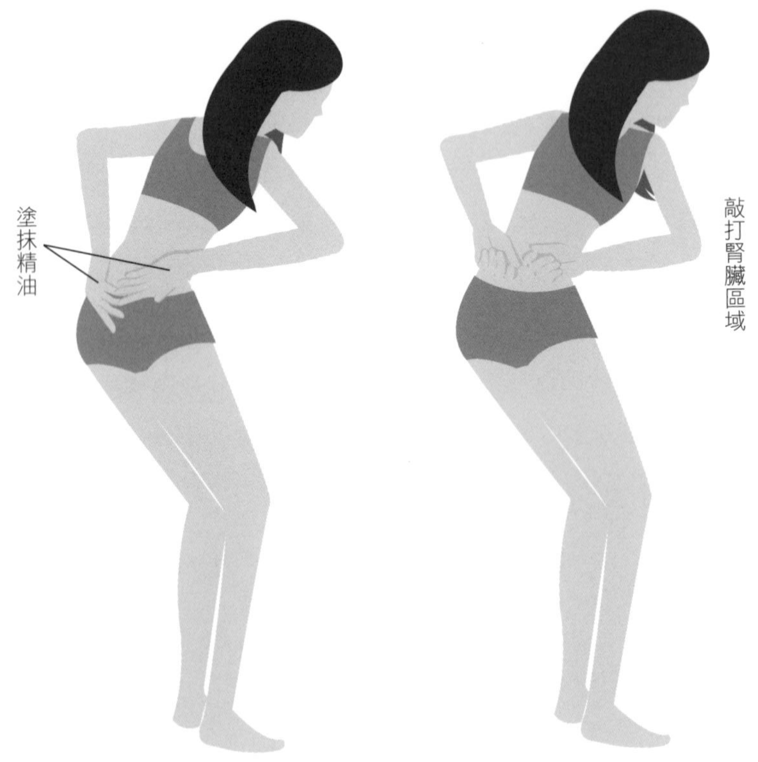

| 同場加映 |

植物藥學配方

植物甘油萃取配方（Phytostandard 或 SIPF 新鮮植物完整萃取物）

❀ EG 人參

❀ EG 黑醋栗

❀ EG 刺毛黧豆

以上成分混合調配至 150ml

→ 用 1 小杯水稀釋 1 茶匙，白天時喝 1 杯，持續三個星期。

保健品補給建議

・Omega3（深海魚油膠囊）

→每日早、晚各服用 3 粒 500mg 的膠囊，持續兩個月。

・抗氧化綜合錠

→每天早上 1 片包含維他命 A、C、E、硒、鋅、高多酚的保健品。

・海洋鎂

→每天早、晚各 2 粒海洋鎂 B6，持續二十天，接著每天早、晚各 1 粒，持續兩個月。

5 項額外叮嚀

+ TAS 比一般我們談到的冬季憂鬱還要強烈。很多人會在冬季感到憂鬱，但日常生活不會受到影響。這種憂鬱的確會讓你像土撥鼠一樣瘋狂進食（儲存熱量，準備冬眠）和大量睡眠，也的確會讓人感到沮喪，但都無法跟 TAS 相比。這種疾病也是因為入秋後光線不足引起，也會在春天降臨時消失，但在這之間，因為會持續抑鬱，必須想辦法治療，或是尋求醫療協助（如醫生、治療師）。

+ 只有北半球的人會受到 TAS（和冬季憂鬱）影響。如果可以的話，搬到陽光普照的地方吧！

+ 血清素和褪黑激素分泌減少也是造成 TAS 的原因，還有維他命 D 不足也是，因為只有在日照充足的時候，維他命 D 才能正常分泌。所以對抗 TAS 的首要方法，就是光療法：每天都接受特殊的光照。一般都可以在電器賣場找到光療燈。

+ 請注意：如果夏天時日晒過久，也可能會讓病情惡化！因為過多的日照也會影響褪黑激素分泌，就跟身體所有的機制一樣，都需要平衡：不多不少。治療夏季季節性情緒失調的方法當然不一樣，必須減少光照，關上窗板、伸縮帆布或是使用眼罩延長夜間睡眠的時間，並提高身體修復的效率……。
+ 攝取大量的蔬果，生食、熟食都可以。別購買冷凍食品，裡面通常都已經沒有你最需要的維他命和其他「健康」分子了。提高蛋白質攝取量，最好是動物性蛋白質，例如：早上一顆法式半熟水煮蛋，中午吃豬牛或雞肉，晚上吃魚肉。

健康 5 步驟
1. 精油淋浴。
2. 敲打腎臟＋精油。
3. 植物藥學＋Omega3＋抗氧化綜合錠＋海洋鎂。
4. 自然光（光療）。
5. 體能活動和運動。

每日自主療癒生活提案

日	精油按摩	精油淋浴	植物萃取	體能活動
星期一	3 次	✓	✓	運動，室外為佳（日照）
星期二	3 次	✓	✓	走路
星期三	3 次	✓	✓	運動，室外運動為佳（日照）
星期四	1-3 次	✓	✓	走路
星期五	1-3 次	✓	✓	走路
星期六	1-3 次	✓	✓	體能練習、走路、室外為佳（日照）
星期日	1-3 次	✓	✓	運動，室外為佳（日照）

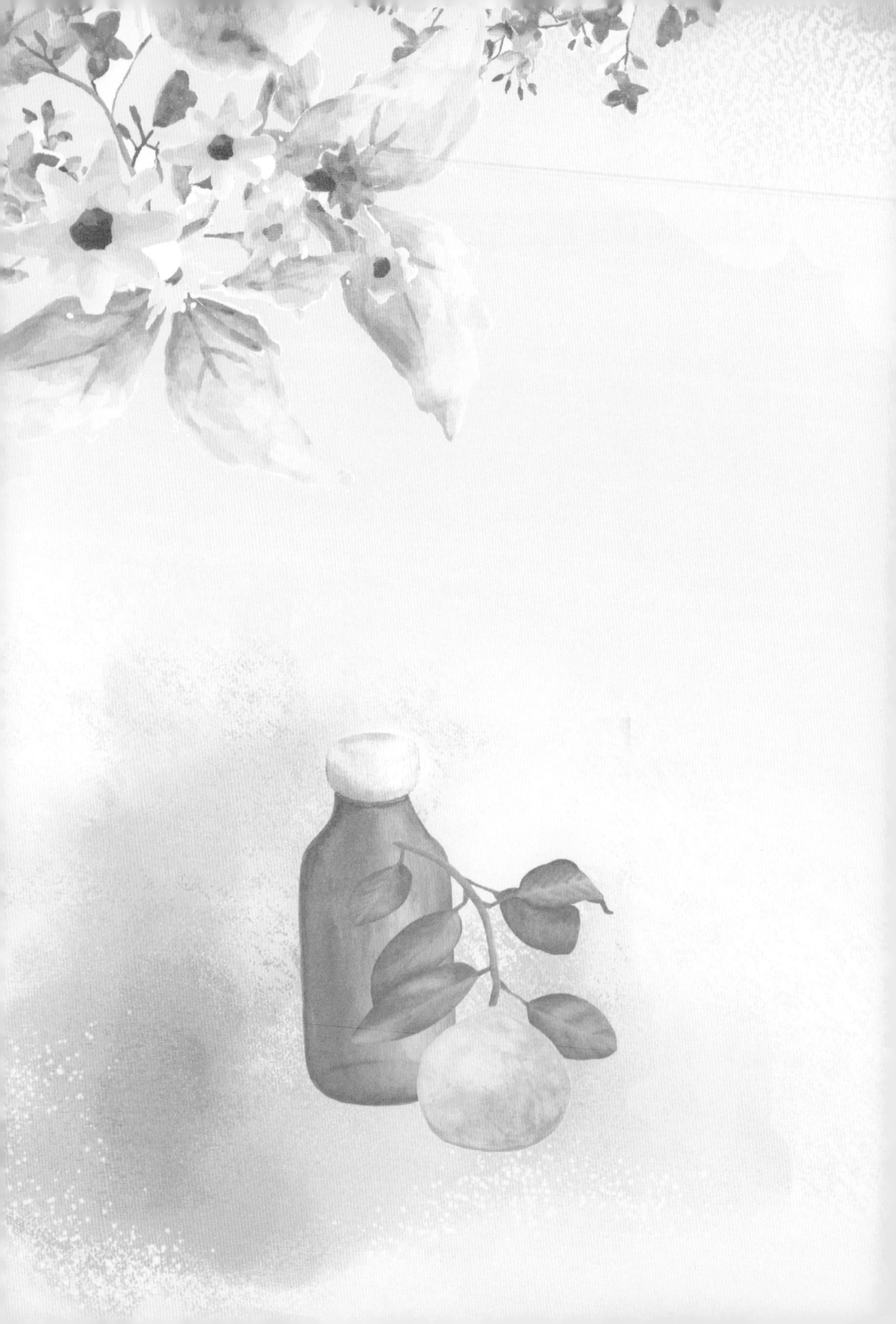

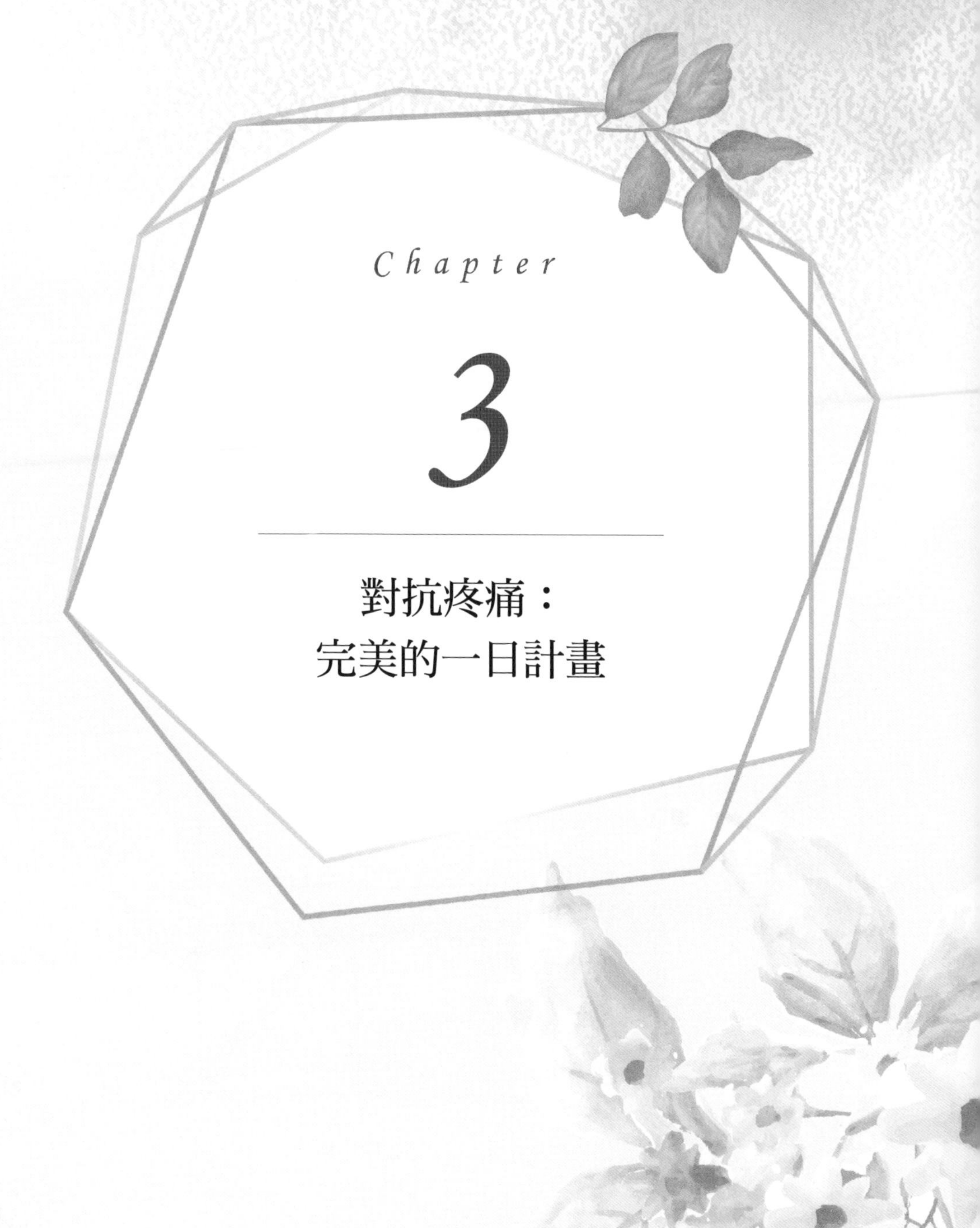

Chapter

3

對抗疼痛：
完美的一日計畫

你應該注意到了，這本書中除了芳香療法外，我們也給予了許多改善症狀的建議。從飲食到睡眠，從泡澡到排毒、消水腫、減輕負擔、舒緩的技巧，再加上一些能夠讓關節變得柔軟、伸展肌肉、滋養軟骨的練習等，接下來的幾頁中，我們把簡單易行的方法都集合在一起，變成日常生活可以實踐的計畫。每一個技巧都分布在最適合實行的時間，簡化時間表，並求達到最佳效果。你可以從這個計畫出發，安排其他日子的行程！只要包括以下這幾個要素：

- 水：大量的水對肌肉和關節來說是不可或缺的。
- 含有消炎、止痛活性分子的天然食物。
- 「解鎖」運動：早晨起床時有個好的開始，並保持一整天的柔軟度，延遲僵硬的時程，甚至是變形的危機。最後也為了放鬆肌肉，對抗極度疼痛的肌肉痙攣。

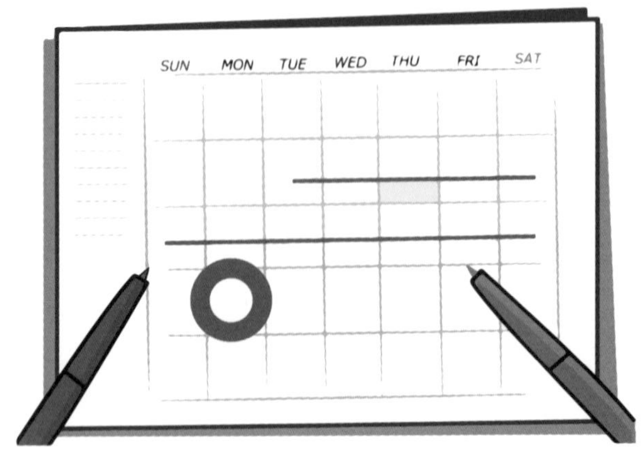

週間一日計畫：養護你的關節

購物清單

食品／早餐

- ❑ 檸檬或檸檬汁（無糖）
- ❑ 紅蘿蔔
- ❑ 櫛瓜
- ❑ 菠菜（新鮮或冷凍無添加）
- ❑ 1 顆蘋果
- ❑ 2 種季節水果（做水果沙拉）
  （例如：1 顆蘋果＋1 顆西洋梨；1 顆柳丁＋1 顆蘋果；1 顆水蜜桃＋1 顆蘋果；1 碗紅莓果＋1 條香蕉；1 顆新鮮無花果＋一小串葡萄）
- ❑ 3 種蔬菜（做湯）
  （例如：1 根紅蘿蔔＋1 顆茴香球莖＋1 根韭蔥；1 櫛瓜＋1／2 個茄子＋1 顆蕃茄等……）或 1 份冷凍蔬菜湯
- ❑ 綠茶
- ❑ 全麥麵包
- ❑ 蛋

生鮮區

- ❑ 火腿片（熟）
- ❑ 奶油
- ❑ 生鮭魚，用來製作薄切生魚片 Carpaccio（一片生鮭魚排，或是將一片冷凍鮭魚放在冰箱隔夜解凍）
- ❑ 小牛肉排
- ❑ 原味無糖優格

香料區

- ❑ 橄欖油
- ❑ 胡桃油
- ❑ 肉桂
- ❑ 鹽
- ❑ 胡椒
- ❑ 胡桃
- ❑ 果乾任選（如杏桃、葡萄乾等）
- ❑ 藜麥
- ❑ 印度香米

芳香療法

- ❑ 檸檬尤加利精油
- ❑ 白珠樹（冬青）精油
- ❑ 海岸松精油
- ❑ 榛果油
- ❑ 沐浴基底油

植物萃取（請專門店幫忙以同等比例調配以下兩種萃取液）

- ❑ 黑醋栗、薄荷
- ❑ 繡線菊花、魔鬼爪、香蜂草

其他

- ❑ 走路鞋／球鞋（走路用）
- ❑ 按摩球
- ❑ 泳衣（如果需要到泳池裡運動）

7：00：起床

評估你的疼痛指數

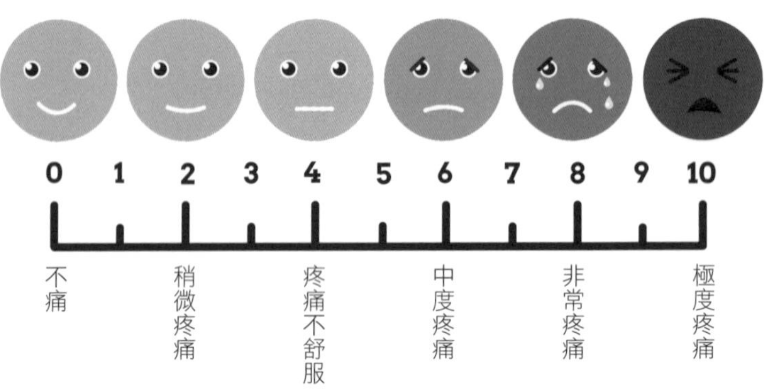

7：05 補水

喝一大杯溫水。如果你的胃可以接受，在溫水內加半顆檸檬汁更好。

7：10 體能練習

躺回溫暖的床上，活動身體五至十五分鐘緩解「晨僵」。緩解時間的長短可以幫助醫生評估關節的狀況。一整天練習時，呼吸要保持緩慢的節奏，氣息拉長，平靜地深呼吸。

・手部：拿起床邊櫃上放的按摩球，用手掌按壓。

・腳踝：順時針、逆時針旋轉，盡量畫出最大的圓，但不要弄痛自己了，還是用溫和方式醒來！

・膝蓋：趴在床上，讓雙腿垂在床墊之外。維持幾分鐘。轉身朝上，彎曲右腳十幾次，再換左腳。

- 髖關節（腰）：仰躺，腿部彎曲，把膝蓋帶往胸前。保持這個姿勢，溫和地左右擺動，手臂環抱住雙腿。
- 手臂：雙手朝頭部上方伸直，延伸得越遠越好。

7：15 指壓按摩

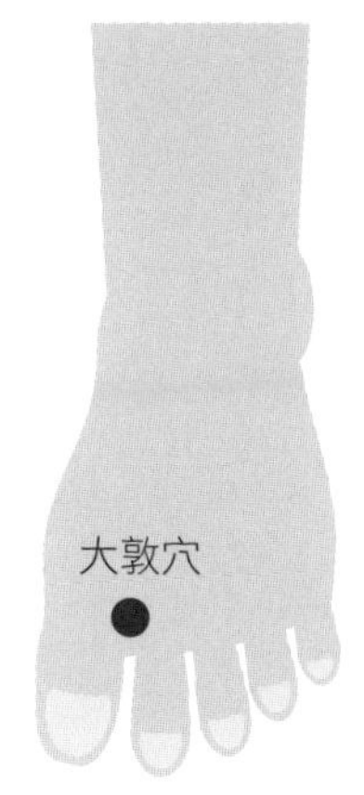

7：25：早餐

綠茶
1 顆半熟水煮蛋
一片火腿＋麵包條（沾蛋汁吃）

8：00：淋浴

用熱水沖一下還覺得「僵硬冰冷」的部位。最後以冷水沖腳，再向上沖到小腿肚。

8：30：精油按摩

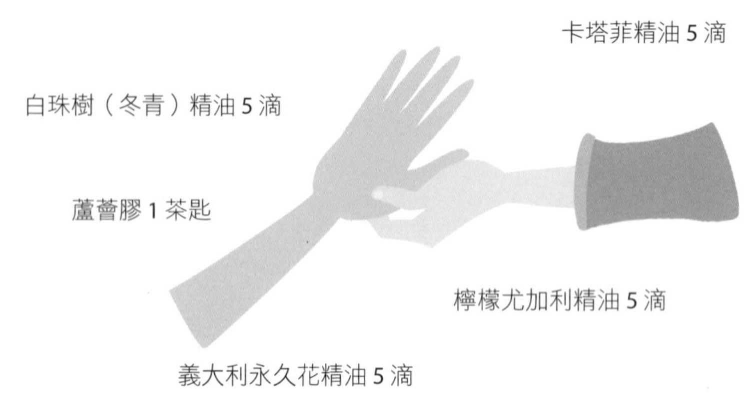

→混合均勻後用在疼痛處，每日 3 次。

參考書中的各種症狀，以合適的精油配方替代。

9：00 走路 30 分鐘

無論是要去上班，或是有自由時間，用三十分鐘的散步開啟新的一天。從任何方面來看，這麼做都是好的，包括心理層面！

10：00

喝一杯黑醋栗茶或薄荷花茶。

11：00

評估你的疼痛指數

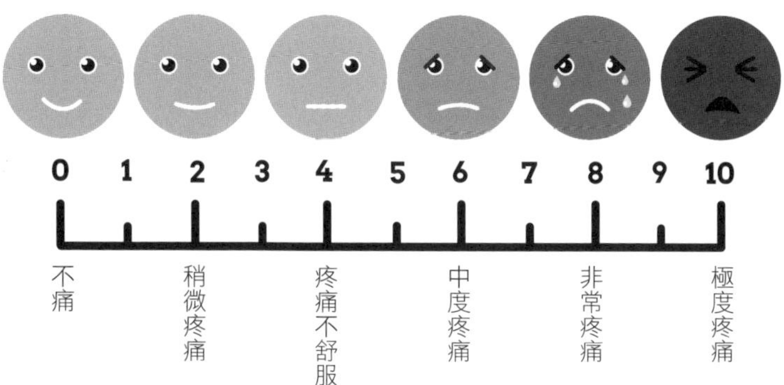

12：30 - 13：00 午餐

紅蘿蔔絲拌油醋（橄欖油／菜籽油或胡桃油）

薄切生鮭魚（Carpaccio）、烤櫛瓜、藜麥

新鮮水果沙拉

咖啡或茶（無糖原味）

13：30 走路 15-30 分鐘

午餐結束後，散步一下，就像舊日星期天下午的傳統一樣，只是……路程短一點。去郵局寄信、逛一下特賣會、公園裡閒晃一圈、家附近繞一下等，什麼都好，只要能鬆開關節，促進血液循環。不要在吞下最後一口飯後又馬上坐下。

14：00 精油按摩

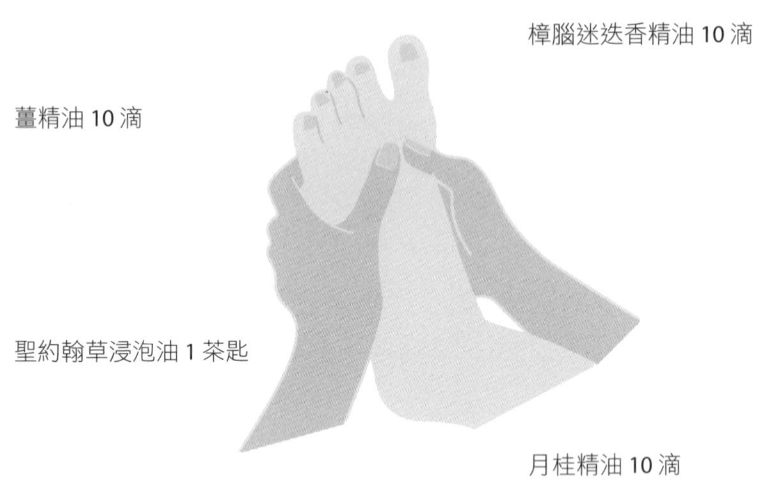

→混合均勻後用在疼痛處，每日 3 次。

參考書中的各種症狀，以合適的精油配方取代。

或者

水中活動

在水中行走或活動肢體（水中律動）一小時，根據個人的節奏和情況調整。

或者

｜瑜伽｜

根據個人情況選擇瑜伽課程，一定要有教練！

｜14：15 午睡（可以不睡）｜

最多 20 分鐘！

｜16：00 點心｜

繡線菊花、魔鬼爪、香蜂草花茶，以及幾個胡桃和果乾。

｜19：00 走路 15-30 分鐘｜

讓你的關節、肌肉、心臟和肺都活動一下。它們都是為了動而存在，絕對不想一整天都坐著。去一趟麵包店、修鞋的店，或者提早一兩站下公車等，找機會走路。

｜20：00 晚餐｜

蔬菜湯
小牛肉排、菠菜、印度香米
1 盒無糖原味優格
1 顆蘋果，加肉桂煮成泥

21：30 體能練習

和早晨起床時一樣的活動⋯⋯。

或者

精油按摩或精油泡澡

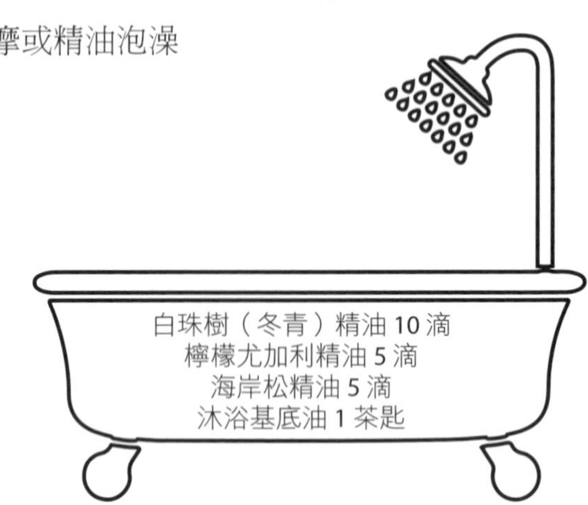

22：00-23：00 就寢時間

評估你的疼痛指數

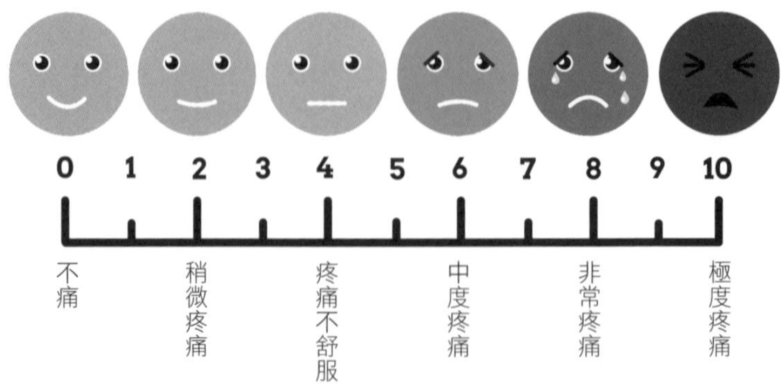

一日之末

填寫以下問卷，勾選「是」或「不是」

- 我睡不好。 是 ❑ 不是 ❑
- 因為疼痛所以睡得不好。 是 ❑ 不是 ❑
- 我會痛醒。 是 ❑ 不是 ❑
- 精油能立即緩解不適。 是 ❑ 不是 ❑
- 精油的效果能持續好一段時間。 是 ❑ 不是 ❑
- 精油泡澡很舒服。 是 ❑ 不是 ❑

當然了，如果想驅逐疼痛、讓四肢變得柔軟並找回它們的活動性，舒適地過每一天，就要澈底執行這樣的行程安排。可以稍微調整內容，例如：按照個人心情變換菜色、把精油泡澡改成按摩。過一段時間後，再回來填寫一次這一份問卷，和一開始的答案做比較。幾個星期後，你的答案將會改變，生活也會變得更舒適（總得抱持著希望！）。

附錄

1. 看診前準備事項

把疼痛的部位圈出來

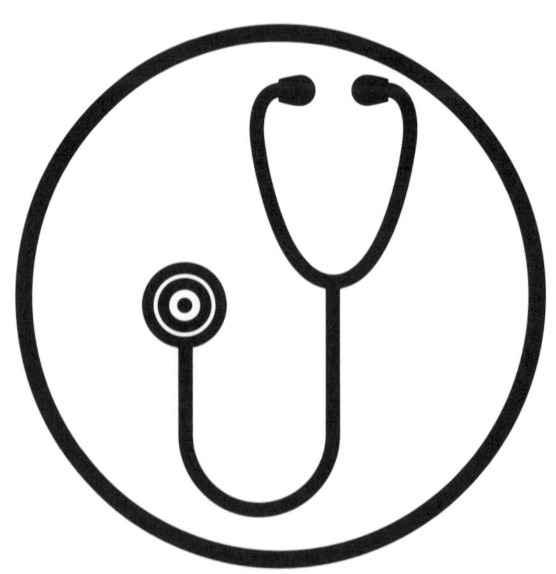

肌肉疼痛？

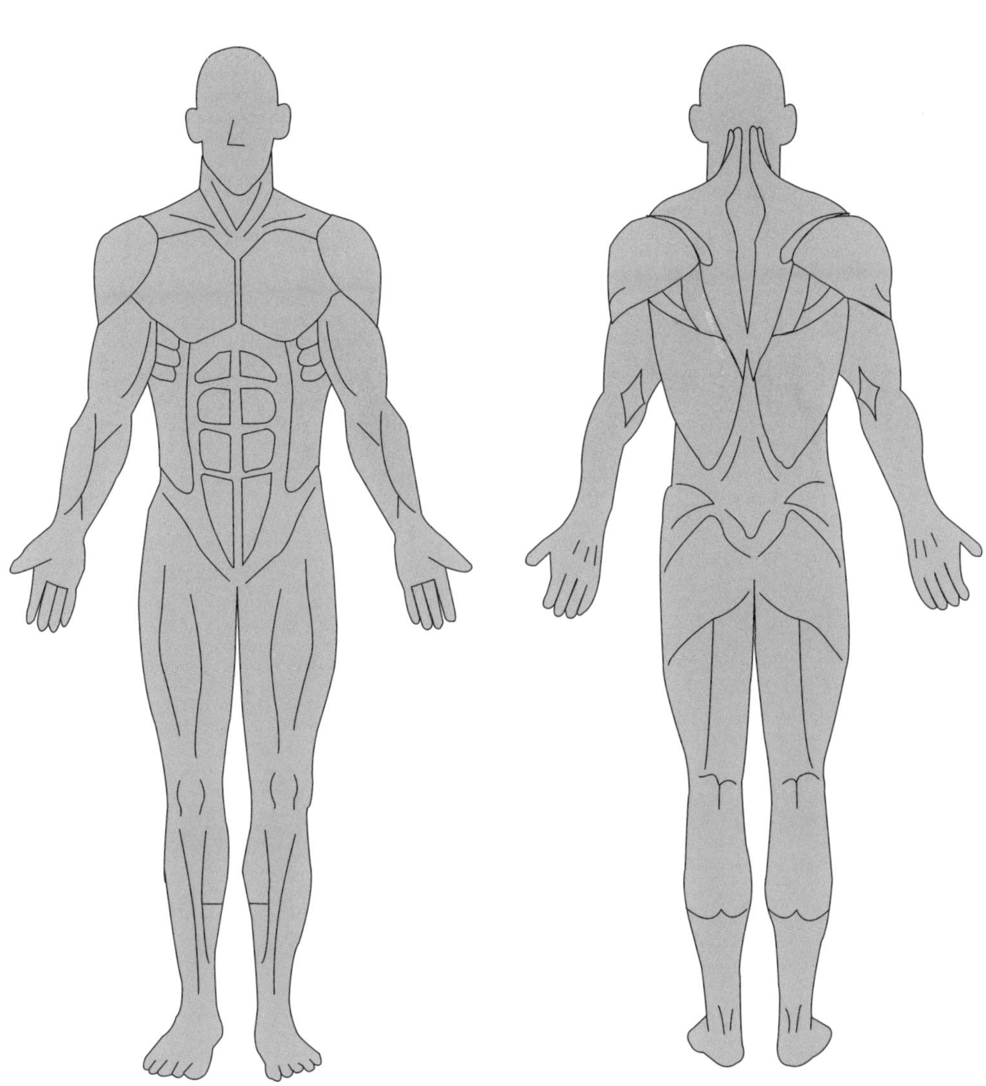

神經痛？

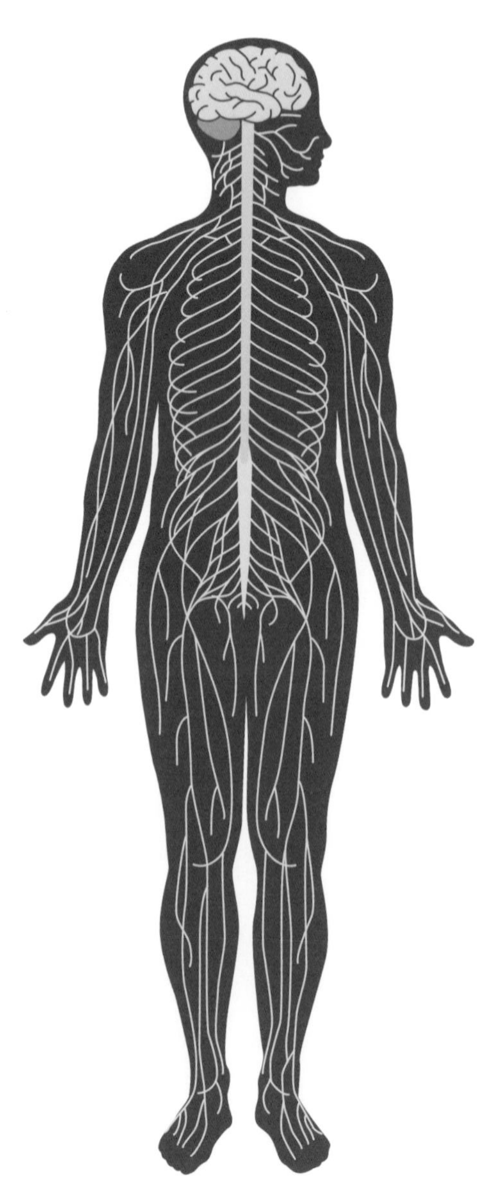

關節／骨頭疼痛？

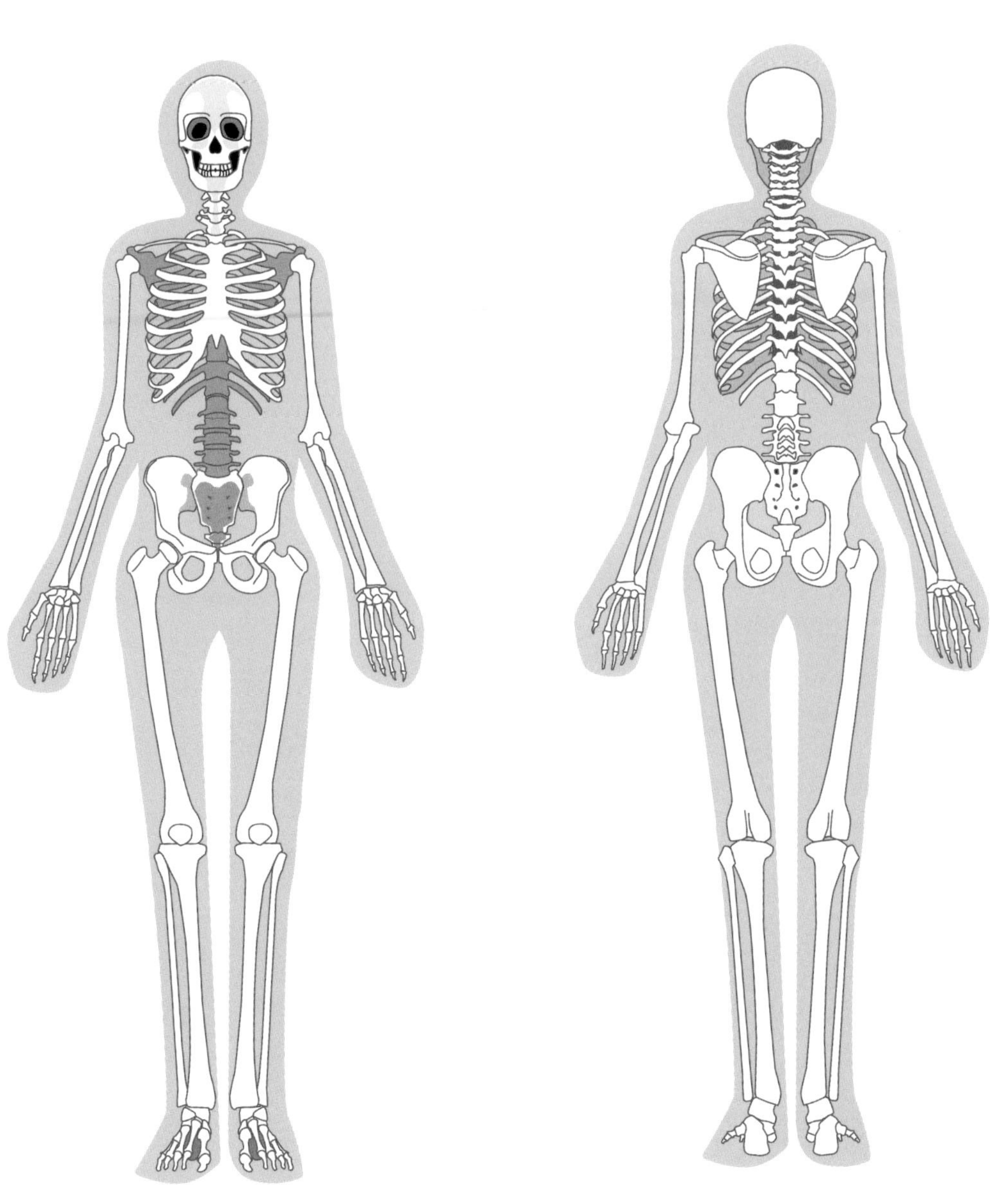

2. 評估疼痛的量表

等待門診的這段時間內，可以先自行評估疼痛的狀況，幫助醫生診斷。這麼做可以節省你和醫生的時間，看診時可以比較快進入細節，你也能更快走上痊癒或緩解的道路。印出其中一份量表，填寫完後加上一些你認為很重要的個人情況。以下量表包含：

- 麥可麥司特大學關節炎量表（WOMAC）（386-387 頁）
- 聖安東疼痛量表（Saint-Antoine）（388 頁）
- 纖維肌痛症快速評估量表（FiRST）（389 頁）

WOMAC：下肢骨關節炎症狀評估

*WOMAC 是評估下肢骨關節炎的有效指標

	不會＝0	輕微＝1	中等＝2	非常痛＝3	極為疼痛＝4
疼痛面向：疼痛的程度					
1. 於平坦的地面上走路時，會不會感到疼痛？					
2. 上下樓梯時，會不會感到疼痛？					
3. 晚上睡覺時，會不會感到疼痛？					
4. 坐著或躺著起身時，會不會感到疼痛？					
5. 站立時，會不會感到疼痛？					
僵硬面向：關節僵硬的程度					
1. 早晨剛起床時，僵硬程度為何？					
2. 約莫傍晚時分，當您坐下、躺下或休息一下之後，關節僵硬的程度為何？					

	不會＝0	輕微＝1	中等＝2	非常痛＝3	極為疼痛＝4
身體功能面向：進行以下這些活動時，困難的程度。					
1. 下樓梯					
2. 上樓梯					
3. 從坐姿起身					
4. 站立					
5. 彎腰					
6. 在平坦的地面走路					
7. 上下車					
8. 逛街買東西					
9. 穿上褲襪或襪子					
10. 從床上起身					
11. 脫下褲襪或襪子					
12. 躺到床上					
13. 進出浴缸					
14. 坐下					
15. 上廁所					
16. 做粗重的家事					
17. 做簡單的家事					

聖安東（Saint-Antoine）疼痛量表（QDSA）

日期：　　　　　　　　　　姓名：

回想你感受到的疼痛。在以下每一組描述中，選出最貼切的一個，並給予 0-4 的分數。

數字定義　0＝完全不痛　1＝輕微疼痛　2＝中等疼痛　3＝非常疼痛　4＝極為疼痛

		0	1	2	3	4
A	敲痛	□	□	□	□	□
	跳痛	□	□	□	□	□
	刺痛	□	□	□	□	□
	如電擊	□	□	□	□	□
	如電流通過	□	□	□	□	□
	搥痛	□	□	□	□	□
B	幅射性疼痛	□	□	□	□	□
	線性擴散疼痛	□	□	□	□	□
C	如叮咬	□	□	□	□	□
	如刀割	□	□	□	□	□
	滲透	□	□	□	□	□
	穿透	□	□	□	□	□
	有如被揍了一拳	□	□	□	□	□
D	捏痛擠壓痛	□	□	□	□	□
	壓縮痛	□	□	□	□	□
	壓碎痛	□	□	□	□	□
	夾鉗痛	□	□	□	□	□
	搗磨痛	□	□	□	□	□
E	扯痛	□	□	□	□	□
	拉伸痛	□	□	□	□	□
	漲痛					
	撕裂痛	□	□	□	□	□
	扭轉痛	□	□	□	□	□
	拔除痛	□	□	□	□	□
F	發熱	□	□	□	□	□
	灼燒	□	□	□	□	□
G	冷	□	□	□	□	□
	冰	□	□	□	□	□
H	如針刺	□	□	□	□	□
	如螞蟻成群咬	□	□	□	□	□
	發癢	□	□	□	□	□
I	麻痺	□	□	□	□	□
	沉重	□	□	□	□	□
	悶痛	□	□	□	□	□

A-I：感覺面向

		0	1	2	3	4
J	疲憊	□	□	□	□	□
	易怒	□	□	□	□	□
	筋疲力盡	□	□	□	□	□
K	噁心	□	□	□	□	□
	呼吸困難	□	□	□	□	□
	頭昏	□	□	□	□	□
L	擔憂	□	□	□	□	□
	抑鬱	□	□	□	□	□
	苦惱	□	□	□	□	□
M	盛怒	□	□	□	□	□
	無法忘懷	□	□	□	□	□
	殘酷	□	□	□	□	□
	受折磨	□	□	□	□	□
	如遭苦毒	□	□	□	□	□
N	感到困擾	□	□	□	□	□
	感到憤怒	□	□	□	□	□
	感到煩燥	□	□	□	□	□
	無法忍受	□	□	□	□	□
O	易怒	□	□	□	□	□
	氣憤	□	□	□	□	□
	盛怒難耐	□	□	□	□	□
P	意志消沉	□	□	□	□	□
	有自殺念頭	□	□	□	□	□

總合：

J-P：情感面向

這份量表是以麥吉爾疼痛問卷（Mac Gill Pain Questionnary-MPQ）為基礎做成的法文版（註：也有學者於 1999 年翻譯成中文版，並發展出台灣版的簡易疼痛量表 brief pain Inventory- Taiwan）患者以合適的詞描述疼痛感，以便對慢性疼痛進行評估，特別是神經性的疼痛。使用 QDSA 的患者必須完全理解這些精確的詞彙，因此後來發展出了簡易版本。資料來源 www.antalvite.fr

· 纖維肌痛症快速評估量表（FiRST）

這三個月以來，甚至更久以來的身體情況	是	否
1. 我全身各處都感到疼痛。		
2. 身上的疼痛伴隨了疲憊感。		
3. 我有灼燒感，像是觸電或抽筋。		
4. 疼痛感伴隨了其他異常，像是全身多處發麻和刺痛。		
5. 除了疼痛外，我還有其他健康問題，像是消化不良、尿道系統問題、頭痛、小腿痙攣發麻。		
6. 疼痛對我的生活有很大的影響：特別是睡眠、專注力，同時覺得自己的反應力變慢。		

Perrot S et Bouhassira D, Pain 2010:150; 250-56

如果無來由地疼痛持續三個月以上，而且以上問題至少有五個答案是「是」，那麼你有 90%以上的「機率」是罹患了纖維肌痛症。

3. 參考資料：近期發表在最具公信力的期刊上的科學研究

本書中引用的文章都是發表於 2015 到 2017 間，關於精油潛在的消炎、鎮痛效果，或者是否能輸入有止痛作用化學分子（如布洛芬）的研究。

- Mentha spicata as natural analgesia for treatment of pain in osteoarthritis patients. Mahboubi M. Complement Ther Clin Pract. 2017 Feb ;26 :1-4.
- Effect of aromatherapy massage with lavender essential oil on pain in patients with osteoarthritis of the knee: A randomized controlled clinical trial. Nasiri A, Mahmodi MA, Nobakht Z. Complement Ther Clin Pract. 2016 Nov ;25 :75-80.
- The essential oil from the twigs of Cinnamomum cassia Presl alleviates pain and inflammationin mice. Sun L, Zong SB, Li JC, Lv YZ, Liu LN, Wang ZZ, Zhou J, Cao L, Kou JP, Xiao W. J Ethnopharmacol. 2016 Dec 24 ;194 :904-912.
- Docking, characterization and investigation of β-cyclodextrin complexed with citronellal, a monoterpene present in the essential oil of Cymbopogon species, as an anti-hyperalgesic agent in chronic muscle pain model. Santos PL, Brito RG, Oliveira MA, Quintans JS, Guimarães AG, Santos MR, Menezes PP, Serafini MR, Menezes IR, Coutinho HD, Araújo AA, Quintans-Júnior LJ. Phytomedicine. 2016 Aug 15 ;23(9):948-57.
- Rational Basis for the Use of Bergamot Essential Oil in Complementary Medicine to Treat Chronic Pain. Rombolà L, Amantea D, Russo R, Adornetto A, Berliocchi L, Tridico L, Corasaniti MT, Sakurada S, Sakurada T, Bagetta G, Morrone LA. Mini Rev Med Chem. 2016 ;16(9):721-8.
- The Clinical Effects of Aromatherapy Massage on Reducing Pain for the Cancer Patients : Meta-Analysis of Randomized Controlled Trials. Chen TH, Tung TH, Chen PS, Wang SH, Chao CM, Hsiung NH, Chi CC. Evid Based Complement Alternat Med. 2016 ;2016 :9147974.
- Analgesic Potential of Essential Oils. Sarmento-Neto JF, do Nascimento LG, Felipe CF, de Sousa DP. Molecules. 2015 Dec 23 ;21(1):E20.

- The effects of Chamaecyparis obtusa essential oil on pain-related behavior and expression of pro-inflammatory cytokines in carrageenan-induced arthritis in rats. Suh HR, Chung HJ, Park EH, Moon SW, Park SJ, Park CW, Kim YI, Han HC. Biosci Biotechnol Biochem. 2015 ;80(1):203-9.
- Potential of Essential Oils as Penetration Enhancers for Transdermal Administration of Ibuprofen to Treat Dysmenorrhoea. Chen J, Jiang QD, Wu YM, Liu P, Yao JH, Lu Q, Zhang H, Duan JA. Molecules. 2015 Oct 7 ;20(10):18219-36.
- Inhalation of Cedrus atlantica essential oil alleviates pain behavior through activation of descending pain modulation pathways in a mouse model of postoperative pain. Martins DF, Emer AA, Batisti AP, Donatello N, Carlesso MG, Mazzardo-Martins L, Venzke D, Micke GA, Pizzolatti MG, Piovezan AP, dos Santos AR. J Ethnopharmacol. 2015 Dec 4 ;175 :30-8.
- Antioxidant, analgesic and anti-inflammatory effects of lavender essential oil. Silva GL, Luft C, Lunardelli A, Amaral RH, Melo DA, Donadio MV, Nunes FB, de Azambuja MS, Santana JC, Moraes CM, Mello RO, Cassel E, Pereira MA, de Oliveira JR. An Acad Bras Cienc. 2015 Aug ;87(2 Suppl):1397-408.
- The effect of topical application of lavender essential oil on the intensity of pain caused by the insertion of dialysis needles in hemodialysis patients: A randomized clinical trial. Ghods AA, Abforosh NH, Ghorbani R, Asgari MR. Complement Ther Med. 2015 Jun ;23(3):325-30.
- A pharmacological and phytochemical overview on Satureja. Tepe B, Cilkiz M. Pharm Biol. 2016 ;54(3):375-412.
- Transdermal absorption enhancing effect of the essential oil of Rosmarinus offici -nalis on percutaneous absorption of Na diclofenac from topical gel. Akbari J, Saeedi M, Farzin D, Morteza-Semnani K, Esmaili Z. Pharm Biol. 2015 ;53(10):1442-7.
- Anti-inflammatory activity of Choisya ternata Kunth essential oil, ternanthranin, and its two synthetic analogs (methyl and propyl N-methylanthranilates). Pinheiro MM, Miltojevi AB, Radulovi NS, Abdul-Wahab IR, Boylan F, Fernandes PD. PLoS One. 2015 Mar 25 ;10(3):e0121063.

- Analgesic and anti-inflammatory activities of Citrus aurantium L. lossoms essential oil (neroli): involvement of the nitric oxide/cyclic-guanosine monophosphate pathway. Khodabakhsh P, Shafaroodi H, Asgarpanah J. J Nat Med. 2015 Jul ;69(3):324-31.
- Analgesic effects of rosemary essential oil and its interactions with codeine and paracetamol in mice. Raskovic A, Milanovic I, Pavlovic N, Milijasevic B, Ubavic M, Mikov M. Eur Rev Med Pharmacol Sci. 2015 Jan ;19(1):165-72.